多焦点人工晶状体
艺术和实践

Multifocal Intraocular Lenses
The Art and the Practice

主　　编 Jorge L. Alió　Joseph Pikkel

主　　译 王勤美　陈世豪

副 主 译 陈　鼎

译　　者（按姓氏笔画排序）

王勤美　李　瑾　陈　鼎　陈世豪

周开晶　赵云娥　俞阿勇　宫贤惠

徐　明　徐　栩　黄　芳

翻译秘书 江秋若

译者单位 温州医科大学附属眼视光医院

人民卫生出版社

Translation from the English language edition:
Multifocal Intraocular Lenses: The Art and the Practice by Jorge L. Alió and Joseph Pikkel

图字号：01-2017-5560

图书在版编目（CIP）数据

多焦点人工晶状体：艺术和实践 /（西）约格·L. 阿里沃主编；王勤美，陈世豪主译. —北京：人民卫生出版社，2019

ISBN 978-7-117-27997-0

Ⅰ. ①多…　Ⅱ. ①约…②王…③陈…　Ⅲ. ①人工晶体　Ⅳ. ①R318.18

中国版本图书馆 CIP 数据核字（2019）第 022925 号

人卫智网	**www.ipmph.com**	**医学教育、学术、考试、健康，购书智慧智能综合服务平台**
人卫官网	**www.pmph.com**	**人卫官方资讯发布平台**

多焦点人工晶状体
艺术和实践

主　　译：王勤美　陈世豪
出版发行：人民卫生出版社（中继线 010-59780011）
地　　址：北京市朝阳区潘家园南里 19 号
邮　　编：100021
E - mail：pmph @ pmph.com
购书热线：010-59787592　010-59787584　010-65264830
印　　刷：三河市宏达印刷有限公司（胜利）
经　　销：新华书店
开　　本：787 × 1092　1/16　**印张：**16
字　　数：350 千字
版　　次：2019 年 3 月第 1 版　2019 年 3 月第 1 版第 1 次印刷
标准书号：ISBN 978-7-117-27997-0
定　　价：160.00 元

作 者 名 单

Jorge L. Alió, MD, PhD, FEBO Division of Ophthalmology, Miguel Hernandez University, Alicante, Spain

Vissum Corporation, Alicante, Spain

Ana Belén Plaza-Puche, MSc Optics and Optometry Innovation, Development and Research, Vissum Corporación, Alicante, Spain

Valentin Cherednik Department of Photochemistry and Spectroscopy, Lobachevsky State University of Nizhni Nogorod, Nizhni Novgorod, Russian Federation

Charles Claoué, MA, MD, DO,FRCS, FRCOphth, FEBO Department of Ophthalmology, Queen's Hospital, Romford, Essex, UK

María Luisa Durán-García, MSC Division of Ophtalmology, Miguel Hernandez University, Linares, Jaén, Spain

Alfredo Vega Estrada Medical Doctor, Specialist in Ophthalmologist, Vissum Corporation, Cornea and Refractive Surgery, Alicante, Spain

Roberto Fernández-Buenaga, MD, PhD Vissum Corporation, Alicante, Spain

Anterior Segment Unit, Alicante, Spain

Kenneth J. Hoffer, MD, FACS Stein Eye Institute, University of California, Los Angeles, CA, USA

St. Mary's Eye Center, Santa Monica, CA, USA

Raúl Montalbán Llamusi, PhD Research and Development, Vissum Corporacion, Alicante, Spain

Boris Malyugin, MD, PhD Cataract and Implant Surgery Department, S. Fyodorov Eye Microsurgery Complex State Institution, Moscow, Russian Federation

Bita Manzouri, BSc, MBBS, MRCP, FRCOphth, PhD Department of Opthalmology, Moorfields Eye Hospital, London, UK

Giorgio Marchini Department of Neurological and Movement Sciences, Eye Clinic Azienda Ospedaliera Universitaria Integrata, Verona, Italy

University of Verona, Verona, Italy

Rodolfo Mastropasqua, MD Department of Neurological and Movement Sciences, Eye Clinic Azienda Ospedaliera Universitaria Integrata, Verona, Italy

University of Verona, Verona, Italy

Peter Mojzis, MD, PhD, FEBO Department of Ophthalmology, Premium Clinic, Teplice, Czech Republic

Tatiana Morozova Cataract and Implant Surgery Department, S. Fyodorov Eye Microsurgery Complex State Institution, Moscow, Russian Federation

Pablo Sanz Díez, MSc Optics and Optometry Department of Ophthalmology, Miguel Hernandez University, Alicante, Spain

Richard Packard, MD, DO, FRCS, FRCOphth Arnott Eye Associates, London, UK

Emilio Pedrotti Department of Neurological and Movement Sciences, Eye Clinic Azienda Ospedialiera Universitaria Integrata, Verona, Italy

University of Verona, Verona, Italy

Pablo Peña-Garcia, MSC Division of Ophthalmology, Miguel Hernández University, Alicante, Spain

Joseph Pikkel, MD Department of Ophthalmology, Ziv Medical Center, Safed, Israel

Bar Ilan University Faculty of Medicine, Safed, Israel

Esperanza Sala Pomares, OD Research and Development, Vissum Corporacion, Alicante, Spain

Giacomo Savini, MD Studio Oculistico d'Azeglio, Bologna, Italy

Minoru Tomita Eye Clinic Ginza, Chuo-Ku, Tokyo, Japan

Roberto Zaldivar, MD Department of Cataract and Refractive Surgery, Instituto Zaldivar, Mendoza, Argentina

Roger Zaldivar, MD Department of Cataract and Refractive Surgery, Instituto Zaldivar, Mendoza, Argentina

译　序

近 30 年来，随着我国社会经济条件的改善和白内障手术技术的进步，白内障手术已经由单纯的复明手术转化为更高层次、更高要求的屈光手术。白内障患者术后不再满足于看得见，还要看得清楚，看得舒适，最好还要摆脱眼镜的束缚，像年轻时那样拥有远中近都清晰的全程视力。于是多焦点人工晶状体应运而生，给白内障患者更多的选择，大大地改善了术后的视功能和生活质量。但是，多焦点人工晶状体也并非完美无瑕，不同的设计、材质和工艺都会带来视觉效果的差异。多焦点人工晶状体的技术发展日新月异，新概念和新产品不断涌现，但万变不离其宗，其基本原理都是相通的。作为眼科医师，只有深入了解各种多焦点人工晶状体的特性，才能更好地运用到患者身上。

然而，目前国内尚无有关多焦点人工晶状体的专著，国外也是凤毛麟角，由 Jorge L. Alió 和 Joseph Pikkel 主编的《多焦点人工晶状体：艺术和实践》便是其中的经典之作。将此著作翻译成中文便于更多的国内同行阅读和参考，希望此译著的出版有助于增长各位眼科同道对于多焦点人工晶状体的理解和认识。该书不仅阐述了多焦点人工晶状体的基础理论，还介绍了该领域的新进展。每个章节自成一体，涵盖了历史回顾、最新理论研究、临床经验总结和技术细节讲解等内容，图文并茂，具有很高的可读性和实用性。

最后，要特别感谢 Jorge L. Alió 和 Joseph Pikkel 教授的支持。同时，感谢温州医科大学附属眼视光医院屈光手术临床中心和白内障临床中心携手共进，精诚合作参与翻译工作的同志们。限于我们的水平和能力，以及出版时间比较仓促，本译著之中的不妥之处，敬请广大眼科同仁谅解并批评指正！

前　言

追求完美是生命和科学进步的伟大动机。现代生活的快速变化以及预期寿命的持续延长对全程完善视力提出了更高的需求。这种需求也是寻求多焦点全程视力的理想解决方案的内在动力。

目前，多焦点人工晶状体提供了最好的可用解决方案。然而，我们植入这些多焦点人工晶状体越多，就越了解它们的优点和缺点。

本书致力于积累和完善当前关于多焦点人工晶状体的知识，我们希望它成为白内障手术医师的实用工具。

Alicante, Spain　　Jorge L. Alió, MD, PhD, FEBO

Safed, Israel　　Joseph Pikkel, MD

目　录

多焦点人工晶状体：存在的挑战 1

Jorge L. Alió, Joseph Pikkel

最近十年来，白内障手术和人工晶状体（IOL）植入术的评估注重视觉质量和患者生活质量的提高。近视力以及中距视力被患者认为是关乎生活质量的重要因素。如今对那些有较好视力甚至没有白内障的年轻患者进行手术屈光性晶状体置换术，在白内障和屈光手术医师中越来越普及。这些病例中，患者对视觉障碍有较低的容忍度。此外，屈光手术的进展和对屈光手术结果的过高预估，促使他们要求彻底摘掉眼镜。现在不借助眼镜是可以实现的，但是让有老视患者获得良好且稳定的近视力和中距视力仍是一个难题。对于调节的修复仍是个梦想，不可能在短期内获得对整个老视人群真实且合适的技术。在这种情况下，多焦人工晶状体在临床上的角色不容忽视。

多焦点人工晶状体的主要挑战是使用非生理的光学方法来提高近视力。按照定义来说，多焦点人工晶状体就是把光分散到不同焦点，这就造成了进入眼睛的光能的分散。由于光线在视轴水平以及视网膜水平形成造成不同的聚焦，导致视觉生理发生改变。为了使得神经生理适应因光的分散而诱发的视网膜图像质量的改变，必须激发神经处理程序和大脑以适应改变的能力。此外，在人类或动物的进化中，不同焦点的重叠既非生理也非自然。据我们所知，自然界中包括人类在内没有任何一种高等哺乳动物的视觉系统是多焦点的。由于这个原因，神经处理是多焦人工晶状体的主要挑战。近几年来，新技术着眼于使视觉感知平滑的改变和光的分布更符合生理，但即便如此，新技术的功效也得借由患者主观视觉质量的提高而加以证实和肯定。因此，本书的主要问题是临床眼科医师和眼外科医师如何选择合适的多焦人工晶状体，如何区分不同的技术，如何确定哪个是最好的，还有如何通过检查结果选择最适合患者的方式。

在这个主题上，我们的医学教育是不足的，而且近期文献中缺乏独立的、连续的信息。由于这个原因，直到本书出版之前，我们承诺并且承担了收集关于现今多焦人工晶状体领域使用的不同科技信息的任务。我们不仅展示了所有不同的可用技术，而且展示了最具相关性的临床研究，还有信誉良好且独立的临床研究人员在临床研究范围内，在适当的、标准化步骤、有独立见解并且遵循循证临床指南的前提下，使用这些技术得到的经验。我们希望读者能发现本书是有用的——提高独立见解和可信度，提供关于现代多焦人工晶状体的公正信息。如果能达到这些目标，撰写这本书所花费的时间就是值得的。

（徐　明　陈世豪 译）

第一部分
历史背景和临床适应证

2 多焦点人工晶状体：历史的角度

Kenneth J. Hoffer, Giacomo Savini

2.1 介绍

患者通常会教给我们很多东西[1]。间或他们的临床情况可以激发分析性思维并引导出一个全新的概念。三十年前的1982年11月18日，这样的例子在我的办公室出现过（图2.1）。我的同事John Hofbauer医师向我转诊一位双眼人工晶状体偏位可能需要考虑取出的患者。她的每只眼睛都接受了一枚Iolab Hoffer Ridge剪切式后房型人工晶状体植入，并且两片人工晶状体都发生偏心，右眼仅覆盖瞳孔的50%，左眼仅1/3（见手绘图2.1）。在那个时候很难将剪切式晶状体的两个刚性环装进囊袋内，结果一个环植入囊袋外从而引起了偏心。我通过评估她的情况决定是否要取出一侧或两侧的人工晶状体。

完成远和近屈光检查后发现，左眼由于术后3天缝线仍在导致高度散光。她的矫正视力为右眼20/20，左眼20/25。因为瞳孔区有大部分无人工晶状体覆盖，我出于好奇对无晶状体的瞳孔区进行检影，大约是+10屈光度。令人惊讶的是，她在无晶状体眼的状态下也能测到20/20的视力。我很想知道这是怎么回事？

然后，我问这位65岁的受过良好教育的聪明女患者对于眩光、光晕、光环和视力模糊的区域等的相关问题。她否认有任何上述这些症状。我为偏位晶状体对她没有任何影响而感到震惊。我告诉她，她的眼睛没有问题就让她回去了。我告诉她的转诊医师，这名患者目前不需要进行任何处理。

2.2 概念的起始

那天晚上，和同事在Santa Monica的Ye Olde King’s Head享受爱尔兰啤酒时，这位女士的特殊情况一直使我不能忘怀。当她的眼睛仅接受50%（另一只眼33%）的人工晶状体的屈光矫正的光线，而剩下的50%（另一只眼66%）为非人工晶状体矫正的光线，她的远视力怎么可以达到20/20呢？我分析了这种情况并假设进入她瞳孔的光被两个不同的“晶状体”同时折射，一个晶状体有20D，另一个晶状体有0D。如果这种假设是对的，那么每个“晶状体”（20D和0D）成的像要同时叠加在黄斑上，20D的晶状体在黄斑上形成清晰聚焦的图像，0D的“晶状体”形成远视离焦的模糊图像重叠在聚焦的图像上（图2.2）。由此推断，视网膜-大脑完全忽略了模糊的图像，从而只接受她想看到的清晰图像。如果不是这样的话，她会抱怨一些讨厌的视觉症状。对于无晶状体部分的屈光矫正，情况刚好相反，0D“晶状体”图像现在是清晰的聚焦而20D的晶状体图像完全模糊，因此无晶状体部分的图像被大脑选择和其他的则被忽略。然后，我就明

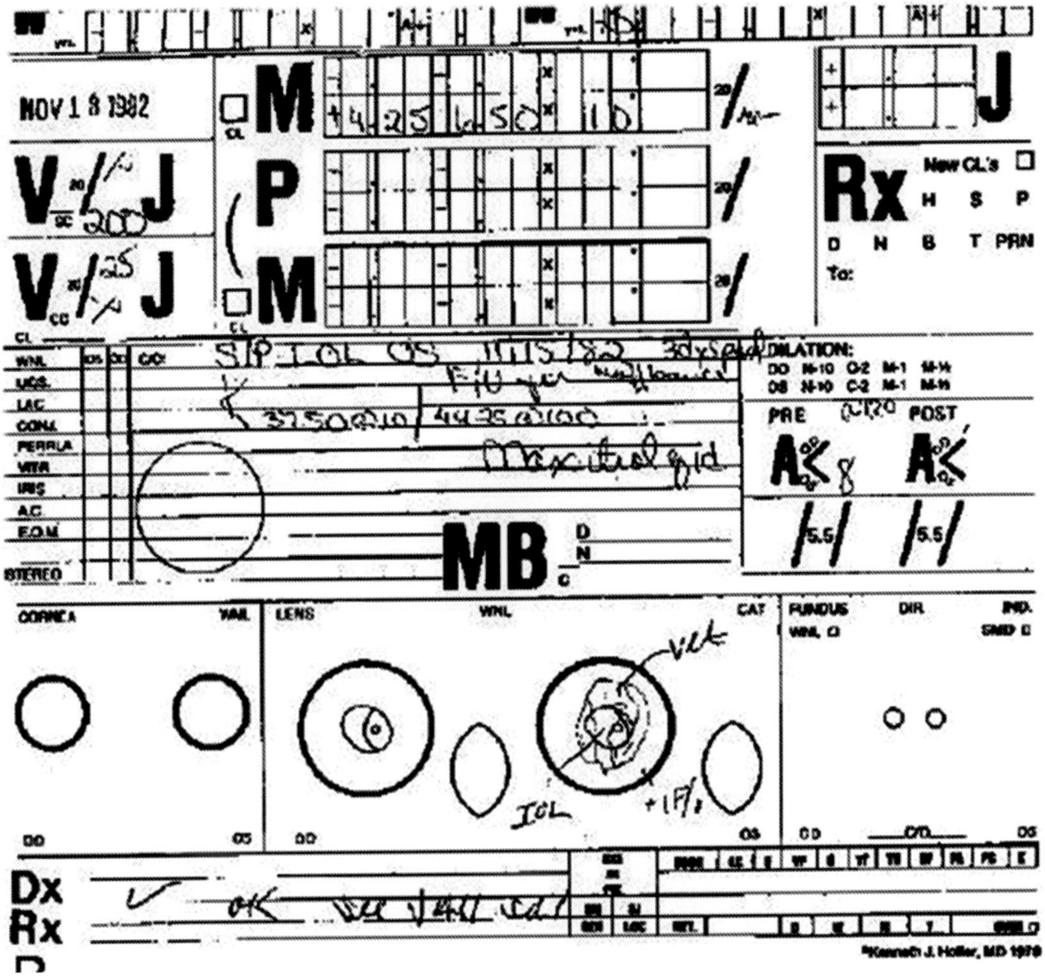

图 2.1 从 1982 年 11 月 18 日开始的患者检查记录，是后房晶状体错位图示，左眼为术后 3 天

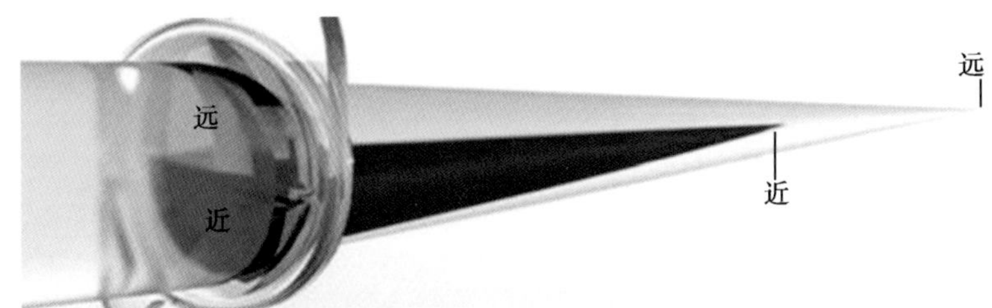

图 2.2 分离双焦点晶状体的光线聚焦点示意图

白了，她的瞳孔，实际上是包含双重焦点的晶状体！我想，她既然能耐受一个双重焦点晶状体的两个相差 20D 不同的部分，那么她也能耐受相差 3D 的区别。我向我的同事们提出了此事，他们的反应是“你一定是疯了”。他们的缺乏热情降低了我的兴奋度，但我觉得我最终总结出的概念至少应该去尝试下。但在 1982 年的 11 月根本就不存在双焦点人工晶状体这样的东西。我意识到动物研究是完全不值得讨论的，因为无法从它们中得到任何的反馈。光学测试也无法反映大脑抑制的情况。我仓促地得出

结论，人体试验是唯一可以证明我的理论的可行性的方法，还要看看它在每个人身上起效果还是只是对个别人有用。我不能单独做这件事。如果它是可行的话，我需要一个人工晶状体制造商来制作这个晶状体。从我十年来对于人工晶状体制造商的了解经验来看，如果新型人工晶状体设计有专利保护，那么制造商会更容易接受并愿意花钱花时间在这个新的晶状体设计上。

2.3 知识产权保护

我将想法写成基于视网膜 - 大脑选择清晰图像原理的多焦点人工晶状体的概念，并在 1983 年 5 月 3 日将它提交给了我的专利代理人 Howard Silber 先生（图 2.3a，图 2.3b）。在文件中我认为后房型双焦点人工晶状体优于角膜接触镜，因为前者是不

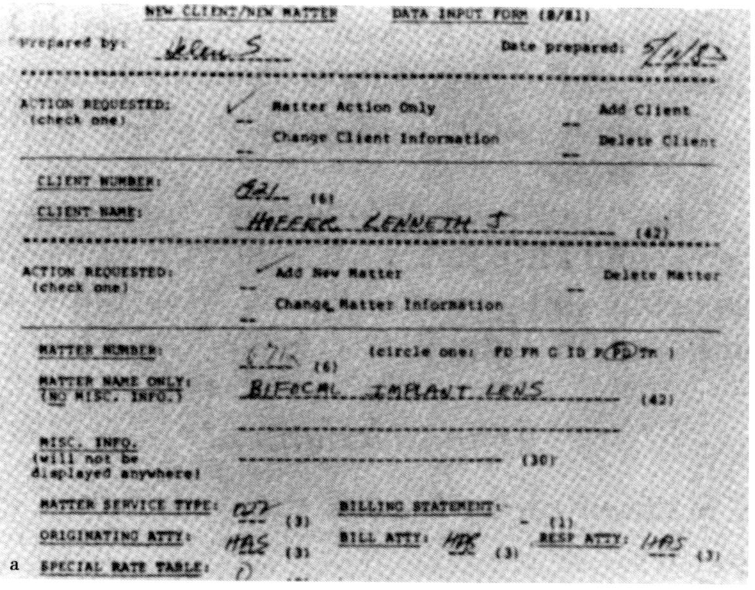

NEW CLIENT/NEW MATTER DATA INPUT FORM (8/81)

Prepared by: Helen S Date prepared: 5/11/83

ACTION REQUESTED: (check one) ✓ Matter Action Only — Change Client Information — Add Client — Delete Client

CLIENT NUMBER: 821 (6)
CLIENT NAME: HOFFER, KENNETH J. (42)

ACTION REQUESTED: (check one) ✓ Add New Matter — Change Matter Information — Delete Matter

MATTER NUMBER: 676 (6) (circle one: FD FM C ID P PD TM)
MATTER NAME ONLY: (NO MISC. INFO.) BIFOCAL IMPLANT LENS (42)

MISC. INFO. (will not be displayed anywhere) (30)

MATTER SERVICE TYPE: PD7 (3) BILLING STATEMENT: - (1)
ORIGINATING ATTY: HAS (3) BILL ATTY: HAS (3) RESP ATTY: HAS (3)
SPECIAL RATE TABLE:

a

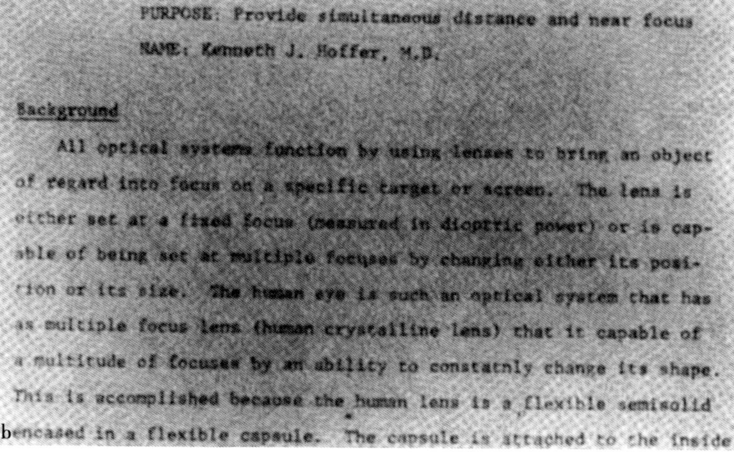

PATENT APPLICATION

TITLE: Multifocal Intraocular Lens Implant

PURPOSE: Provide simultaneous distance and near focus

NAME: Kenneth J. Hoffer, M.D.

Background

All optical systems function by using lenses to bring an object of regard into focus on a specific target or screen. The lens is either set at a fixed focus (measured in dioptric power) or is capable of being set at multiple focuses by changing either its position or its size. The human eye is such an optical system that has as multiple focus lens (human crystalline lens) that it capable of a multitude of focuses by an ability to constatnly change its shape. This is accomplished because the human lens is a flexible semisolid encased in a flexible capsule. The capsule is attached to the inside

b

图 2.3 （a）1983 年 5 月 11 日专利申请的律师工作单；（b）多焦专利申请 1365# 的第一页

变的，固定的，更重要的是，它位于眼睛的节点，而不是在眼睛的前面。我还思考并设计出在瞳孔区实现不同屈光度数的形态和组合方式（图 2.4）。和简单的老视双光眼镜相比，多焦点人工晶状体一个可行设计是中央部设计成看近或看远，而周边部则设计成看远或看近。我不觉得这有多大的成功希望，因为它依赖于瞳孔的位置和大小还有人工晶状体偏心的可能性。对于这样的设计我不能决定是否能制作出人工晶状体的中央部分来适应视近时调节或者室外强光导致的瞳孔收缩。一个三焦点三角形结构被提出以它的第一段 33% 部分为远视力，第二段为近视力，第三段为中间视力。环形的交替的屈光力设计，（可设计成一种衍射型晶状体）也是我的设想之一。其他的几何形状也考虑到了，但它们中的大多数受人工晶状体偏心的影响。这个专利包含所有的这些想法。

我决定进行我最初概念的实验：双焦点晶状体通过其光学中心的直径线分成远近两部分。在这个设计里，视网膜总会在远视力和近视力都接收到相等数量的光（50%），而不受瞳孔大小、调节或照明条件影响。我专门规定，双焦线平行于脚环的轴线。这是因为引起后房型人工晶状体偏心的主要原因（一环出袋，一环蜷曲）会导致晶状体在脚环轴线的方向偏心。任何轻微至中等程度的偏心仍然可以保持双焦分割线在瞳孔区域。另一方面，如果双焦分割线垂直于脚环的轴线，即使是小的偏心也会导致焦点区域移出瞳孔区，从而变成单纯远视力的单焦点晶状体或单纯近视力的单焦点晶状体。一个悬而未决的问题仍然存在，即患者会注意到通过视轴中心“线”的影响吗？这只能通过患者的临床试验来回答。在 1982 年，我从来没有想到要花 8 年多的时间才能完成它。

2.4　第一次制作分割双焦点人工晶状体

在制造商工作有了法律保障后，我继续给 Peter La Haye 先生提出我的想法（图 2.5），他是 Iolab 公司（现在博士伦）主席和首席执行官。他们的人工晶状体是注塑成型的，我想对于他们来说这样做可能更容易。我和 Peter La Haye 先生很熟，他愿意赞助美国眼内植入物协会年会的欢迎宴会，而我是大会的主席。Peter La Haye 先生在 1980 年把 Iolab 卖给美国强生公司，但他仍旧在之后几年负责公司的运营。他告诉我说，要制作一个注射模型的花费是非常高的，所以我告诉他分别将一个 18D 和一个 21D 的人工晶状体切成半片，然后用胶水把相反的部分粘在一起。他答应我，他会在公司的研发部门做的。我从与 Randall J. Olson 博士（主席、眼科及视觉科学，John A. Moran 眼科中心，盐湖城，犹他州）的交流

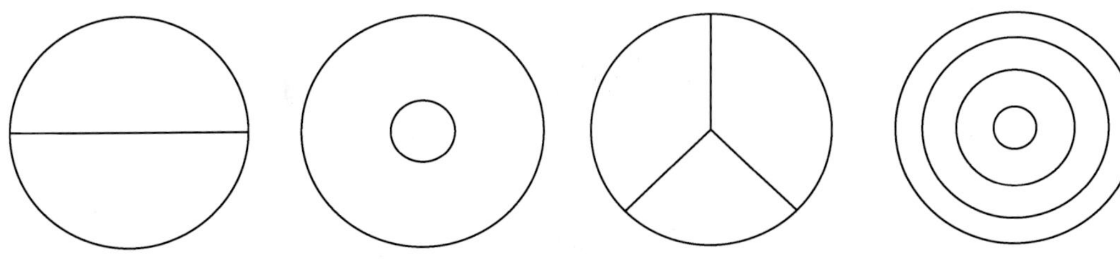

图 2.4　多焦晶状体的可能结构在专利申请提交中的图解：L-R 分割双焦，“子弹”焦、三角三焦，和多环

中才得知，他清晰地回忆起 Peter La Haye 先生在那年提议是否要继续进行这样的“疯狂想法”：Olson 博士记得告诉他，他不知道能否成功，唯一验证的方法就是找一名患者的眼睛去植入。如果他不是这么建议的话，Peter La Haye 先生可能就不会进行下去了。

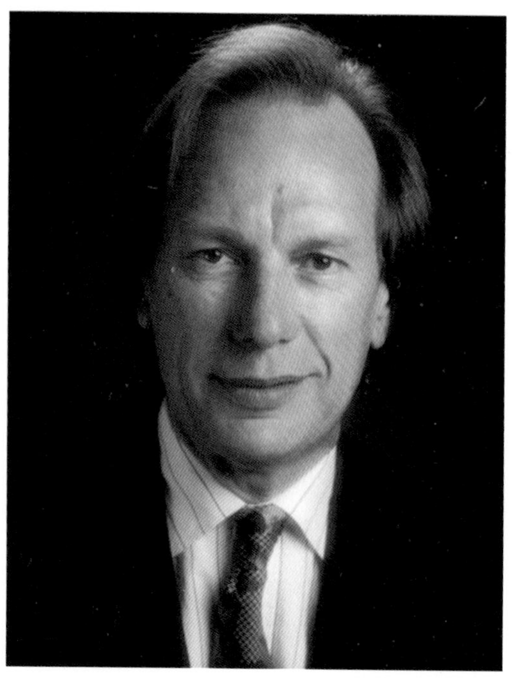

图 2.5 Peter La Haye 先生，Iolab 公司创始人兼总裁（大约 1990 年）

几个月后，Iolab 最后给了我 10 个样品在裂隙灯下进行观察（图 2.6）。在图中注意到分割线位于脚环的轴线。同时，“环”出现在视觉的中心表明了在晶状体背面的平面有一滴水，可以看到弯曲形水层的周边曲线在两边是不一样的，这反映了两部分不同的曲率半径。晶状体看起来相当不错，但我被告知，这些晶状体绝对不能植入人类患者中，除非拟定协议并向 FDA 提交申请。同时，这些晶状体也不符合植入的清洁或灭菌标准。不久，La Haye 先生计划离开公司，并且他对它不再有任何影响了。这对我来说不好。我很快就认识到强生公司的架构与 Iolab 大不相同。

在 Iolab 负责这些事的人向我保证会考虑我的建议，让我耐心等待。在我的催促下，终于在一年后他们给了我一个不想听到的答案。我得知他们不能进行霍弗裂隙双焦点晶状体项目，因为资金和精力要用于另一项更加重要的人工晶状体发展项

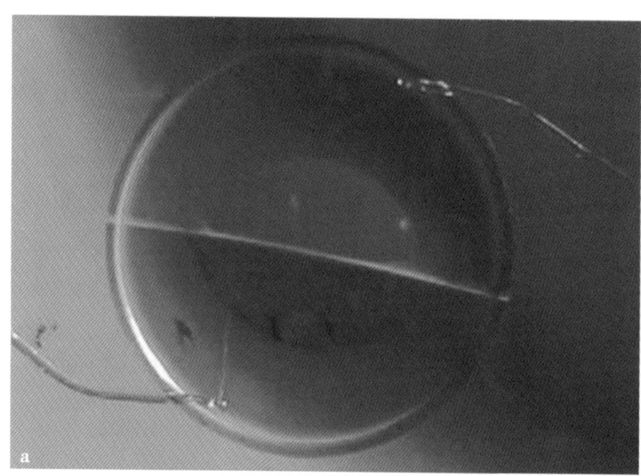

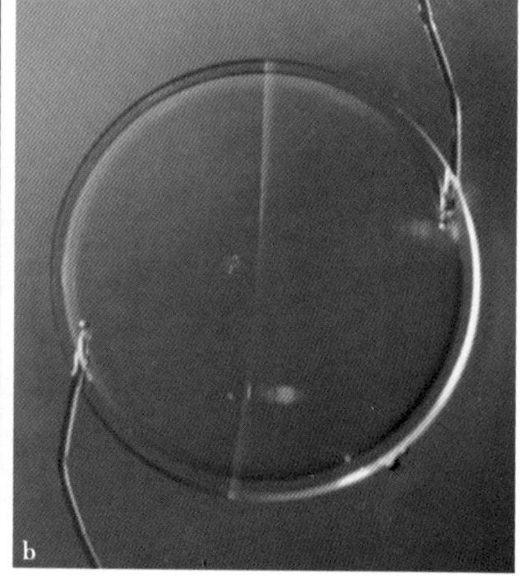

图 2.6 1983 年在 Iolab 的研发部门制造了霍弗裂隙双焦人工晶状体的照片。(a) 注意凹凸形的水在人工晶状体的后面；(b) 由于每半个光学镜片的曲率半径不同导致了不同的外周曲率。注意焦线是在环的轴上和晶状体有 Hoffer 激光脊

目。我后来得知，优先于双焦点晶状体的是“部分深度孔”项目：早些时候所有的人工晶状体周边部以及光学部 2～4 个贯通的孔便于晶状体钩对其进行调整。这些孔有可能导致眩光和光晕，尤其是偏心晶状体的光晕更加明显。他们希望消除孔带来的问题。最终所有的人工晶状体的定位孔都被取消了，所以把机会给他们完全就是浪费。鉴于我的挫折和坚持，他们告诉我，如果我想做的话，我应该把他们给我做的晶状体拿到墨西哥给患者植入。我拒绝了，因为我无法用西班牙语适当地向患者解释实验是什么（知情同意）或仔细询问术后的患者。我还需要持续地随访监测患者，可我并没有搬家到墨西哥的计划。我花了 6 个月的时间来恳求他们，但无济于事。然后我去了 Cilco（现在爱尔康手术部），它的研发部门用机床切削生产了几个原型晶状体（不是注射成型）。我找不到这些晶状体任何标本或照片。在 Cilco 遇到的进展延误与 Iolab 极其相似。我还去了精密 - 化妆品公司和大多数的人工晶状体制造商包括我在美国眼力健公司的朋友 William Link 在内，无一例外地拒绝了我的方案。一切都处于停滞状态。我有大量的双焦点人工晶状体，却无法植入患者。

2.5 第一例双焦点人工晶状体植入术

在 1986 年令人惊喜的一天，我在一份眼科报纸上读到一个故事，关于 John Pierce 博士在英国首次植入双焦人工晶状体。晶状体由精密 - 化妆品公司制造。我最初的反应是欣喜若狂，因为我终于找到了我的大脑抑制理论是否真实了。另一方面，我对 Iolab 和 Cilco 颇有微词，早在 3 年前他们在美国就已经开始制造，并且美国食品和药物管理局的研究也已经接近尾声。最令人惊讶的是，两家公司都因为他们的 Hoffer Ridge 晶状体取得了巨大的成功，他们甚至设想发明者可能会有其他可行的设计主意。

我很遗憾地得知“中心近子弹”（图 2.7）设计的概念被选择植入，因为它存在我上文提及的内在问题。不久之后，强生公司（Iolab）购买了 Precision-Cosmet 公司，并且讽刺性地继承了双焦人工晶状体制造商的衣钵。他们不再以任何方式与我沟通。不久之后，3M 公司提出了一个具有衍射的双焦凹凸透镜（图 2.8），接着是几个制造商在“子弹”和环孔的主题上进行不同的尝试（见下文）。从数据上看起来很有前景，但各种设计仍存在一定的不足之处。我高兴地看到我的多焦概念开始起效。

衍射双焦点人工晶状体造成一个通过瞳孔的入射光线损失近 20%，远视力光线约为出射光线的 40%，近视力光线约为 40%。一方面，这能否满足对比度受损的眼睛，如黄斑变性？另一方面，它不受瞳孔大小、位置或人工晶状体偏心影响。所有其他的设计均受到瞳孔或人工晶状体偏心的影响，并受到每个焦点所分配的光线比例的影响。我的专利申请最终被美国专利局拒绝了。类似的案例是早在几年前他们拒绝了密苏里州的 Jack Hartstein 博士的双焦点接触镜的专利申请。无论我们多么抗议，他们还是拒绝。事情的进展再次变得不够顺利。

2.6 第一例 Hoffer 分割双焦人工晶状体于 1990 年植入

到 1989 那年我彻底失望，决定把事情掌握在我自己手中。我手头虽有晶状体，但它们没有完工或者达到消毒灭菌要求。早

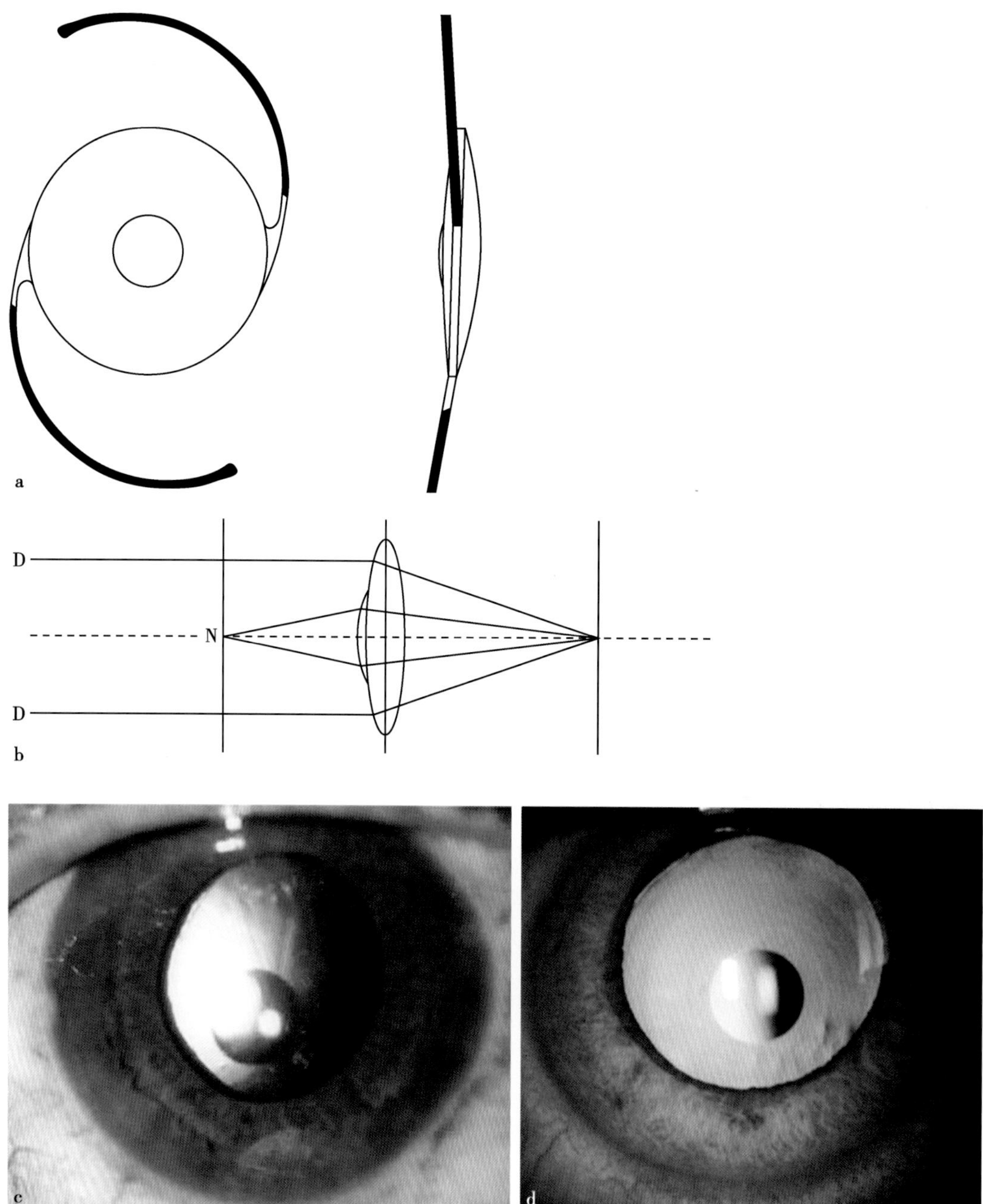

图 2.7 (a) Iolab NuVu 晶状体的图解；(b) Iolab NuVu 的光路追踪；(c，d) Precision-Cosmet 的双焦人工晶状体植入术后眼的图解。注意双眼中心“子弹”区域的偏心

几年前我与 Ioptex 研究所（由施乐辉公司购买，后来是艾尔建）的老板 Kenneth Rainin（图 2.9）发展了一种工作关系。在 20 世纪 80 年代，我曾游说过，谈论他们的短 C 襻晶状体的好处。我去拜访 Rainin 先生并问他是否可以帮忙，并检查 Iolab 制作的双焦点晶状体的屈光度，以及清洁、抛光、消毒晶状体，为人类患者植入做准备。他告诉

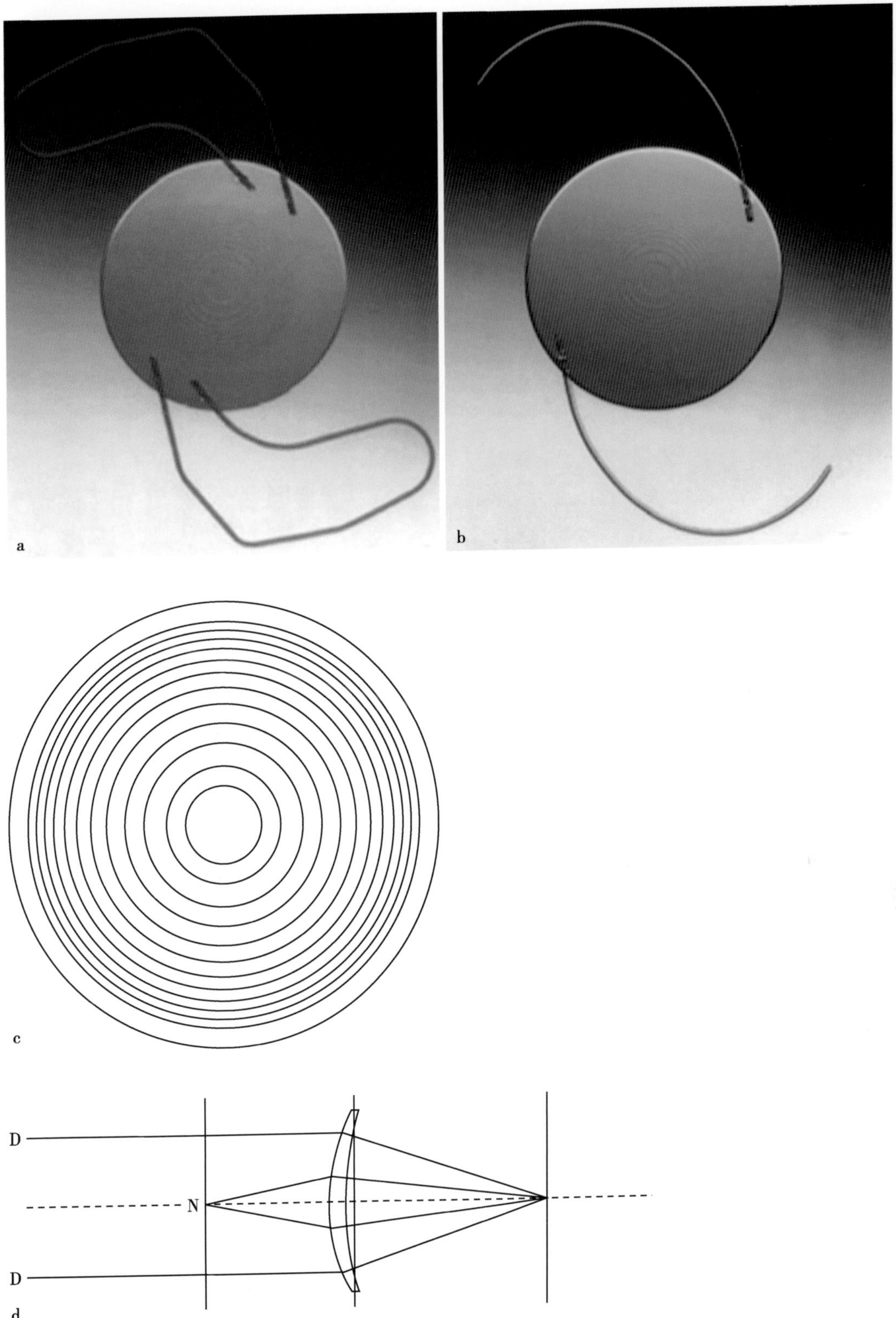
a
b
c
D
N
D
d

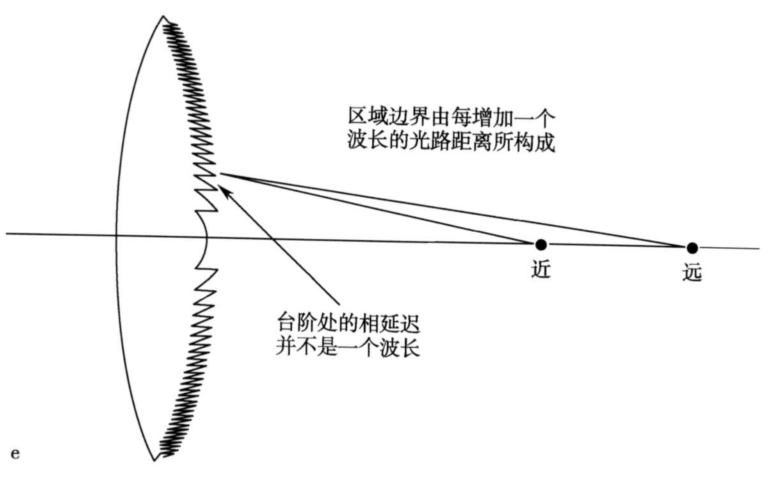

图 2.8　早期 3M 衍射聚甲基丙烯酸甲酯人工晶状体。(a)封闭的；(b)开放的；(c)3M 衍射晶状体的图解；(d)射线追踪通过衍射晶状体的图解；(e)3M 晶状体衍射进程图解

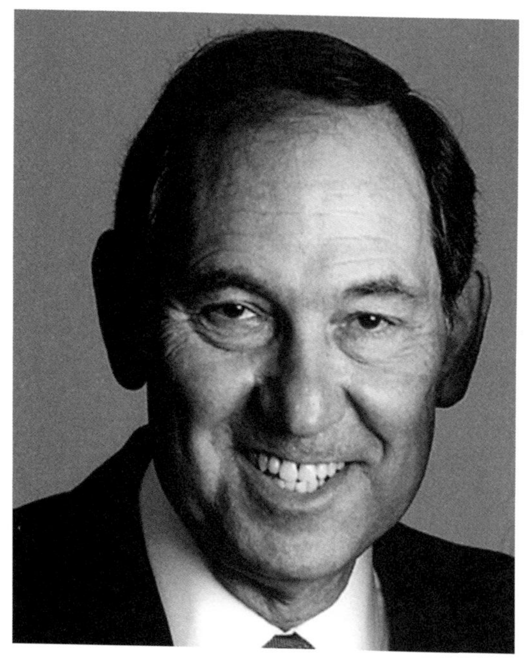

图 2.9　Kenneth Rainin，Ioptex 的总裁

我，如果我答应不告诉任何人这是由 Ioptex 完成的，他就做。他为我这样做，我将永远感激他。现在手里拿着植入式晶状体，我写了一个广泛的知情同意书，并开始与我的许多白内障患者讨论这个主意。我现在只能提供晶状体度数为 18.0 屈光度的人工晶状体给那些适合这个度数的患者。许多患者急切地想试一试。

经过全面的知情同意后，三名患者同意，并渴望有分割双焦点晶状体。我承诺他们将是历史上第一个接受这样一个晶状体的人，如果它无效，我将立即提供免费的手术取出它并用普通的晶状体替代。对于那些不熟悉 FDA 的人，FDA 只有对制造商的管辖权而不是外科医师。如果一个外科医师有一个特制的设备，他可能不需要 FDA 批准就可以植入它。外科医师仅有的危险是由于植入非 FDA 认可的设备导致的民事诉讼。我相信今天仍然如此。

在我 47 岁生日时，1990 年 10 月 10 日(图 2.10)，我第一次给 78 岁的 Lenore Clannin(已故)的右眼植入晶状体。不到一个月后，也就是 1990 年 11 月 7 日，我第二次(图 2.11)给 71 岁的 Jessica Antonucci(已故)的右眼植入晶状体。手术室的手术操作文档记录了植入物的名字和日期(图 2.12)，显示人工晶状体的植入标记为“Hoffer # 002 双焦点晶状体”。所有的晶状体都是 Iolab Hoffer Ridge 剪切式后房型人工晶状体：远 18.0 屈光度和近 21.0 屈光度(这些屈光度在我选择前都做过计算)。让我很高兴的是，两名患者通过低度数的屈光矫正可以清楚地看到远处，而在看近距离时不需要额外的近附加。

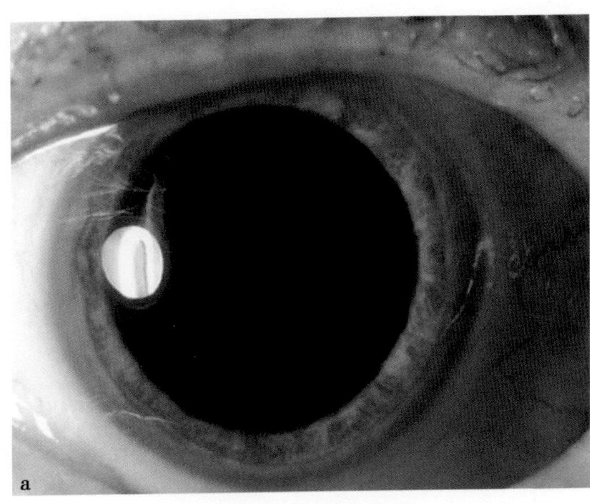

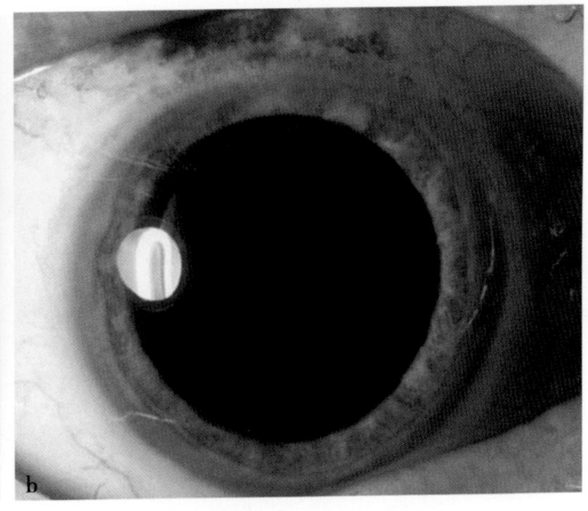

图2.10 （a）于1990年10月18日植入的首例Hoffer分割双焦人工晶状体的临床照片，标记为“术后1周，右眼”（Clannin）；（b）另一张拍摄于当天照片。注意，即使在高倍率下，这张照片中也没有双焦线可见，在房水中拍摄时显然不可见

注意，即使在高放大率的情况下（图2.10b），双焦线在房水中也是不可见的。

我现在的问题是，由于之前承诺过La Haye（Iolab）先生和Rainin（Ioptex）先生，我不能公开谈论或发布我的结果。我已经证明了我的想法并且自己实行了它，但是我不能以任何方式公开它，除非违背承诺。在1991年10月，Jessica Antonucci虽喜欢双焦点晶状体带来的良好的裸眼远近视力，但是开始抱怨眩光的症状。她让我取出晶状体，我成功地照做了。图2.11中，双焦点晶状体的分割线有点增厚并在上方（11：30点位）变得可见，同样在未植入的晶状体上也可以看到类似的情况（图2.11b，图2.11c）。也许这可能是她主诉的原因。

在1989年，在加利福尼亚弗雷斯诺举办的由Andrew Maxwell，MD主持的美国第一次关于多焦点晶状体的会议，我应邀报告了我的最初工作结果。在1991年出版了一本会议的报告，并命名为《当前多焦点人工晶状体的概念》[1]。现在唯一让我感到舒心的是，与这个完整故事相关的事件都已经成为过去，包括Peter La Haye、Kenneth Rainin和植入的患者已经全部去世，并且Iolab和Ioptex公司也已经不复存在了。因此，我给的许诺不再有效。La Haye先生于1992年12月12日乘坐他的私人飞机在飞往纽约去参加奥比斯董事会会议途中，在宾夕法尼亚州的波克诺山坠毁并死亡；Rainin先生于2006年去世。

2.7 多焦折射和衍射人工晶状体的演变

在20世纪80年代末，第一个多焦点人工晶状体开始制造并销售。Domilens（里昂，法国），Iolab（克莱蒙特，加利福尼亚）和Storz Ophthalmics（圣路易斯，密苏里州）开发了折射多焦点人工晶状体的款式，而3M（圣路易斯，密苏里州），Pharmacia Upjohn（卡拉马祖，密歇根）和Morcher（斯图加特，德国）开发了衍射晶状体。这些都是聚甲基丙烯酸甲酯（PMMA）晶状体。

这些最早的聚甲基丙烯酸甲酯屈光人工晶状体有两个（“子弹双焦”，Iolab NuVue）

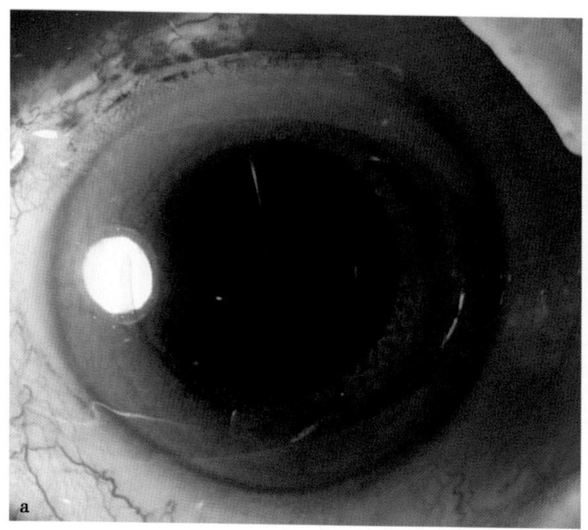
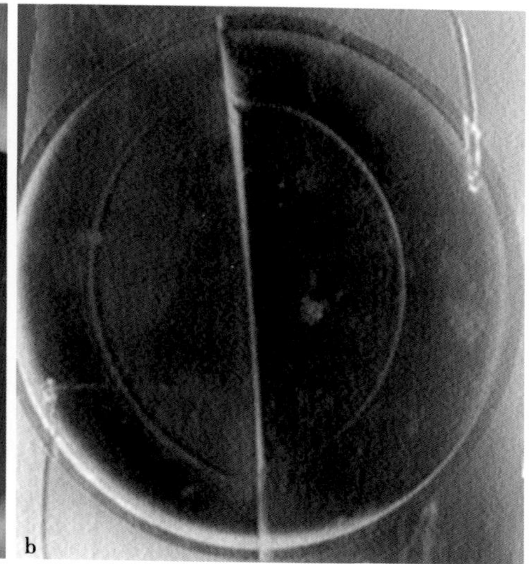
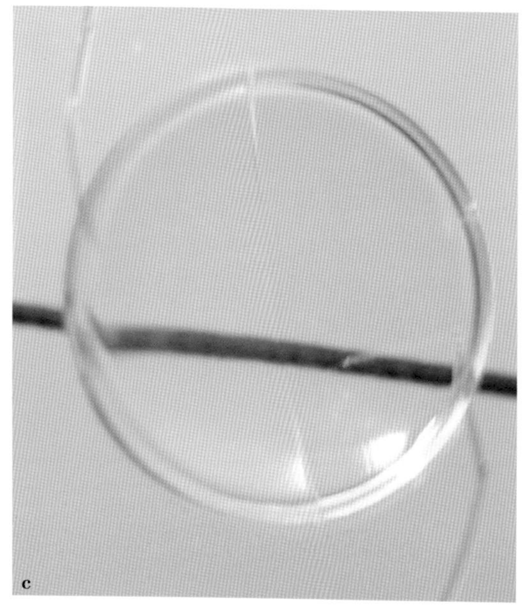

图 2.11　(a)日期为 1990 年 11 月 7 日的第二例植入 Hoffer 分割双焦点人工晶状体的临床照片，标记为“术后 1 天，右眼；20/100 J10”(Antonucci)。注意，变模糊的双焦线在 11：30 点位明显可见；(b)和(c)相似，未植入的人工晶状体同样具有明显的双焦分割线

(图 2.7)或三个区域，如 Storz TruVista(图 2.13a)和 Pharmacia(图 2.13b)。Ioptex 开发了四区多焦点晶状体(图 2.13c)和 Wright medical 生产的非球面区域多焦点晶状体(图 2.13d)。Array(美国眼力健公司，尔湾，加利福尼亚)，第一款可折叠硅多焦点人工晶状体(图 2.14)有五个折射区域(区域 1，3，5 主导远视力；区域 2 和 4 主导近视力)。在 1997 年，这是第一个获得 FDA 批准的多焦点晶状体。美国眼力健公司愿意通过美国食品药物管理局为多焦人工晶状体制定严格测试，而其他公司都不愿意。Array 后来被 Rezoom(美国眼力健公司，圣安娜，加利福尼亚)所取代，它是疏水性丙烯酸人工晶状体，为了在不同距离进行聚焦使用一种同心环内不同区域的衍射设计(图 2.22)。

早期的衍射人工晶状体，如 3M，是具有全光学衍射设计的刚性聚甲基丙烯酸甲

1990

NAME	AGE	EYE	DATE	SURG	1°/2°	STYLE	Mf	POW	ENDOTH PRE	POST	VIS PRE
[illegible]	63	OD	7/10	PKE CB4.8	1°	JFC	A	15.5	[illegible]		50
[illegible]	55	OD	14/10	PKE CB 05	1°	682	I	18.5	[illegible]		50
Clannin Lenore	78	OS	10/10	PKE CBH25	1°	[illegible]	C/A	18.0	[illegible]		60
[illegible]	80	OS	10/10	PKE CB4/1.9	1°	JFC	A	24.5	[illegible]		50

a

1990

NAME	AGE	EYE	DATE	SURG	1°/2°	STYLE	Mf	POW	ENDOTH PRE	POST	VIS PRE
[illegible]	76	OD	10/7	ICCE	2°	MT3	A		[illegible]		20
[illegible]	78	OS	11/7	PKE CB4/1.3	1°	JFC	A	20.5	[illegible]		50
Antonucci Jessie	71	OD	11/7	PKE CB141	1°	[illegible]	C/A	[illegible]	[illegible]		80
[illegible]	86	OD	14/7	PKE CB4(2.4)	1°	JFC	A	[illegible]	[illegible]		15

b

图 2.12 1990 年手术室记录文件分割双焦人工晶状体植入：(a) 首例植入，Lenore Clannin；(b) 第二例植入，Jessica Antonucci

酯晶状体。他们以凹凸的光学为特征。全光学衍射的设计，通过整个晶状体具有恒定的衍射阶梯高度，导致远视力与近视力光线的平均分配，而不受瞳孔直径或位置的任何影响。这种晶状体的缺点是 20% 光线损失，只留下 40% 的光线用于远视力和 40% 的光线用于近视力。这对于存在黄斑变性的眼睛或在昏暗的光照条件下并不理想。临床研究表明，这些早期的几个款式中出现了颜色和对比敏感度的下降 [2, 3]。

其他制造商（如 Zeiss，耶拿，德国）采用一种稍微不同的方法制成了全光学衍射的人工晶状体，这种晶状体具有不均匀的屈光力分配方式。因此，阶梯高度发生了改变。低阶梯会折射光线用于远视力，而高阶梯则会折射光线用于近视力。

AcrySof ReSTOR（爱尔康，沃斯堡，得克萨斯州）引进了一个兼具折射和衍射的设计并于 2005 年 3 月得到批准，它结合了渐进衍射和折射区域的功能（图 2.15 和图 2.21）。在其最初的结构中，单片式的疏水性丙烯酸类晶状体具有中央 3.6mm 光学区（6.0mm 光学直径），这种晶状体具有逐渐降低阶梯高度的 12 个中心梯度，并根据光的条件和活动来分配屈光力。最大的衍射梯度在晶状体的中央，并且可在近焦点分配最大比例的光能。随着梯度逐渐离开中心，衍射梯度的尺寸会变小，融合到外周，并对焦点处分配较小比例的光能。当瞳孔变小时（如阅读时），晶状体会变成近视力主导型。当在昏暗的条件下，瞳孔变大，晶状体会变成远视力主导型。光学折射区域围绕着渐进阶梯衍射区域，是为了提高远视力。当处于近视力时，它有一个 +4.00 屈光度的附加屈光力。随后的发展中为了近视力，形成更低的附加屈光力（在 2008 年末拥有 +3.00 屈光度；在 2012 以后拥有 +2.50 屈光度）。

2.8 快速进前的 20 年：Oculentis Mplus

显然在接下来的 20 年里，我几乎做不了任何事，只能看着很多新的多焦人工晶状体产生并流行，但从未看到我的分割双焦晶状体被任何人使用。然后，在 2010 年，我参加在巴黎举办的欧洲白内障与屈光手术协会会议，有一天下午我无事可做，便浏览了所有的展台。我遇到 Oculentis 的展位，一个位于德国柏林的小的人工晶状

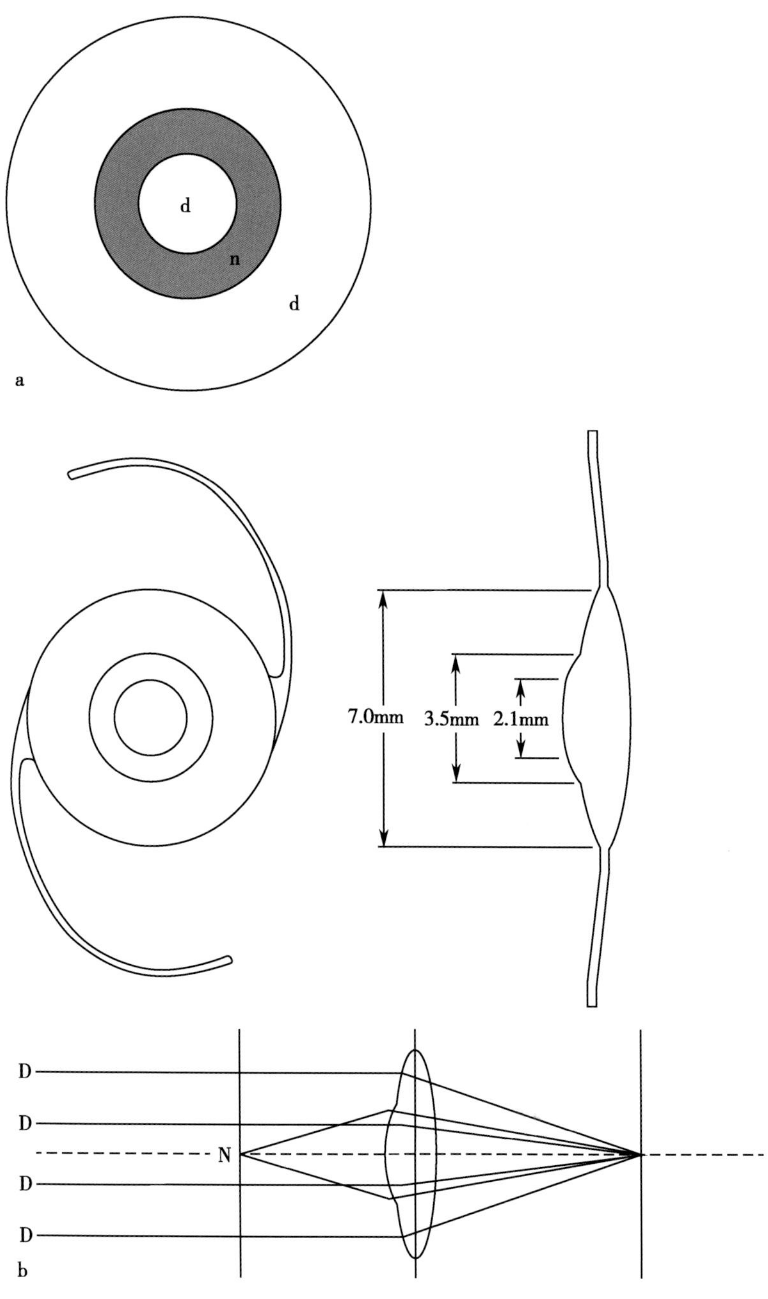

图2.13 (a)三个区域 Storz TruVista 晶状体的图解；(b)Pharmacia 三个区域多焦晶状体和光路追踪的图解；(c)四个区域 Ioptex 晶状体和光路追踪的图解；(d)Wright 非球面多焦晶状体和经 Wright 晶状体的光路追踪的图解

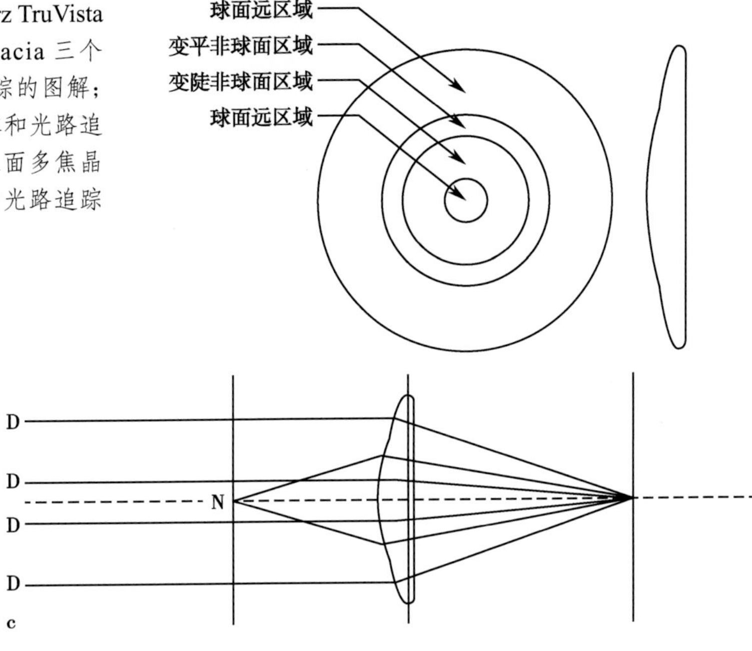

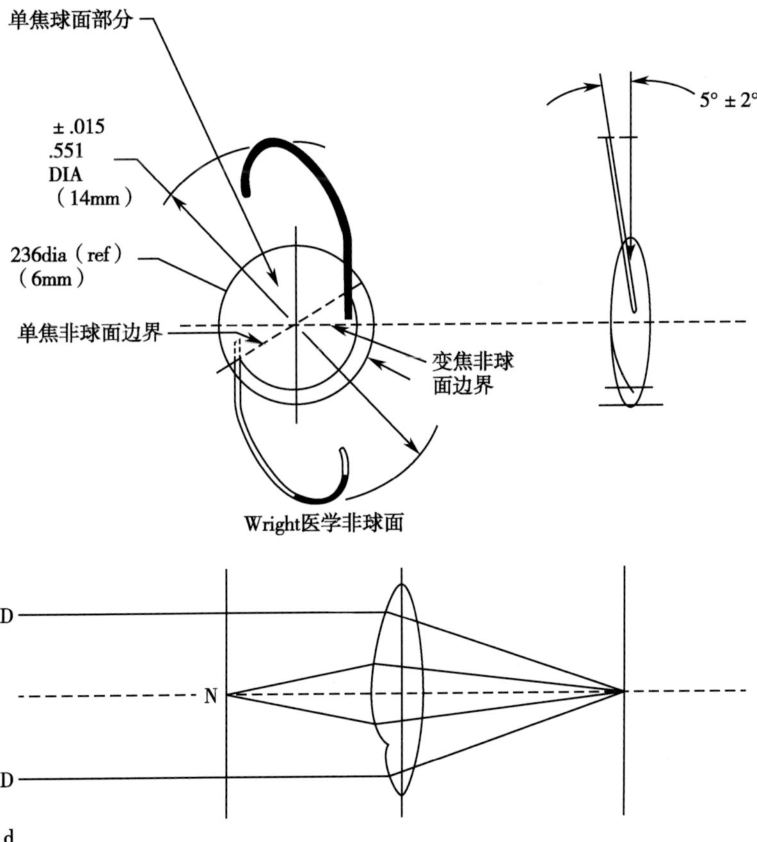

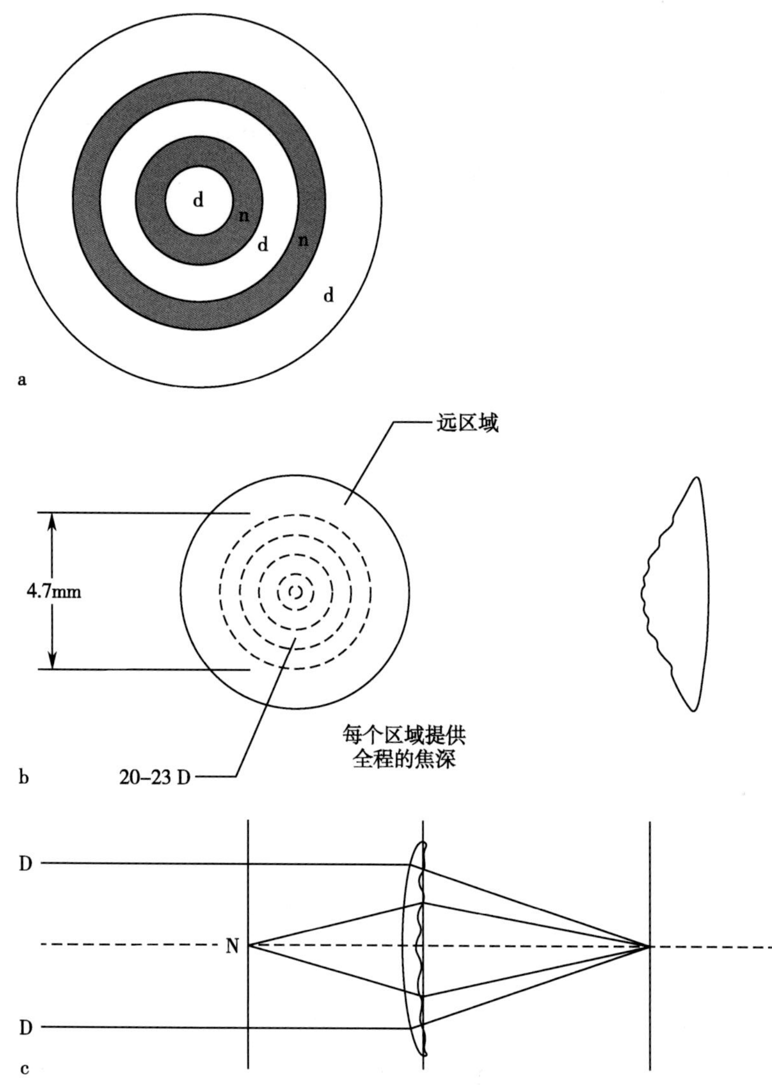

图 2.14 美国眼力健公司 Array 五个区域多焦晶状体(a,b)和光路追踪(c)的图解

体公司，我看着他们的多焦人工晶状体的设计(Mplus)，当我看到它是一个分割双焦晶状体(图 2.16)时，我犹豫了一下。错误的是分割线垂直于环的轴线使人工晶状体偏心而更容易使得视近或视远区域移出瞳孔区域。在新的晶状体模型中，有一点不同于 50/50 分割设计，即在于分割线存在轻微的角度，并且在近视力区域的中心有一个小小的半圆形区域是属于远视力区域的。

在展台的人开始告诉我使用它取得了巨大成功的那些受人尊敬的欧盟外科医师的名字。最后我的概念被使用并且临床证明大部分的患者可以接受。稍后我联系了那些我熟悉的外科医师(Alio，Aramberri，Carbonara，Mertens 等)以及其他几个医师并证实了那些成功发表的报告[4~13]。有趣的是，我获得的任何专利已经过期了。

大家关心的问题是近附加部分的位置是否会对近视力产生影响。“常识”的位置是将其放在下方就像双焦眼镜的近附加在

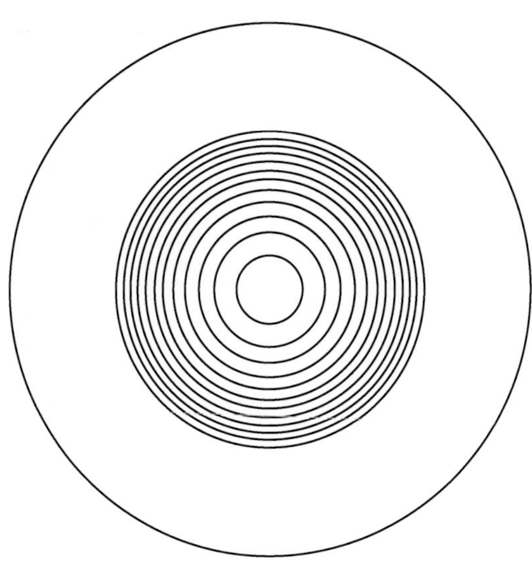

图2.15 Alcon ReSTOR 多焦晶状体的图解

眼镜上。如果稍加仔细分析你就会发现，人工晶状体双焦附加的位置绝对没有不同。不管是上方、下方，还是倾斜的，近视力部分的焦点永远是叠加在远视力焦点上的，并且由大脑选择清晰的图像。戴着眼镜，患者向下看去阅读，所以双焦附加需要在眼镜的下方部分。而当双焦晶状体被固定在瞳孔的后方时则并没有什么不同。

图 2.17 演示了植入 Mplus 晶状体，分割双焦晶状体的光学过渡区在房水中是不可见的。另外，有意思的是，Mplus 晶状体也有后环状“锐边”(或 Hoffer 脊)(图 2.18a)。图 2.18b 显示晶状体边缘阻断 Elschnig 珠的进展。

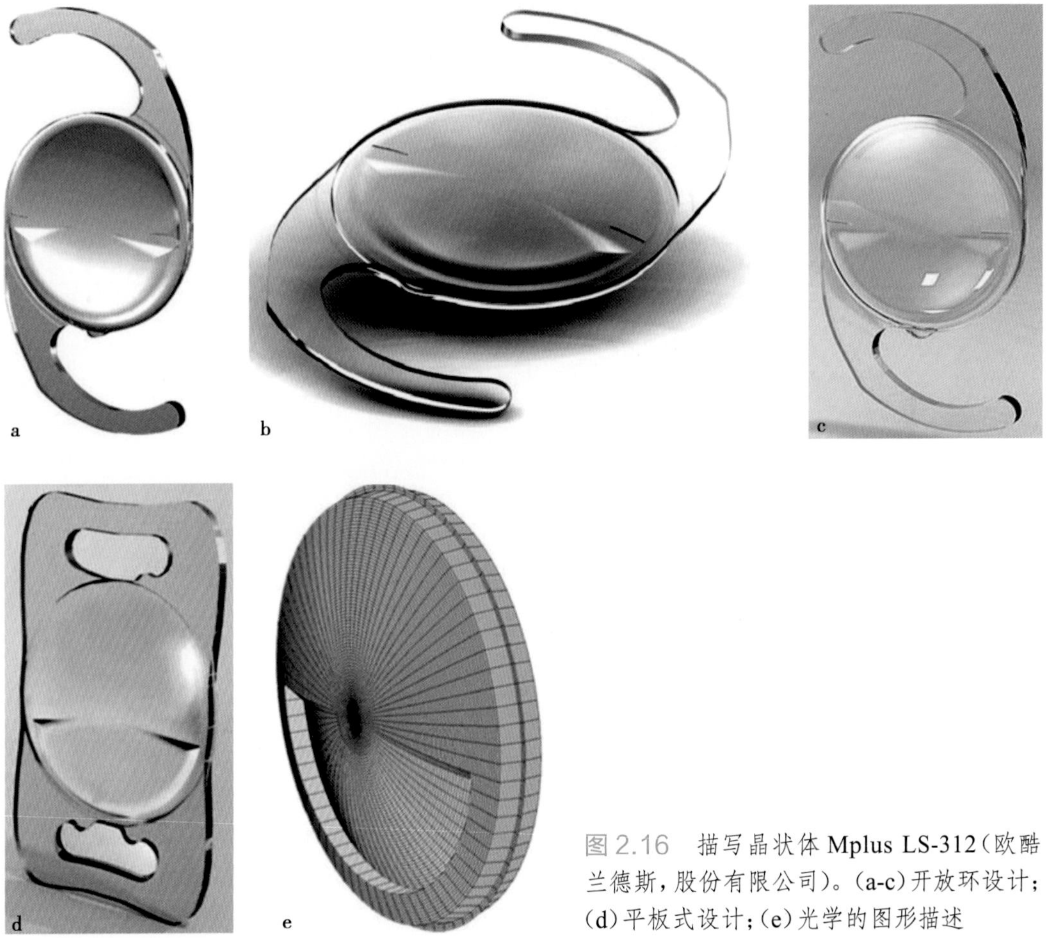

图2.16 描写晶状体 Mplus LS-312(欧酷兰德斯，股份有限公司)。(a-c)开放环设计；(d)平板式设计；(e)光学的图形描述

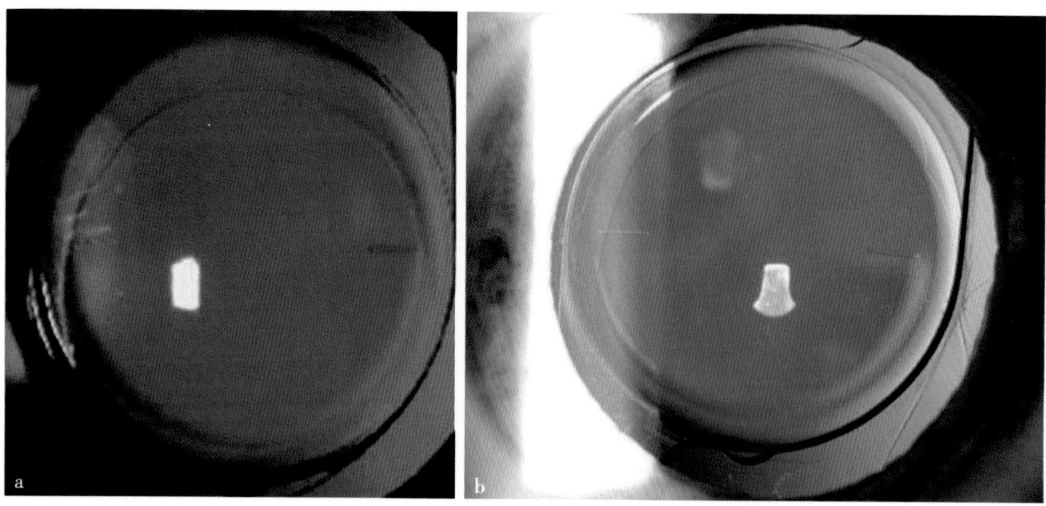

图 2.17　术后 Mplus 分割双焦人工晶状体的临床照片。注意在房水中看不到线

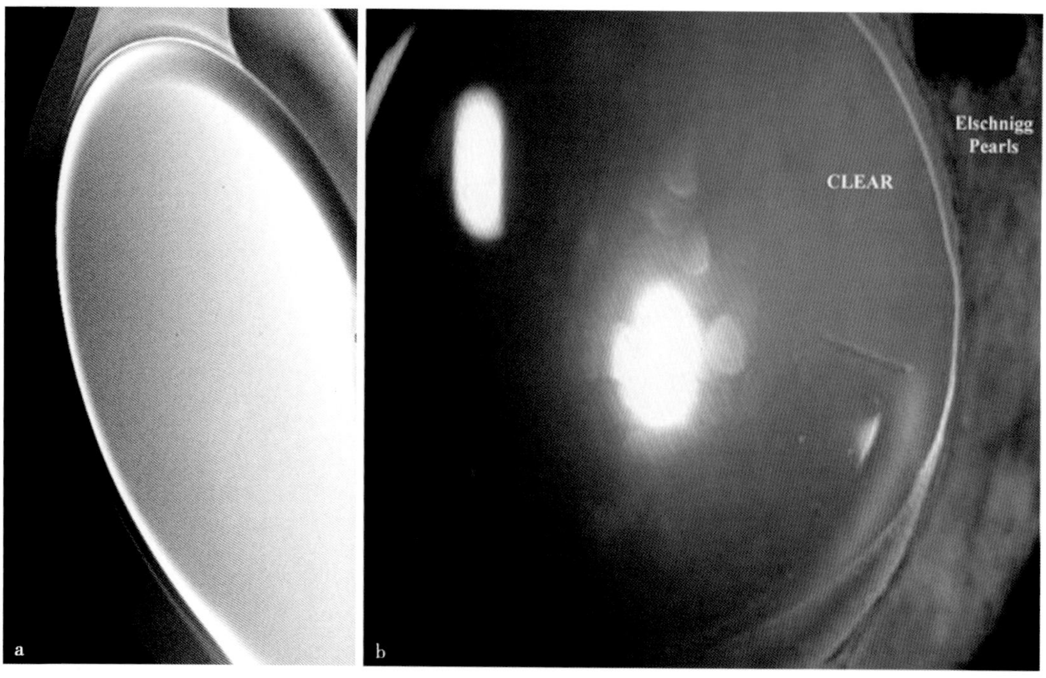

图 2.18　(a) Mplus 的后表面的“锐边”或“Hoffer 脊”的显微镜照片；(b) 显示 Mplus 晶状体边缘 Elschnig 珠被阻断的临床照片

2.9　多焦点光学计算

在远视力部分已经设置到正视的情况下，需要在近视力部分加上多少的屈光力？当我在 1982 年首次深入思考裂隙双焦人工晶状体时我解决了这个问题，不过是在我请求 Iolab 为我制作晶状体之后。这些原理在弗雷斯诺的多焦点会议上出现，并成为书中的一章[14]，也出现在 Holladay 和我在

1992 年发表在《美国眼科杂志》的文章中[15]。

几年后，其他双焦人工晶状体的设计师得出结论认为，在人工晶状体的近视力部分需要附加的屈光力应该是 2.75～3.00 屈光度，这点正是参考了双光眼镜的近附加需求。这个错误和对人工晶状体屈光力计算理论公式的忽视直接相关。早期这些双焦晶状体植入术之后，从临床方面意识到这些额外附加的屈光力是不够的，或许 3.50～4.00 屈光度会更好。通过理论公式的简单计算，可以避免这个关于人工晶状体 2.75～3.00 屈光度的近视偏移的错误。还会发现对于正常眼睛，人工晶状体屈光力必须附加 3.50～4.00 屈光度（AL 23.5mm，K 43.50 屈光度，ACD 4.0mm）。数学算式如表 2.1。

这种现象源自于一个简单的事实：人工晶状体屈光力的改变和屈光不正的变化不是 1∶1 的关系。相反，基于上述标准值，它在一只眼睛上是 1.27∶1 的关系。一个重要的问题是，这个比例在所有 AL，ACD 和平均 K 范围里是否稳定不变以及我们应该添加在计量生物学范围的眼睛上的 3.50 屈光度是否不变的。要知道这个答案，我们必须通过改变在整个生理范围内的每个参数，同时保持所有其他变量不变。我们只能使用第二代人工晶状体计算公式比如 Hoffer 公式，因为第三代公式改变 ELP 是基于其他参数的变化。

首先，我们可以看看在 16mm 极短眼轴的眼睛，AL 会对双焦晶状体的附加屈光力有什么影响（表 2.2）。

上面的计算表明，使用 16mm 短眼轴的眼睛，比例 1.27∶1（3.50/2.75）没有改变。现在我给出一个 39mm 极长眼轴的近视眼的计算（表 2.3）。

从这些极端的例子，我们可以看到，在所有 AL 范围中，1.27∶1 的比例保持不变，我们可以得出数学结论，AL 不影响双焦人工晶状体的近视力附加。图 2.19 通过图形演示了这些变化。

平均角膜屈光力的变化会影响正常眼睛中的这个比例吗？这是 35.00 屈光度的很平的角膜的计算（所有其他参数正常），如表 2.4。

表 2.1 **正常眼**

	近	远	双焦近附加
眼轴	23.50	23.50	
前房深度	4.00	4.00	
角膜曲率	43.50	43.50	
PO Rx	−2.75	平光	
IOL	22.08D	18.58	3.50D

表 2.2 **极短眼**

	近	远	双焦近附加
眼轴	16.00	16.00	
前房深度	4.00	4.00	
角膜曲率	43.50	43.50	
PO Rx	−2.75	平光	
IOL	65.19D	61.69	3.50D

表 2.3 **极长眼**

	近	远	双焦近附加
眼轴	39.00	39.00	
前房深度	4.00	4.00	
角膜曲率	43.50	43.50	
PO Rx	−2.75	平光	
IOL	−8.38D	−11.88	3.50D

表 2.4 **极平坦的角膜**

	近	远	双焦近附加
眼轴	23.50	23.50	
前房深度	4.00	4.00	
角膜曲率	35.00	35.00	
PO Rx	−2.75	平光	
IOL	2.20D	−1.62	3.88D

这里我们看到，在非常平的角膜上，比例上升到 1.41∶1。现在我给出 58.00 屈光度的很陡峭的角膜的计算（表 2.5）。

在这里，在非常陡峭的角膜上（图 2.19b），我们看到一个 1.36∶1 的比例下降。我们发现双焦人工晶状体和眼镜附加之间的比例是不受 AL 影响的，但最低限度地与角膜屈光力成比例关系。然而，后者的影响，总共只相当于 0.58 屈光度，在整个人类角膜的 35～58 屈光度的屈光力范围，相当于 0.025 屈光度 / 屈光度，它可以被认为在临床上是不重要的。

最后的生物因素分析是关于在 ACD 或术后人工晶状体的位置改变的影响。首先我们计算一个 2.00mm 的很浅的 ACD（保持所有其他参数正常），如表 2.6。

表 2.5 **极陡峭的角膜**

	近	远	双焦近附加
眼轴	23.50	23.50	
前房深度	4.00	4.00	
角膜曲率	58.00	58.00	
PO Rx	−2.75	平光	
IOL	16.25D	12.52	3.73D

表 2.6 **极浅的 ACD**

	近	远	双焦近附加
眼轴	23.50	23.50	
前房深度	2.00	2.00	
角膜曲率	43.50	43.50	
PO Rx	−2.75	平光	
IOL	18.72D	15.67	3.04D

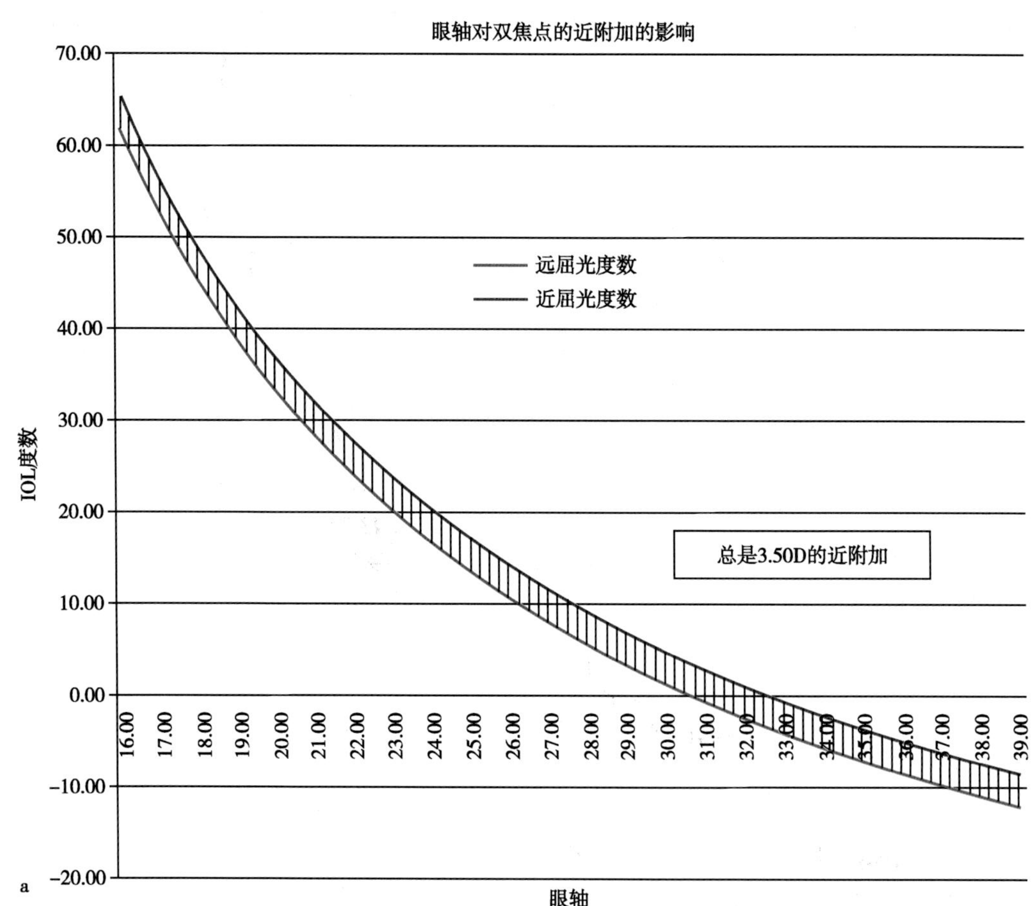

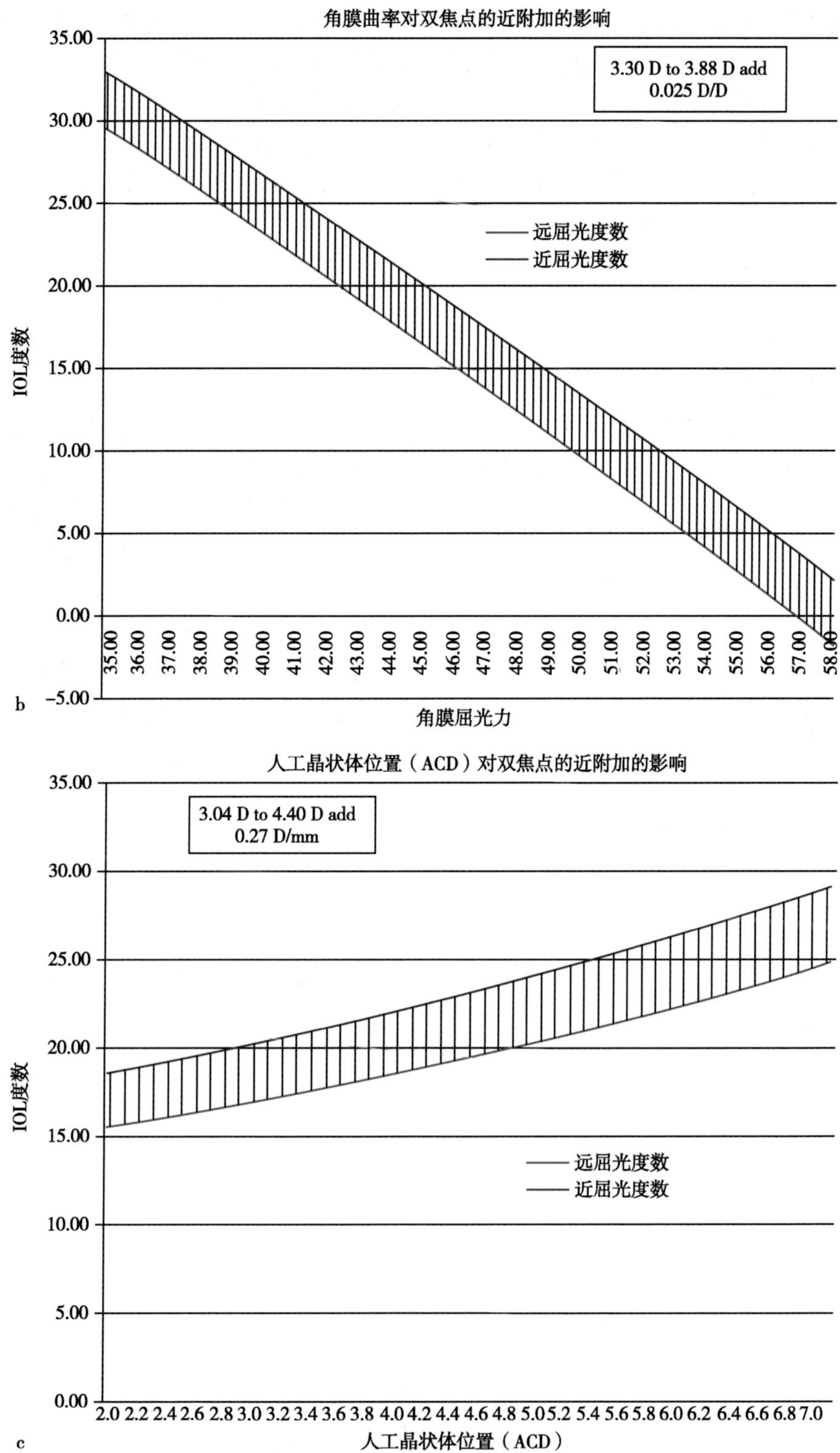

图 2.19 人工晶状体对于近视力和远视力屈光力的改变。(a)改变眼轴的图形描述；(b)改变角膜屈光力的图形描述；(c)改变人工晶状体的位置(ACD)的图形描述

在很浅的 ACD，我们看到比率下降到 1.11∶1。现在我们计算一个 7.00mm 的很深的 ACD（表 2.7）。

但在极深的 ACD，我们看到比率上升到 1.60∶1，从而证实前房深度有更重要的直接成比例关系，可导致双焦附加的屈光力在 2～7mm 范围内的 ACD 上有 1.36 屈光度的变化（图 2.19c）。这种影响是 0.27 屈光度/毫米，比角膜屈光力更有临床意义。

这些事实应该让我们重新评估在人工晶状体上附加 4.00 屈光度的近视力的常规做法。举个例子，相对在短眼轴浅前房的眼睛里放入 30.0 屈光度的人工晶状体，在长眼轴深前房的眼睛里放入 10.0 屈光度的人工晶状体所需双焦晶状体的近附加度数更高。这些计算很容易完成，可提前为每一个患者做出适当的近附加选择。

表 2.7　**极深的 ACD**

	近	远	双焦近附加
眼轴	23.50	23.50	
前房深度	7.00	7.00	
角膜曲率	43.50	43.50	
PO Rx	−2.75	平光	
IOL	29.16D	24.76	4.40D

总结

回首过去 33 年所发生的事情。我做错了什么？有一个想法是，在 1982 年被很多人认为是疯狂和不可能的，今天已经成功应用，尽管我尽力想让它发生得更早一些。我很高兴看到这个想法被成功证明。光线跟踪（图 2.20）证明分割双焦点人工晶状体比起美国最流行的两种多焦人工晶状体——ReSTOR 晶状体（图 2.21）和 ReZoom 晶状体（图 2.22）更优。从我的经验中可以得到一个教训，如果你有一个新的想法，不要把它带到那些最大、最稳定和最成功的制造商，而把它带到一个小公司或在他人的支持下自己做。

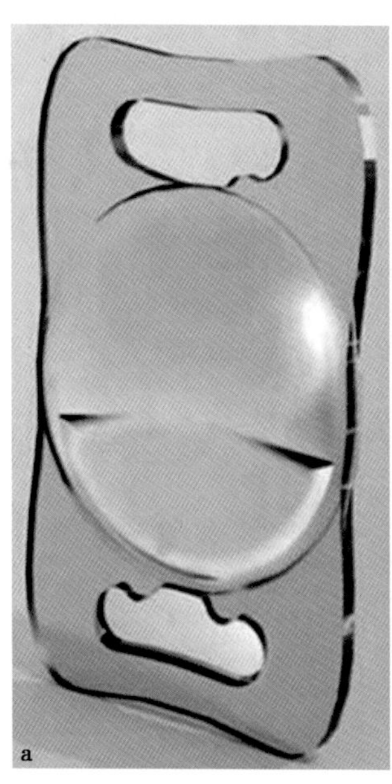

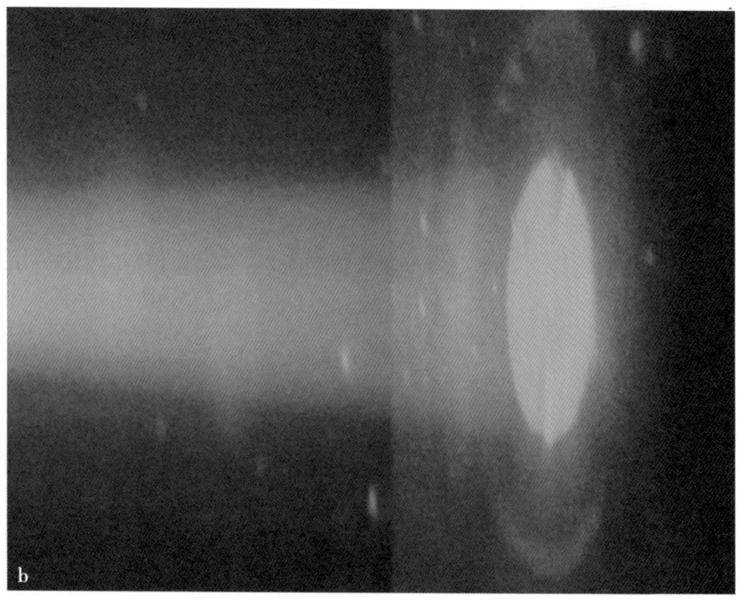

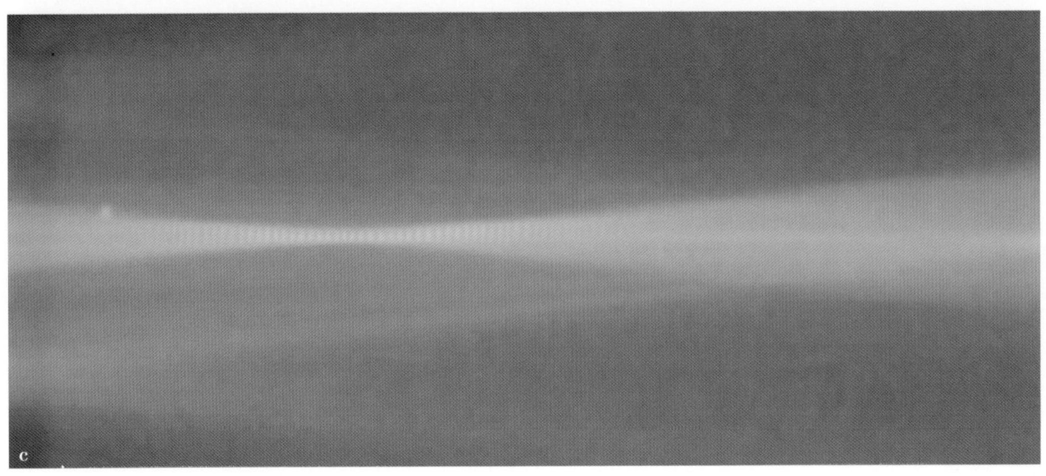

图 2.20 Oculentis Mplus（a）的焦点（b，c）的展示

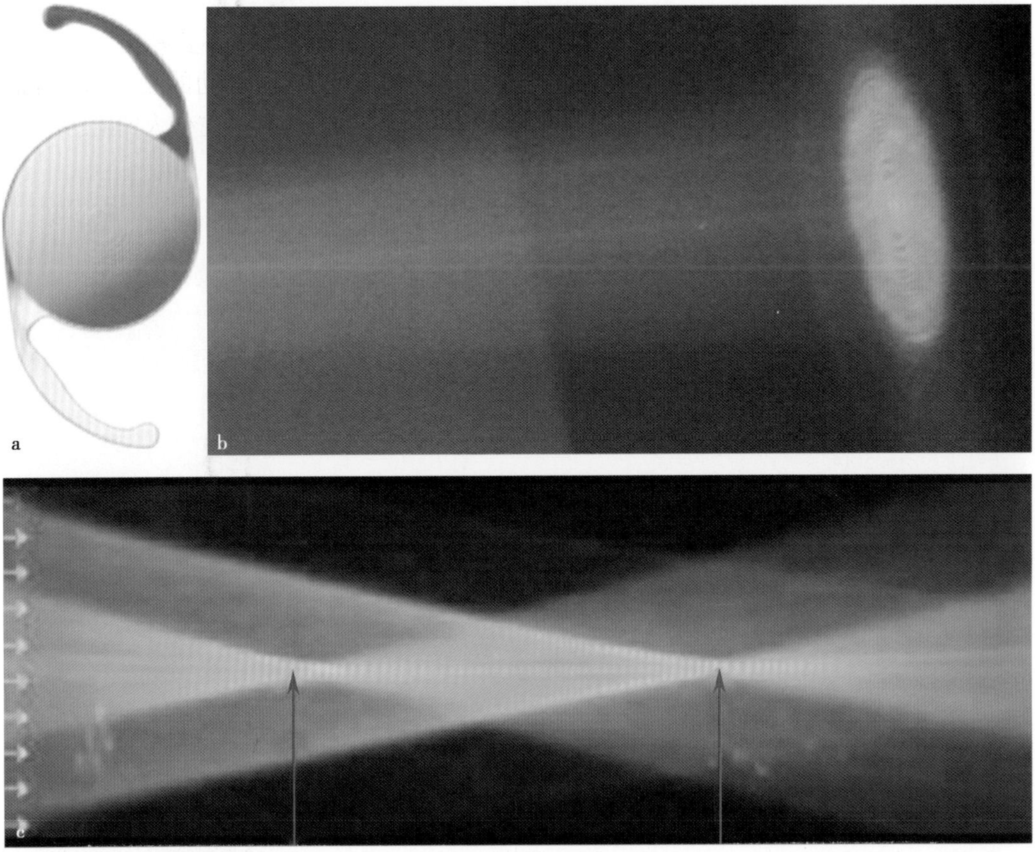

图 2.21 爱尔康 ReSTOR（a）晶状体的焦点（b，c）展示

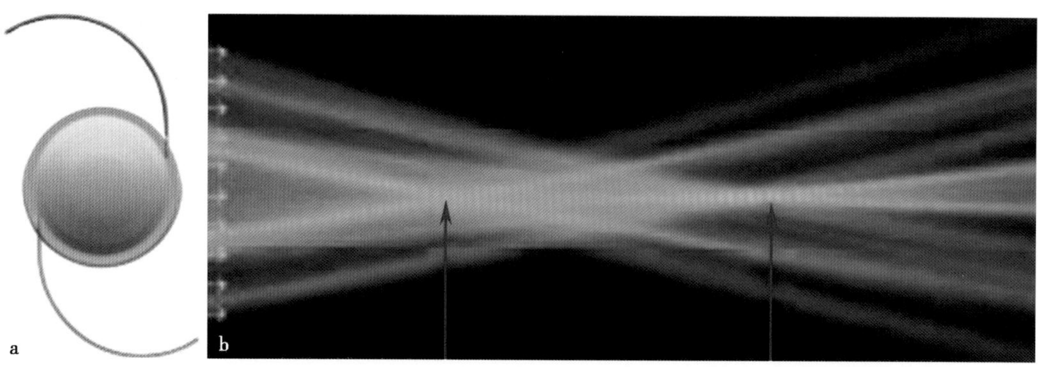

图2.22 AMO ReZoom晶状体(a)的焦点(b)展示

(陈世豪 徐 明 译)

参考文献

1. Hoffer KJ. Personal history in bifocal intraocular lenses, (Chapter 12). In: Maxwell A, Nordan LT, editors. Current concepts of multifocal intraocular lenses. Thorofare: Slack, Inc; 1991. p. 127–32.
2. Holladay JT, van Dijk H, Lang A, Portney V, Willis TR, Sun R, Oksman HC. Optical performance of multifocal intraocular lenses. J Cataract Refract Surg. 1990;16(4):413–22.
3. Duffey RJ, Zabel RW, Lindstrom RL. Multifocal intraocular lenses. J Cataract Refract Surg. 1990;16(4): 423–9.
4. Alio JL, Piñero DP, Plaza-Puche AB, Rodriguez Chen MJ. Visual outcomes and optical performance of a monofocal intraocular lens and a new-generation multifocal intraocular lens. J Cataract Refract Surg. 2011;37(2):241–50.
5. Alio JL, Plaza-Puche AB, Piñero DP, Javaloy J, Ayala MJ. Comparative analysis of the clinical outcomes with 2 multifocal intraocular lens models with rotational asymmetry. J Cataract Refract Surg. 2011;37(9):1605–14.
6. Muñoz G, Diego CA, Ferrer-Blasco T, Hani F, Sakla HF, García-Lazaro S. Visual function after bilateral implantation of a new zonal refractive aspheric multifocal intraocular lens. J Cataract Refract Surg. 2011;37:2043–52.
7. Gárate JO, González BD, Cruchaga EV, Moreno IR, Barrenetxea IB, Larracoechea UA. Clinical analysis of the LS-312MF Mplus intraocular lens. J Emmetropia. 2011;2:13–20.
8. McAlinden C, Moore JE. Multifocal intraocular lens with a surface-embedded near section: short-term clinical outcomes. J Cataract Refract Surg. 2011;37:441–5.
9. van der Linden JW, van Velthoven M, van der Meulen I, Nieuwendaal C, Mourits M, Lapid-Gortzak R. Comparison of a new-generation sectorial addition multifocal intraocular lens and a diffractive apodized multifocal intraocular lens. J Cataract Refract Surg. 2012;38:68–73.
10. Alió JL, Plaza-Puche AB, Montalban R, Javaloy J. Visual outcomes with a single-optic accommodating intraocular lens and a low-addition-power rotational asymmetric multifocal intraocular lens. J Cataract Refract Surg. 2012;38:978–85.
11. Alio JL, Plaza-Puche AB, Javaloy J, José Ayala M, Moreno LJ, Piñero DP. Comparison of a new refractive multifocal intraocular lens with an inferior segmental near add and a diffractive multifocal intraocular lens. Ophthalmology. 2012;119:555–63.
12. Auffarth GU, Rabsilber TM, Philips R, Novak J. Oculentis LENTIS Mplus: a new concept of multifocal intraocular lens technology. In: Presented at the XXVII Congress of the European Society of Cataract and Refractive Surgeons, Barcelona, Sept 2009. Summary available at: http://www.escrs.org/EVENTS/09barcelona/barcasite/programme/freepaper-info.asp?idZ289&sessidZ17. Accessed 15 Oct 2010.
13. Advanced multifocal IOL technology, Supplement to Cataract and Refractive Surgery Today: Europe. Vol I; 2012.
14. Hoffer KJ. Lens power calculation for multifocal IOL's, (Chapter 17). In: Maxwell A, Nordan LT, editors. Current concepts of multifocal intraocular lenses. Thorofare: Slack, Inc; 1991. p. 193–208.
15. Holladay JT, Hoffer KJ. Intraocular lens power calculations for multifocal intraocular lenses. Am J Ophthalmol. 1992;114:405–8.

多焦点人工晶状体：术前注意事项 3

Jorge L. Alió, Joseph Pikkel

3.1 简介

白内障手术联合多焦点人工晶状体植入术前应该仔细规划和设计。除了和其他任何一个手术一样在术前需要仔细考虑各种因素，植入多焦点人工晶状体还有一些需要特别考虑的因素，我们将会在本章中加以介绍。

3.2 一般注意事项

多焦点人工晶状体通过特定机制将来自近处和远处物体的光线同时进行聚焦。因此，光能量会进行重新分布，不像生理调节的状态下那样，没有一个焦点会接收全部的光能量。不像多焦点框架眼镜镜片，多焦点人工晶状体通过折射（或衍射）将来自任何物体的光同时分配给近焦点和远焦点，即同时提供近视力和远视力。也就是说，始终会有光线不在焦点上。比如，对于远处的物体，近焦点的光线相对于视网膜会产生离焦，从而降低图像的对比度和对比度敏感度。

多焦点人工晶状体通过以下不同的方式产生多焦点：

1. 两个或多个前表面球面折射面的组合用于远近视力。比如，前表面球面折射面用于远视力，非球面折射面用于近视力。
2. 后表面球面折射面和多个前表面非球面折射面的组合。
3. 前表面球面折射面和后表面衍射面的组合用于远近视力。
4. 双凸透镜上的前表面通过非球面设计产生纵向像差，通过镜片的中心提供近视力，通过外周提供远视力以及旁中心区域提供中距视力。

多焦点人工晶状体可以是折射型、衍射型或两者的组合设计。折射型镜片通过不同区域的屈光力产生多焦点。具有不同屈光力的环形区域对应近处和远处的物体产生相应的焦点。折射型双焦或多焦点人工晶状体受到瞳孔尺寸和偏心的影响，影响程度的大小取决于折射区域的大小、位置和数量。折射型镜片产生的波前是非球面的，也就是说它没有焦点。这些镜片的中心区域用于远视力，外周区域用于中距视力，而中间区域用于近视力（图 3.1）。

折射型多焦点人工晶状体植入术可以提供良好的中距视力和远视力，但近视力一般，特别是看小字体会显得力不从心。

折射型多焦点人工晶状体的不足之处：

1. 瞳孔依赖设计。
2. 对镜片的居中性非常敏感。
3. 对患者个体差异的 Kappa 角的容忍度较差。

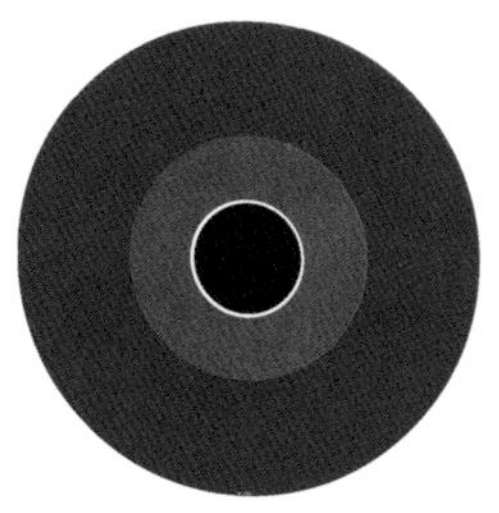

图 3.1　折射透镜的设计：外周区（蓝色）提供中距视觉，旁中心区（红色）提供近视力，中心区（黑色）提供远视力

4. 在不同折光区域的过渡区容易发生光晕和眩光。
5. 对比敏感度下降。

衍射型多焦点人工晶状体的原理是，每一个波前可以被认为是下一个小波的源，因此光线可以通过球形进行扩散（基于 Huygens-Fresnel 原理）。该点后面的光场幅度即是所有这些小波的总和。当一部分波前遇到障碍时，该波前的部分区域在幅度和位相上会发生改变，与传播到障碍后面的波前的其他部分发生干涉进而产生衍射图形。衍射图形的传播距离随着衍射成分间距的减少而增加。通过设置同心圆排列的衍射微结构，并且同心圆之间的距离从中心到外周逐渐减小，即所谓的 Fresnel 区域盘，产生光学焦点。远屈光力是镜片前后面的屈光力和 0 阶衍射的总和，而近屈光力是镜片前后面的屈光力和 1 阶衍射的总和（图 3.2）。

衍射型多焦点人工晶状体可以提供良好的阅读视力和远视力。中距视力一般不如远视力和近视力好。衍射型多焦点人工晶状体对瞳孔尺寸依赖性较小而且对 Kappa 角个体差异的耐受性较好。

衍射型双 / 多焦点人工晶状体其实只产生远近两个焦点，并没有中间焦点。由于衍射环之间有更多的非过渡区域，这类镜片更容易发生光晕和眩光。另外，因为光线被远近焦点平分，这类镜片会有 18%

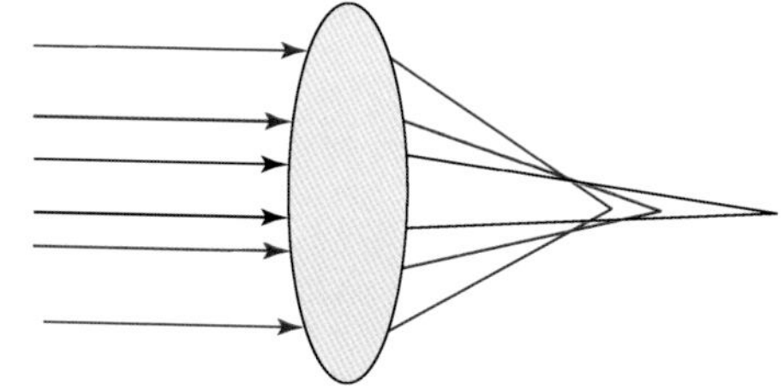

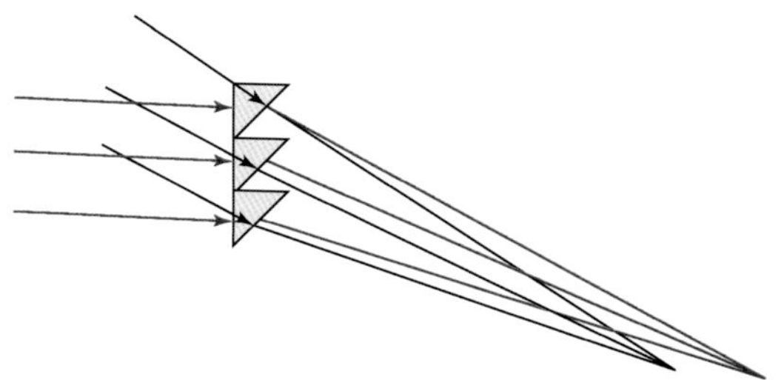

图 3.2　衍射镜片设计：光线通过镜片阶梯边缘产生衍射使得光的传播速度低于房水中的传播速度，从而产生两个焦点，一个用于近视力，一个用于远视力

的光能损失。这些缺点会造成在夜间视觉和暗视觉情况下的视觉质量的下降，因为在这些情况下更多衍射区域暴露，对进入视网膜的光线产生影响。现代衍射型三焦点人工晶状体通过不同的设计原理重新分配衍射光线产生另外一个焦点以提高中距视力，本书后面还会详细介绍。

3.3　选择多焦点人工晶状体要考虑的因素

近年来，我们见证了在多焦点人工晶状体方面的巨大进展。随着这类多焦点人工晶状体的设计创新和持续改进，其应用越来越常见。市场上有各种各样的多焦点人工晶状体可供选择，手术医师有时可能会纠结于该选择哪种合适的人工晶状体[1]。

相对于单焦点人工晶状体，多焦点人工晶状体增加的价值主要在于其光学功能。一个好的多焦点人工晶状体设计应该成为手术医师手中的工具，可以满足患者的生活方式。因此，大家必须了解一款优良的多焦点人工晶状体的光学原理。

多焦点人工晶状体的光学可以是旋转对称性或是旋转非对称性的。有些多焦点人工晶状体通过改变折射率使得从镜片周边到中央的折射率不同，这样在不同的瞳孔尺寸下均提供足够的光学分辨率。有些多焦点人工晶状体设计成非球面以消除色差，进而改善近视力和中距视力。

为了使多焦点人工晶状体充分发挥光学特性，必须充分矫正散光，因此应用散光多焦点人工晶状体显得非常重要。由于通常情况下多焦点人工晶状体会造成对比敏感度的下降，这也是需要慎重考虑的地方。应该尽量选择造成对比敏感度下降较少的多焦点人工晶状体。对于已经存在造成患者对比敏感度下降的因素，比如角膜病变、黄斑病变、视网膜变性、青光眼或高龄患者，多焦点人工晶状体是禁忌的[2]。

设计或评估一个新的多焦点人工晶状体应当遵循一些重要原则，这样可以指导我们的决策以获取良好的效果。

根据多年来在不同的多焦点人工晶状体植入方面的临床经验，我们也做了许多临床研究，发表了相关的研究论文，同时结合对患者需求的考虑，我们总结出以下主要原则可以作为设计和选择多焦点人工晶状体的参考：

远焦点是首要考虑的。人类其实属于白昼捕食者，因此大脑的首要视觉需求是满足远视力。另外，首先满足远视力可以尽量减少焦点重合，降低眩光和光晕[3]。

焦点之间拉开足够的距离。为了获得较好的中距视力，一些多焦点人工晶状体设计将焦点进行重叠。虽然焦点重叠在一定程度上提高了中距视力，但是同时带来眩光和光晕等视觉干扰，因此焦点重叠应当尽量减少以降低眩光和光晕。近附加度数低于 +3.00D 的多焦点人工晶状体通常发生眩光和光晕的几率会增加[4]。

非球面设计。我们在追求多焦点人工晶状体的光学质量时应当尽量避免像差。非球面可以显著提高镜片的光学素质。对于20% 的患者并不具备标准的球差 0.27μm，非球面就显得尤为重要。另外，之前接受过角膜屈光手术的患者缺少非球面性也是非常常见的[5]。

可以同时矫正散光。如前文所述，为了提高多焦点人工晶状体的效果应该全矫散光。如果植入多焦点人工晶状体后仍有大于 1.00D 的散光，可以通过激光进行矫正。人群中 4% 的人角膜散光大于 3.00D，70% 的人散光大于 1.00D，因此具备散光矫正功能的多焦点人工晶状体显得非常重要[6]。

瞳孔非依赖或依赖。白内障术后的瞳孔尺寸是无法预测的，特别是那些通过机械扩张散大的瞳孔。瞳孔尺寸还受到不确定的环境因素的影响。另一方面，许多多焦点人工晶状体被设计成屈光度数随着与镜片中心距离的变化而改变，屈光力的交替往往在中间大小瞳孔的区域发生。由于瞳孔尺寸具有不确定性，人工晶状体不应该依赖于瞳孔尺寸来获得足够的远近视力[7]。因此在某些病例中瞳孔非依赖型可能是最好的选择，而在瞳孔反应正常的病例中，瞳孔依赖型也是一个较好的备选方案。

在光具座和活体上均有良好的光学表现。人工晶状体制造商为了获得最佳的人工晶状体不断地设计和测试多焦点人工晶状体，然而这些人工晶状体在光具座上具有优秀表现并不意味着它们在眼内也有同样好的表现。一旦被植入，眼内条件会显著影响晶状体的光学表现甚至比光具座上的表现下降 50%。因此一款新的人工晶状体被推向市场时，无法预测其在人体上的表现。所以手术医师应该仔细观察人工晶状体的光学质量和一些无法预测的像差，植入新人工晶状体的第一批患者需要密切的随访。新的多焦点人工晶状体应当在植入后至少 3 个月测量其光学表现和像差，从而研究其真实的质量和表现[8]。

囊袋稳定性。囊袋稳定性对于植入的人工晶状体获得最佳的光学表现极其重要。不稳定的囊袋会导致植入人工晶状体的倾斜和偏心，导致星芒现象并使得不同距离的光线无法准确聚焦。偏心或倾斜的人工晶状体会导致光学干扰并且给患者带来极大的不适。囊袋稳定性受到悬韧带和植入人工晶状体的影响。我们无法影响悬韧带的稳定性，因此在人工晶状体设计和制造材料上下工夫使其不会导致囊袋稳定性的下降[9]。

低的后发障发生率。毫无疑问在白内障手术中尽可能地将囊袋清除干净，另外植入的人工晶状体对于预防后发障具有重要作用。同样，人工晶状体的设计和制造材料是预防后发障的主要因素。光散射和后囊的混浊会明显降低多焦点人工晶状体的表现，因此可能需要行 ND∶YAG 激光后囊膜切开。ND∶YAG 激光后囊膜切开可以解决后发障的问题，但是一旦需要更换人工晶状体就会增加额外的难度[10]。

与微切口手术的相容性。随着白内障手术朝着微切口手术的方向发展，多焦点人工晶状体必须能够通过 2mm 或以下的切口植入。微切口白内障手术的益处相对于更大的手术切口，基本上不会改变术前的散光或角膜像差。因此，多焦点人工晶状体被要求设计成可以通过 2mm 以下切口植入是必然的。这样一来，手术医师可以通过更好地控制角膜散光和像差以获取人工晶状体的最佳表现[11]。

良好的远视力以及足够的中距视力和近视力。目前的多焦点人工晶状体无法达到在所有距离上都具有完美的视力。如前所述，远焦点应当是首先考虑的，以提供患者良好的远视力。然而，多焦点人工晶状体的主要目标是使患者摆脱框架眼镜或角膜接触镜。因此，除了提供良好的远视力外，多焦点人工晶状体应当提供足够的中距视力需求，比如办公和家务，以及足够的近视力需求，比如阅读和其他涉及近视力的活动[12]。

3.4 患者选择

初步的考虑是患者的生活方式和眼部的基本状况。仔细询问患者的爱好和日常生活，看他或她是否能够耐受夜间幻视，这些因素是手术医师在考虑推荐多焦点人工晶状体时要考虑的。患者的性格很重要，可以估计患者对于术后幻视、光晕、眩光等的神经性适应能力；以及患者为了获取更宽的视觉范围和摆脱近视眼镜的束缚能否承受损失一小部分对比敏感度或者带来暂时性的眩光的能力。患者的性格在术前考虑因素中非常重要，我们应当尽量避免那些具有不切实际的期望值以及过度苛刻的性格的患者[13]。

对于已经承受除了白内障外其他因素造成的夜间不良视觉折磨的患者，以及从事夜间工作，夜间驾驶的患者，事先必须警告他们术后的对比敏感度有可能下降，光晕、眩光现象也可能出现或加重。对于这些患者，如果非要植入多焦点人工晶状体，必须尽量选择对比敏感度损失少的人工晶状体[14]。

患者的需求和偏好在选择合适人工晶状体中也起着重要的作用。比如一个患者从事大量的阅读，不用电脑或看电视，那么他从近视力中的获益要大于中距视力，因此一款可以提供较好近视力的多焦点人工晶状体就是一个很好的选择。选择合适的患者和适当的人工晶状体必须相结合才能使患者最终满意。

术后视力下降可能是由眼表干燥，睑缘炎，基底膜营养不良，角膜瘢痕，角膜水肿，晶状体倾斜、偏心，后发障，黄斑水肿或其他视网膜病变，残余屈光不正或散光等因素造成。在这些因素中，术前已经存在的疾病必须被诊断出并预测可能带来的术后不适，并且尽量加以避免。在计划白内障手术时，眼表疾病和睑缘炎需要在术前治疗，角膜瘢痕和角膜疾病都需要考虑到。另外，患者的眼部情况，性格和生活方式等因素在个性化选择特定的多焦点人工晶状体时都需要考虑进去[15]。

大部分患者（90% 左右）对于最终的手术结果比较满意，但是个别患者并不能从多焦点人工晶状体中获益。手术医师应当尽量避免选择那些患有一些眼病使其不能获得正常视力或者无法通过多焦点人工晶状体摆脱眼镜的患者。

需要特别留意那些长期佩戴角膜接触镜获得单眼视的患者，植入多焦点人工晶状体相对原先已经适应的屈光不正矫正方式是截然不同的解决方案。可能会带来神经适应方面的问题。

前文已经提到选择人工晶状体的指导原则，比如一个理想晶状体的总体要求，满足患者的需求，适合患者的性格和生活方式，在选择多焦点人工晶状体时将这些因素考虑周全会给患者和术者均带来满意的结果。

尽管我们讨论了多焦点人工晶状体植入后一些可能的并发症以及许多术前需要考虑到的因素，但是总体上多焦点人工晶状体的价值远远超过其带给患者和术者的暂时的不适以及个别病例出现的短期视觉干扰[16]（图 3.3）。

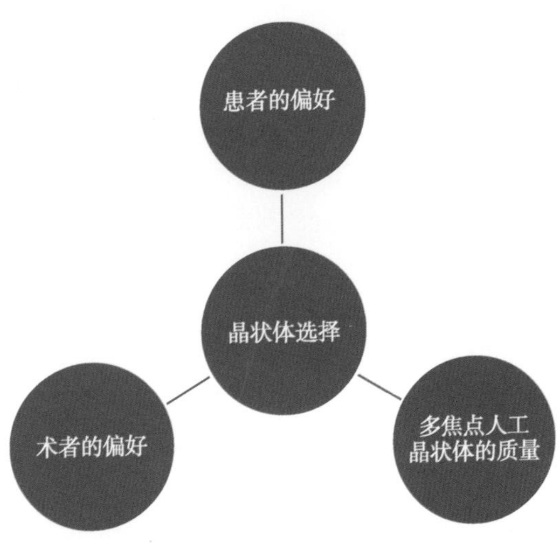

图 3.3 影响晶状体选择的因素

3.5 多焦点人工晶状体的度数计算

多焦点人工晶状体的目的是让患者术后摆脱框架眼镜或者角膜接触镜的束缚。为了达到这个目标，角膜散光应当充分矫正，目前屈光不正应该在 ±0.25D 内。

需要测量以下参数以确定多焦点人工晶状体的合适度数[17, 18]：

- 患者年龄
- 中央角膜曲率（K 值）
- 眼轴
- 水平角膜直径（白到白距离）
- 前房深度
- 晶状体厚度
- 角膜地形图和角膜像差
- 术前屈光状态
- 瞳孔尺寸和瞳孔反应性
- 眼表状况和干眼症
- 其他合并症

不同的研究者提出多个人工晶状体计算公式，但它们都大同小异，主要在视网膜厚度和角膜屈光指数的假设值上有轻微的差别。影响人工晶状体度数计算的因素主要有六个：K 值、眼轴、晶状体度数、有效晶状体位置、目标屈光值和顶点距离。唯一无法预测的因素是有效晶状体位置，即角膜前表面和人工晶状体之间的距离。之所以用有效晶状体位置的术语是因为它比前房深度更加准确。有效晶状体位置受到人工晶状体的设计以及晶状体摆放位置的影响，通常我们假定人工晶状体植入后处于合适的位置，有效晶状体位置的预测对于准确计算人工晶状体的度数至关重要。通常临床上对于眼轴在 22～25mm 的患者采用第三代公式如 Holladay 1[17]，SRK/T[19] 和 Hoffer Q[20] 公式均可以。对于眼轴超出这一范围的患者采用 Holladay 2 公式可能更准确。

确定多焦点人工晶状体的度数和普通单焦点人工晶状体稍有不同，后者保留轻度的近视可以带来一些好处。但是对于多焦的人工晶状体，术后目标屈光值应该是平光或尽可能地接近 0 的轻度远视（取决于不同类型的多焦点人工晶状体）。多焦点人工晶状体的近视力通常都很好，如果偏近视了反而会给近视力和阅读视力带来不便[21]。

由于获得最佳的远视力是主要目标，通过测量 K 值、眼轴，采用人工晶状体的已知常数，利用上述的人工晶状体计算公式即可以计算出晶状体度数。近视力所需度数则根据其他因素如患者的需求和生活方式进行推算。

晶状体设计和其他前文提及的其他参数是影响最终屈光结果的主要因素。术中人工晶状体植入方式，切口位置和设计的变异，眼轴测量仪和角膜曲率测量仪的类型，校准变异等因素也很重要。每个术者应该根据刚开始的 20～40 例结果个性化调整人工晶状体的常数。这是让 95% 的植入多焦点人工晶状体的患者达到 ±0.25D 目标屈光度数的唯一方法[21]。

通过对角膜 K 值、眼轴、前房深度、角膜直径、晶状体厚度、术前屈光状态的精确测量，个性化调整的人工晶状体常数，确定正确的目标屈光状态，才能获得多焦点人工晶状体植入的良好术后结果，提高患者的满意度。

3.6　角膜地形图

角膜地形图在白内障手术特别是植入多焦点人工晶状体的术前测量中非常重要。除了计算植入人工晶状体的度数需要外，为了充分矫正散光，可以帮助确定手术切口位置。术前准确的角膜地形图测量可以帮助了解术前存在的角膜像差对术后结果的影响。由于视轴上的任何屈光组分均会影响术后视力，角膜地形特征可以显著影响视觉质量。

准确的角膜表面评估有助于了解影响术后视力的像差。由于角膜曲率的轻微改变会显著影响光线在视网膜上的聚焦，在设计手术切口位置时角膜地形图是非常重要的工具[22]。手术切口位置很重要，手术切口放在陡轴上可以降低角膜散光[23]。角膜地形图在预测晶状体散光量时也很重要，因为晶状体散光术后就不存在了，所以不需要额外进行处理也不会影响手术切口的设计[24]。

角膜地形图在既往有角膜屈光手术史的患者中更加重要，因为要准确计算晶状体的度数以及评估残留角膜散光和像差。尽管这些患者目前还不是主要的白内障患者群体，但他们的数量正在快速增加中[25]。

3.7　Kappa 角

避免术后眩光和光晕是术者关注的问

题之一，因此知道患者的 Kappa 角显得尤为重要。Kappa 角是瞳孔轴和视轴的夹角。瞳孔轴是通过角膜中心和瞳孔中心的假想的垂直线，视轴是代表从物体到黄斑中心凹的光线传播路线（图 3.4）。

如果 Kappa 角很大，视轴会落在黄斑中心凹之外一定的距离，会导致光晕和眩光。

评估 Kappa 角有多种方法，观察 Kappa 角是否存在最简单的方法是看角膜反光。嘱患者注视位于其正前方的灯光。如果有一只眼或双眼偏心的角膜反光存在，做遮盖试验。如果有眼动，表明存在显性斜视；如果没有眼动，表明存在 Kappa 角。下一步是测量视力和裂隙灯检查瞳孔。在存在瞳孔异位或缺损的患者，或由于黄斑病变或偏心注视导致视力异常的患者中也会存在偏心的角膜反光。如果存在偏心的角膜反光并排除了瞳孔异常、斜视、异常视力，则表明存在 Kappa 角。如果偏心角膜反光在鼻侧，称为正 Kappa 角，如果偏心角膜反光在颞侧，称为负 Kappa 角。通过估计从角膜中心到角膜反光的距离来估计偏心的大小。可以采用 Synoptophore 和 Orbscan 等设备测量 Kappa 角[26]。

多项研究表明，Kappa 角是多焦点人工晶状体植入术后出现光学干扰现象的因素，因此建议有必要在术前测量 Kappa 角以避免该现象的发生[27]。其中有一项研究结果提示对于存在大的 Kappa 角的患者应该被排除在多焦点人工晶状体植入的对象之外，以避免出现术后光学干扰现象的高风险[28]。

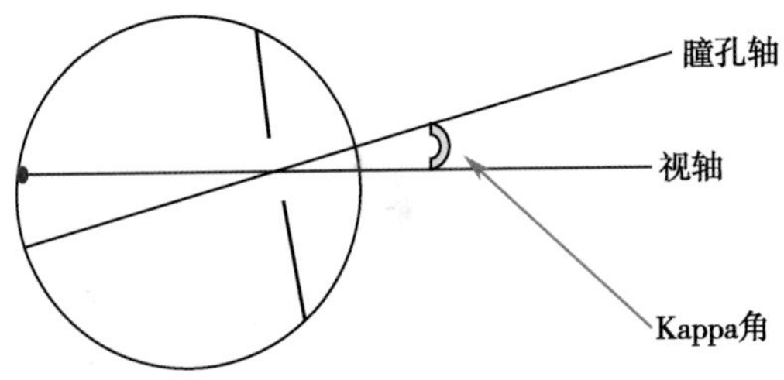

图 3.4　眼睛 Kappa 角图示

显然术前评估对于白内障联合多焦点人工晶状体植入术至关重要。尽管很多因素会影响最终的结果，任何一个因素都不容忽视。选择适合患者的条件、需求和生活方式的合适人工晶状体对于一个手术的成功举足轻重。根据术前检查的结果提前计划手术切口和手术方案，有助于术中解决可能出现的问题，并达到使患者满意的最终目标。

（陈　鼎 译）

参考文献

1. Roach L, Shaw J. New options in multifocal IOLs. Eye Net. 2012:48–55.
2. Alio JL, Plaza-Puch AB, Javaloy J, Ayala MJ, Moreno LJ, Pinero DP. Comparison of a new refractive multifocal intraocular lens with an inferior segment near add and a diffractive multifocal intraocular lens. Ophthalmology. 2012;119(3):555–63.
3. Alio JL. Top new IOL designs. Cataract Refract Surg Today. 2012;7(1):62–3.
4. Agresta B, Knorz MC, Kohnen T, Donatti C, Jackson D. Distance and near visual acuity improvement after implantation of multifocal intraocular lenses in cataract patients with presbyopia: a systemic review. J Refract Surg. 2012;28(6):426–35.
5. Alio JL, Plaza-Puche AB, Pinero DP, Javaloy J, Ayala MJ. Comparative analysis of the clinical outcomes with 2 multifocal intraocular lens models with rotational asymmetry. J Cataract Refract Surg. 2011;37(9): 1605–14.
6. Visser N, Nuijts RM, de Vries NE, Bauer NJ. Visual outcomes and patients satisfaction after cataract surgery with toric multifocal intraocular lens implantation. J Cataract Refract Surg. 2011;37(11):2034–42.
7. Jun I, Choi YJ, Kim EK, Seo KY, Kim TI. Internal spherical aberration by ray tracing-type aberrometry in multifocal pseudophakic eyes. Eye (Lond). 2012;26(9):1243–8.
8. De Vries NE, Webers CA, Touwslager WR, Bauer NJ, de Brabander J, Berendschot TT, Nuijts RM. Dissatisfaction after implantation of multifocal intraocular lenses. J Cataract Refract Surg. 2011;37: 859–65.
9. Alio JL, Elkady B, Ortiz D, Bernabeu G. Microincision multifocal intraocular lens with and without a capsu-

lar tension ring: optical quality and clinical outcomes. J Cataract Refract Surg. 2008;34(9):1468–75.
10. Vock L, Menapace R, Stifter E, Georgopoulos M, Sacu S, Buhi W. Posterior capsule opacification and neodymium: YAG laser capsulotomy rates with a round edged silicon and a sharp edged hydrophobic acrylic intraocular lens 10 years after surgery. J Cataract Refract Surg. 2009;35(3):459–65.
11. Alio JL, Fine HI. Minimizing incisions and maximizing outcomes in cataract surgery. Berlin/Heidelberg/Germany: Springer; 2009.
12. Alio JL, Plaza-Puche AB, Javaloy J, Ayala MJ. Comparison of the visual and intraocular performance of a refractive multifocal IOL with rotational asymmetry and an apodized diffractive multifocal IOL. J Refract Surg. 2012;28(2):100–5.
13. Cillino G, Casuccio A, Pasti M, Bono V, Mencucci R, Cillino S. Working-age cataract patients; visual results, reading performance and quality of life with three diffractive multifocal intraocular lenses. Ophthalmology. 2014;121(1):34–44.
14. Ferrer-Blasco T, Garcia-Lazaro S, Albarran-Diego C, Perez-Vives C, Montes-Mico R. Contrast sensitivity after refractive lens exchange with a multifocal diffractive aspheric intraocular lens. Arg Bras Oftalmol. 2013;76(2):63–8.
15. Venter JA, Pelouskova M, Collins BM, Schallhorn SC, Hannan SJ. Visual outcomes and patients satisfaction in 9366 eyes using a refractive segmented multifocal intraocular lens. J Cataract Refract Surg. 2013;39(10):1477–84.
16. Johns Hopkins Health Alert. The Pros and Cons of monofocal, multifocal and accommodative lenses. 29 June 2012. Available at http://www.johnshopkinshealthalerts.com/alerts/vision/the-pros-and-cons-of-monofocal-multifocal-and-accommodative-lenses_6216-1.html.
17. Holladay JT, Prager TC, Ruiz RS, Lewis JW. Improving the predictability of intraocular lens calculations. Arch Ophthalmol. 1986;104:539–41.
18. Holladay JT, Prager TC, Chandler TY, Musgrove KH, Lewis JW, Ruiz RS. A three part system for refining intraocular lens power calculations. J Cataract Refract Surg. 1988;13:17–24.
19. Retzalff JA, Sanders DR, Kraff MC. Development of the SRK/T intraocular lens implant power calculation formula. J Cataract Refract Surg. 1990;16:333–40.
20. Hoffer KJ. The Hoffer Q formula: a comparison of theoretic and regression formulas. J Cataract Refract Surg. 1993;19:700–12.
21. Holladay JT. IOL power calculations for multifocal lenses. In: Chang DF, editor. Mastering refractive IOLs. Thorofare, NJ: SLACK Incorporated; 2008. p. 539–42.
22. Ermis SS, Inan UU, Ozturk F. Surgically induced astigmatism after superotemporal and superonasal clear corneal incisions in phacoemulsification. J Cataract Refract Surg. 2004;30:1316–9.
23. Ben Simon GJ, Desatnik H. Correction of pre-existing astigmatism during cataract surgery: comparison between the effects of opposite clear corneal incisions and a single clear corneal incision. Graefes Arch Clin Exp Ophthalmol. 2005;243:321–6.
24. Morlet N, Minassian D, Dart J. Astigmatism and the analyses of its surgical correction. Br J Ophthalmol. 2002;86:1458–9.
25. Hamilton DR, Hardten DR. Cataract surgery in patients with prior refractive surgery. Curr Opin Ophthalmol. 2003;14:44–53.
26. Basmak H, Sahin A, Yildirim N, Papakostas TD, Kanellopoulos AJ. Measurment of angle kappa with synoptophore and Orbscan II in a normal population. J Refract Surg. 2006;2:1–5.
27. Prakash G, Prakash DR, Agarwal A, Kumar DA, Agarwal A, Jacob S. Predictive factor and kappa angle analysis for visual satisfactions in patients with multifocal IOL implantation. Eye (Lond). 2011;25(9):1187–93.
28. Karhanova' M, Maresova K, Pluhacek F, Mlcak P, Vlacil O, Sin M. The importance of angle kappa for centration of multifocal intraocular lenses. Cesk Slov Oftalmol. 2013;69(2):64–8.

特殊病例中的多焦点人工晶状体 4

Jorge L. Alió, Joseph Pikkel

4.1 介绍

对一些有特殊问题的患者，多焦点人工晶状体可能会在患者治疗上拓展新视野。一方面，这种不需要眼镜或接触镜能在不同距离下获得良好视力的可能性也许能解决很多有挑战性的临床情况。另一方面，植入多焦点人工晶状体在某些情况下可能是无用的，甚至导致视功能降低。当治疗有特殊的临床情况和需求的患者时，了解多焦点人工晶状体的优点和局限性是必要的。在这一章中，将处理我们可能会遇到的最常见的特殊情况，并提出一些关于如何使用或不使用多焦点人工晶状体的指南。读者应该注意下列条件，因为根据如今的多焦点人工晶状体临界适应证的证据，它们被认为是处于临床平衡适应证 / 禁忌证的界限。

4.2 多焦点人工晶状体在儿童的应用

需要白内障手术的儿童容易发展成弱视，除非他们很积极地治疗来避免弱视。治疗这些孩子的弱视要求配合，通常是很困难的。这些儿童发展为弱视的主要原因是前 20 年的屈光改变和手术后调节丧失而导致缺乏多焦点。如此说来，多焦点人工晶状体进入市场为解决这个问题开辟了新的选择。然而考虑在儿童身上植入多焦点人工晶状体还有一些不清楚的问题。第一个问题就是随着孩子的成长眼屈光力发生改变从而引出如何计算植入人工晶状体屈光力的问题。什么时候他们长成“成人眼睛”？多焦点人工晶状体是儿童最好的解决办法么？我们应该给儿童植入什么类型的多焦点人工晶状体[1]？

关于这个问题的出版物很少，在儿童植入多焦点人工晶状体仍有争议。使用多焦点人工晶状体的优点如下：

- 在远距离、中间距离、近距离视力间快速复原
- 有机会改善双眼视功能
- 减少弱视的可能
- 不需要佩戴双光眼镜
- 孩子有更好的自尊

毫无疑问这些优点很重要，但还有一些问题。当植入多焦点人工晶状体，对比敏感度和中间视力可能会降低以及弱视会加剧[2]。一个小孩的视觉世界主要是手臂长度，随着成长他的日常视觉任务变得更远，此时植入的晶状体可能不再合适[3]。10～20 岁的成长可能导致眼睛屈光度 4.0D 的改变[4]。

Cristobal 等在 2010 年提出，他们在 5 个孩子身上植入多焦点人工晶状体，孩子有良好的术后视力但术后立体视力不佳[5]。尽管他们的研究的患者数量有限且没有对

照组，但术后结果仍是鼓励儿童使用多焦点人工晶状体。随着多焦点人工晶状体的设计继续改善以及外科医师植入这些人工晶状体的经验积累，我们能有把握改善视觉效果并提高小儿白内障患者生活质量，尤其是8～10岁儿童。

4.3 多焦点人工晶状体在青光眼患者的应用

多焦点人工晶状体在青光眼患者的应用是文献中相对较少讨论的话题。青光眼患者有一定程度的对比敏感度降低，中间视觉功能损失。多焦点人工晶状体同样会减少对比敏感度和中间视觉功能，因此植入多焦点人工晶状体可能会造成严重的视力障碍[6,7]。另一个担心就是小瞳孔和悬韧带无力的青光眼患者尤其是假性剥脱性青光眼。对于要接受白内障和青光眼联合手术的患者，手术医师计算人工晶状体屈光力时应考虑到术后眼轴长度及前房深度的变化[8]。

植入多焦点人工晶状体的青光眼患者由于小瞳孔会使视野检查出现困难，因为会出现对比敏感度降低，在近距离和中间距离失去焦点。当评估这些患者的视野结果时应考虑到这些多焦点人工晶状体带来的不良后果[9,10]。

高眼压并不是植入多焦点人工晶状体的禁忌证。没有或仅有轻微视野损害并控制了眼压的青光眼患者是适合植入多焦点人工晶状体的。然而，晚期青光眼患者、有严重视野缺损的患者或不能控制眼压的患者以及另一只眼睛有青光眼视神经损害的患者都不适合这个手术，都不会从植入多焦点人工晶状体中获益，对这些患者，青光眼就是这个手术的禁忌证。

4.4 多焦点人工晶状体和黄斑病变患者

毫无疑问，有糖尿病性黄斑病变或年龄相关性黄斑变性的患者可能受益于白内障手术及人工晶状体植入。尽管黄斑变性患者对比敏感度降低再加上植入人工晶状体后对比敏感度也会降低，但总的结果对患者来说是有益的。大多数没有视网膜疾病的患者会满意多焦点人工晶状体的植入，因为不需要戴眼镜只需牺牲一部分对比敏感度。有黄斑病变以及一些视觉缺损的患者更能容忍图片的失焦，可以更快地适应它。

但是，在一部分这些患者中，对比敏感度是影响他们阅读能力的重要因素，因此应对多焦点人工晶状体植入患者仔细挑选并做术前的评估[11]。

黄斑病变患者应该在术前仔细测量确定他们最大的视觉潜力并告知他们可能预测到的视力结果。如果需要这些患者应该尽可能地在白内障手术前治疗视网膜疾病。如果这样做了并且患者预期和实际预测结果一致，多焦点人工晶状体的植入就使患者受益。

多焦点人工晶状体对患有年龄相关性黄斑变性的患者有助于改善视觉。由Gayton、Mackool等在2012年发表的一篇文章中报道，通过给年龄相关性黄斑变性的患者植入多焦点人工晶状体，他们得出结论：有白内障的年龄相关性黄斑变性的患者，多焦点人工晶状体可以作为低视力辅助器。针对植入的人工晶状体来说，一个 −2.00 度的等效球镜会产生 +5.20 的近附加。用近视多焦点人工晶状体取代普通透镜能改善或保持近视力且不严重影响远视力[12]。

4.5 多焦点人工晶状体和弱视患者

尽管植入多焦点人工晶状体会降低对比敏感度和中间视力，但对成人患者，它不加重弱视。在如今文献中只有两个研究报告给弱视患者植入多焦点人工晶状体。在这两项研究中，给弱视和非弱视眼都植入多焦点人工晶状体，两项研究均表明患者在远近视力结果都良好，有些患者也有一些轻微的双眼视功能的改善[13, 14]。

4.6 多焦点人工晶状体和干眼症

健康的眼表面是实现多焦点人工晶状体成功植入的关键因素。因为泪膜是眼的第一个折射面，它的健康和完整性是光线能连续地聚焦于视网膜的重要因素。一个成功的白内障手术联合多焦点人工晶状体植入在泪膜干扰下会导致不理想的折射效果并让患者不满意。平常我们称为干眼病，实际上正确术语是泪膜不足，可能是因为泪液产生（干眼）量少或产生了适量但低质量的泪液。不管是什么原因造成，眼表的破坏会导致视觉障碍，影响生活质量。

约 15% 的不满意多焦点人工晶状体的患者患有干眼症，表示有视力模糊和光学现象以及眼刺激征、眼红和过度流泪[15]。因此，评估如干眼等眼表问题以及全面的眼科和系统评估来诊断、治疗、预防干眼症是必要的。干眼体征如下：

- 结膜红斑
- 泪膜分泌试验降低
- 泪膜破裂时间减少
- 点状上皮染色

将干眼分类为泪液缺乏类和低质量泪液类有助于选择治疗方案，尽管干眼病通常是两者都有[16]。

干眼的治疗包括用人工泪液润滑，保持眼睑卫生，以及复杂病例采用泪小点栓塞。干眼患者植入多焦点人工晶状体后每天两次局部使用环孢素是一种有效的治疗方法，可以缓解干眼症状并改善视功能[17]。

干眼应在术前被诊断和治疗，但不应该阻挡患者植入多焦点人工晶状体并从手术中获益。

4.7 多焦点人工晶状体和眼表疾病

如前所述，健康和完整的眼表面是白内障手术成功的关键，但术前检查常常被忽视。合适的眼睑功能能让泪液均匀持续地遍布整个角膜从而防止干眼症。另外，还需要注意前部或后部睑缘炎，因为这种情况不仅影响视力，还有导致术后炎症甚至感染的潜在风险。

睑缘炎会增加抗药性细菌附在眼表面甚至术后眼内炎的风险[18]。其他眼表疾病如脂溢性前部睑缘炎和睑板腺炎应早期诊断治疗，因为它们也是术后感染和炎症的危险因素[19, 20]。

治疗睑缘炎的方法有：

- 保持眼睑卫生
- 系统性使用多西环素
- 抗生素或类固醇药膏（有时需要联合治疗）
- 0.05% 环孢素——局部
- 灭滴灵（甲硝唑）膏
- 酮康唑洗发水
- 补充 ω-3 脂肪酸——有利于改变睑板腺分泌物[21]

除了睑缘炎和睑板腺疾病，其他眼表状况的诊断和治疗也很关键，如翼状胬肉和 Salzmann 结节可能造成严重的散光。在任何情况下都应做术前的角膜地形图来确保没有这些眼表状况引起散光。

我们有义务并必须进行仔细的术前评估，积极治疗眼表疾病并联合术后治疗眼表疾病以确保白内障手术和多焦点人工晶状体植入后有积极的结果。

4.8　单眼多焦点人工晶状体

因为多焦点人工晶状体会降低对比敏感度，在一些情况下只有一只眼接受手术，那到达视网膜的光线较另一只未手术眼少。两只眼形成的不同图像可能会造成不便并需要时间适应。神经适应这种差异是一个耗时的过程，但最终绝大多数患者大脑神经会适应，从双眼感知的图像会清晰完整。单眼多焦点人工晶状体植入可能存在单眼抑制的问题。然而，大量报告表明单侧白内障患者植入多焦点人工晶状体病例的总体结果也是令人满意的。

为了帮助神经适应并克服两眼视网膜图像的差异，推荐双眼行白内障摘除和多焦点人工晶状体植入。然而，一些患者只有一只眼睛患有白内障。一些报告显示，单眼植入多焦点人工晶状体的结果是好的，单眼白内障患者植入多焦点人工晶状体比单焦点晶状体植入能提供更好的立体视，更高的脱镜率和满意的视功能[23]。尽管双眼多焦点人工晶状体植入很有利，单边多焦点人工晶状体植入也能让患者在不牺牲对比敏感度前提下有了更高的脱镜率和良好的视力[22]。最近一项研究比较单侧白内障患者植入单焦人工晶状体和多焦点人工晶状体，研究表明多焦点人工晶状体提供更好的双眼近距离和中距离视力和更高的脱镜率，但远距离对比敏感度较差[24]。

尽管双侧多焦点人工晶状体植入是有利的，但在单侧白内障情况下，对比单焦人工晶状体，患者从多焦点人工晶状体植入中获得更多，能掩盖对比敏感度降低的不足。虽然在单侧白内障情况下神经适应可能会很难或者需要更长时间，多焦点人工晶状体的植入仍是有利的。

4.9　其他

在一个章节中包含各种各样术前注意事项几乎是不可能的。因此，毫无疑问，患者应该在白内障手术前进行全面的眼科检查，前面提到的问题以及其他问题应被解决，如有需要应在白内障手术前进行治疗，还应评估患者的身心健康情况。

多焦点人工晶状体的植入要求个性化的考虑，因为患者有各自的眼部情况、身体状态和心理状态。许多因素都会影响最终结果，外科医师必须采用“广角”的方法并要意识到各种条件会对结果产生的影响。如果一个不利因素在术前发现，应该及时治疗而不是忽视或者拖延。

毫无疑问，为了达到多焦点人工晶状体植入术的最好可能结果，需要知道能影响最终结果的不同因素，这些知识有助于患者应对这些结果，外科医师能让术后患者自由地选择使用眼镜或接触镜。在手术前考虑到这些影响因素并做好计划是必要的一步，以进行安全而有成效的手术来造福患者和外科医师。多焦点人工晶状体植入术在本章节所述的一些具有挑战性的情况下应采用“量身定做”的方法，这意味着采用定制的人工晶状体和适合患者的手术方式。任何文章都不能解决所有的临床可能出现的情况，但是合格的外科医师能运用现有的知识和本章所述的主要原则来处理特殊的临床情况。

（徐　栩　译）

参考文献

1. Rychwalski PJ. Multifocal IOL implantation in children: is the future clear? J Cataract Refract Surg. 2010;36(12):2019–21.
2. Hunter DG. Multifocal intraocular lenses in children. Ophthalmology. 2001;108:1373–4.
3. Brown SM, Archer S, Del Monte MA. Stereopsis and binocular vision after surgery for unilateral infantile cataract. J AAPOS. 1999;3:109–13.
4. Wilson ME, Trivedi RH, Burger BM. Eye growth in the second decade of life implications for the implantation of multifocal intraocular lens. Trans Am Ophthalmol Soc. 2009;107:120–4.
5. Cristobal JA, Ramon L, Del Buey MA, Montes-Mico R. Multifocal intraocular lenses for unilateral cataract in children. J Cataract Refract Surg. 2010;36(12): 2035–40.
6. Kameth GG, Prasad S, Danson A, Phillips RP. Visual outcome with the array multifocal intraocular lens in patients with concurrent eye disease. J Cataract Refract Surg. 2000;26:576–81.
7. Kumar BV, Phillips RP, Prasad S. Multifocal intraocular lenses in the setting of glaucoma. Curr Opin Ophthalmol. 2007;18:62–6.
8. Paletla Guedes RA, Paletla Guedes VM, Aptel F. Multifocal, toric and aspheric intraocular lenses for glaucoma patients. J Fr Ophthalmol. 2011;34(6): 387–91.
9. Montes-Mico R, Espana E, Bueno I, Charman WN, Menezo JL. Visual performance with multifocal intraocular lenses: mesopic contrast sensitivity under distance and near conditions. Ophthalmology. 2004; 111(1):85–96.
10. Hawkins AS, Szlyk JP, Ardickas Z, Alexander KR, Wilensky JT. Comparison of contrast sensitivity, visual acuity and Humphrey visual field testing in patients with glaucoma. J Glaucoma. 2003;12: 134–8.
11. Mainster MA, Turner PL. Multifocal IOLs and maculopathy – how much is too much? In: Chang DF, editor. Mastering refractive IOLs – the art and science. Thorofare, NJ: SLACK Incorporated; 2008. p. 389–94.
12. Gayton JL, Mackool RJ, Ernest PH, Seabolt RA, Dumont S. Implantation of multifocal intraocular lenses using a magnification strategy in cataractous eyes with age-related macular degeneration. J Cataract Refract Surg. 2012;38(3):415–8.
13. de Wit DW, Diaz JM, Moore TC, Moore JE. Refractive lens exchange for a multifocal intraocular lens with a surface-embedded near section in mild to moderate anisometropic amblyopic patients. J Cataract Refract Surg. 2012;38(10):1796–801.
14. Petermeier K, Gekeler F, Messias A, Spitzer MS, Haigis W, Szurman P. Implantation of multifocal ReSTOR apodised diffractive intraocular lens in adults with mild to moderate amblyopia. Br J Ophthalmol. 2009;93(10):1296–301.
15. Reeves SW, Llndstrom RL. Optimizing the ocular surface preoperatively. In: Chang DF, editor. Mastering refractive IOLs – the art and science. Thorofare, NJ: SLACK Incorporated; 2008. p. 571–4.
16. Donnenfeld ED, Solomon R, Roberts CW, Wittpenn JR, McDonald MB, Perry HD. Cyclosporine 0.05 % to improve visual outcomes after multifocal intraocular lens implantation. J Cataract Refract Surg. 2010;36(7):1095–100.
17. Mino de Kaspar H, Shriver EM, Nguyen EV, Egbert PR, Singh K, Blumenkranz MS. Risk factors for antibiotic-resistant conjunctival bacterial flora in patients undergoing intraocular surgery. Graefes Arch Clin Exp Ophthalmol. 2003;241(9):730–3.
18. Newman H, Gooding C. Viral ocular manifestations: a broad overview. Rev Med Virol. 2013;23(5):281–94.
19. Goldberg DF. Preoperative evaluation of patients before cataract and refractive surgery. Int Ophthalmol Clin. 2011;51(2):97–107.
20. Creuzot C, Passemard M, Viau S, Joffre C, Pouliquen P, Elena PP, Bron A, Brignole F. Improvement of dry eye symptoms with poly-unsaturated fatty acids. J Fr Ophthalmol. 2006;29(8):868–73.
21. McDonald II JE. Neuroadaptation to monovision. In: Chang DF, editor. Mastering refractive IOLs – the art and science. Thorofare, NJ: SLACK Incorporated; 2008. p. 295–301.
22. Mesci C, Erbil HH, Olgun A, Yaylali SA. Visual performance with monofocal, accommodating, and multifocal intraocular lenses in patients with unilateral cataract. Am J Ophthalmol. 2010;150(5):609–18.
23. Cionni RJ, Osher RH, Snyder ME, Nordlund ML. Visual outcome comparison of unilateral versus bilateral implantation of apodized diffractive multifocal intraocular lenses after cataract extraction: prospective 6 month study. J Cataract Refract Surg. 2009;35(6):1033–9.
24. Hyashi K, Manabe S, Yoshimura K, Hirata A. Binocular visual function with a diffractive multifocal intraocular lens in patients with unilateral cataract. J Cataract Refract Surg. 2013;39(6):851–8.

第二部分

多焦点人工晶状体的类型、型号和临床实践

5 多焦点人工晶状体：神经适应

Jorge L. Alió, Joseph Pikkel

5.1 介绍

神经适应是大脑对感觉输入的反应以及对感觉输入改变的适应过程。当有东西干扰视觉时，大脑会如何反应呢？当新的感觉输入或一个人造组件如多焦点人工晶状体植入眼睛时，大脑会如何反应呢？在这一章里我们将会试图回答这些问题并解释称之为神经适应的适应机制，以及新技术的发展如何帮助我们适应多焦点人工晶状体植入引起的视觉改变。

大脑能对不同的感觉输入做出反应，如触觉，热、冷、疼痛，声音，气味和视觉。年轻人的神经系统具有难以置信的可塑性，能适应干扰的感觉输入作为“背景杂波”，比如我们能适应嘈杂的环境，这样在乘坐火车或飞机时不会干扰我们睡觉。神经适应可以出现在视觉系统发生视觉障碍时，神经适应让我们能克服视觉像差[1]。这样的神经可塑性随着年龄增长而衰退，因此我们在临床中使用多焦点人工晶状体需要考虑到这点。

作为人类，从进化的角度看，我们是日间的捕食者，这种机制保证了我们的生存。视觉系统和大脑的适应性和可塑性在我们执行许多重要视觉任务时发挥了重要的作用[2]。

虽然我们的视觉系统能处理视觉像差，但它不能处理大量的像差，重要的一点是理解我们视觉系统的限度在哪里。神经适应的能力可能会受到精神状态、疲劳、年龄等的影响，我们还应做进一步的研究来发现如何能让我们更好地神经适应和发现视觉系统神经适应的极限[3]。

成人神经系统具有很强的可塑性，它能很快地修改感觉输入。通过神经适应的过程，大脑修改感觉输入来获得生存优势。根据视觉系统的规律这个可以在几分钟甚至 1/10 毫秒发生。如果不清楚的图像投射到视网膜，神经适应会在最后“更正”它，我们感知的图像就会变清晰[4]（图 5.1）。

神经适应联合记忆、情感、成瘾行为、导航和空间定位都是与大脑的海马区域相连，因此我们相信海马体就是神经适应发生的地方。然而，几乎所有的大脑区域，包括视觉皮质，都在神经适应中发挥了作用[5]（图 5.2）。

对神经适应的研究主要基于心理物理学。神经适应是整个视觉系统从视网膜到高位大脑皮质都参与的过程。神经适应如何发生以及大脑如何用神经元来产生神经适应还只是刚开始阐述，还没有完全被解释。每个视路的过程关键点有助于最后清晰感知到的光学图像，在顺畅视觉信息传

E　　E

图 5.1　左边是视网膜图像，右边是经神经适应后的感知图像

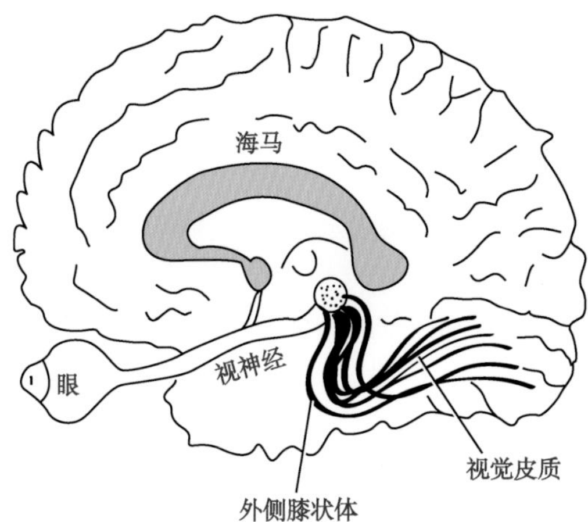

图 5.2 海马以及它和视觉系统的解剖关系

导中的任何一个干扰都会成为问题。虽然神经适应还没有被完全解释，但它的一些方面是已知的。因此，尽管神经适应对多焦点人工晶状体是个挑战，但我们可以采取一些措施来让神经适应更容易实现[6]。

5.2 对比度和运动知觉

神经适应是皮质神经元的反应，而光适应是完全发生在整个视网膜的；对比度的适应最早出现在视觉系统的视网膜神经节细胞上，随后再经过大脑皮质的精细加工。视觉神经适应是很快的，但实际上是从视网膜到大脑皮质，主要是在海马区的整个视觉系统参与的过程。我们都曾经历在等红灯的时候，看着旁边的另一辆车。当我们旁边的另一辆车开始前进时，我们感觉自己正在后退，大脑需要几秒开始“更正”我们这种感觉，我们才发现我们还是在原地而另外的车在前进。首先一个刺激输入，产生一个最初的错误感觉，并对这个感觉进行更正以使真实情况明确传递给我们的过程称为神经适应。

视觉运动处理的模型显示它是以一种对立形式进行处理，如朝一个方向刺激，会减去另一个相反方向的刺激。对比敏感度以及和运动的关系都在同一个大脑区域发生[7]。多焦点人工晶状体把光线分散到不同焦点以至于降低了对比敏感度。当设计和生产多焦点人工晶状体时，对比敏感度的降低是它的缺点和主要的注意点。神经适应是克服对比敏感度降低的方法。虽然对比敏感度的降低会造成一些视觉的不适和障碍，但大多数患者能在几天到几个月内适应它。

5.3 神经适应和多焦点人工晶状体

像我们所说的，神经适应是神经系统对神经信号输入变化的适应过程。神经适应实际上是大脑学习如何“更正”图像让它和真实情况更贴切的过程。由于角膜和晶状体产生的像差，我们视网膜上得到的图像是不完美的甚至有些模糊。神经适应是一个后天学习的过程，我们的大脑根据已知的干扰和像差来更正视觉输入。当植入人工晶状体时，手术切口会使角膜产生的像差改变，人工晶状体产生的像差也会改变。因为多焦点人工晶状体的设计会产生更多的变化，至少有一个焦点处（近距离或中距离视觉）是模糊的，因此大脑更难去适应视网膜上的新图像[8]。起初大脑就像术前一样更正新图像。在神经适应新的像差后，感知的图形将更接近真实世界的图像。这是个费时的过程，而且取决于个人因素，有些因素如年龄等是已知的影响因素，但其他因素还是未知。很多患者，甚至只是换了眼镜，也会抱怨像差带来的不便，但在数周或数月后像差就会像奇迹一样消失。这个“奇迹”就是神经适应了新的状况比如新的像差[9]（图 5.3）。

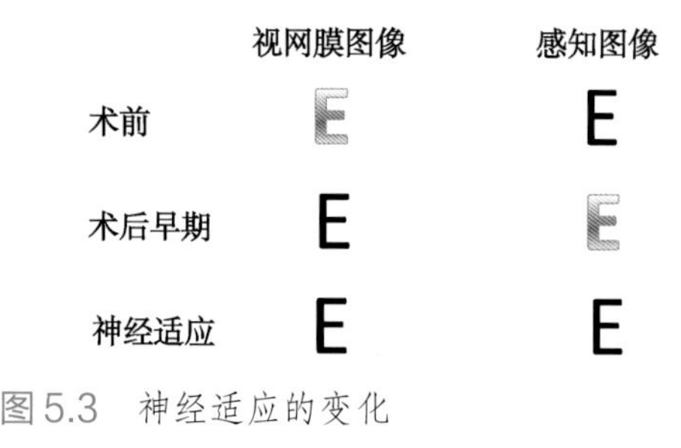

图 5.3　神经适应的变化

5.4　多焦点人工晶状体的设计和神经适应

关于多焦点人工晶状体的设计和材料的新技术经常被引进并推出到市场。如前所述，它们都各不相同，但没有能消除像差的多焦点人工晶状体；然而，毫无疑问，人工晶状体的设计起最重要的作用。目前，人们使用的大多数多焦点人工晶状体采用衍射、折射或两者原理的结合。每种设计产生的像差是有区别的[10]。

衍射型多焦点人工晶状体是不依靠瞳孔，用牺牲中间距离视力来把入射光线聚焦在近或远距离上。折射型多焦点人工晶状体是依靠瞳孔，合并不同的折射区域让焦点聚焦在各种不同距离。大部分选择折射型多焦点人工晶状体的患者，拥有良好的中间距离和远距离视觉但视近有困难。植入衍射型多焦点人工晶状体的患者有良好的近距离和远距离视觉，但看中间距离时困难。人工晶状体制造商试图尽可能地尝试更广泛的解决和生产方案，让多焦点人工晶状体能在各个距离提供良好的视觉。因此，他们尝试使用联合两种光学原理来制造如联合渐变衍射 - 折射型人工晶状体。另外，还在开发其他的多区域的渐变镜设计来解决当前多焦点人工晶状体的局限性。

非球面设计也在减少像差方面起了很大作用。由于改善了非球面人工晶状体光学效果，纠正了角膜的正球面像差，改善了视觉感知。Kershner 研究了多焦点人工晶状体光学面在图像对比敏感度的作用。他利用视觉对比敏感度测试比较了非球面人工晶状体和传统球面人工晶状体在视网膜成像和视功能方面的能力，发现非球面人工晶状体提高了 38%～47% 的明视觉，提高了 43%～100% 的中间视觉。这个发现强调了非球面设计在减少光学像差上的作用[11]。

5.5　多焦点人工晶状体植入患者和神经适应

因为多焦点人工晶状体不能复制自然状态，许多接受过多焦点人工晶状体植入手术的患者难以适应新的状态，就像难以适应渐进镜一样。向患者解释需要花时间适应这种新状态时，患者都会提出这样的问题：多久能适应这种改变以及能适应得如何。正如前面提到的，这个问题的答案取决于许多因素，一些我们知道，一些仍然未知。一个主动的患者想要尽可能快地达到神经适应，但他也知道这个过程不能心急。外科医师应在患者手术前花时间与患者了解他的日常需求并彻底讨论术后他的视觉变化。通过了解患者的需求和日常视觉工作，外科医师可以知道患者想通过手术改善什么，能选择最适合患者的人工晶状体。外科医师应该解释神经适应的过程并强调这个过程需要时间来达到良好视力。术前告知能让患者平静下来，并在术后让患者满意。对患者的教育不仅为了让患者满意，而且可能通过训练技巧来提高患者意识以进一步加快神经适应。患者有很高的期望和要求，如果他们先被告知在术后会有一段逐渐适应期，他们很可能会接受这个预期。如果患者很不耐烦，也许放弃多焦点人工晶状体选用其他方案是更好的选择。

加速神经适应的方法之一就是训练。这有很多视觉训练，如强制调节和放松训练、简短的相同视觉刺激和其他重复的视觉刺激，目的是让患者适应新状态。尽管有些人怀疑训练带来的效果，但有些人主张建议不适应的患者进行训练[12, 13]。训练方法通常是术后基于电脑的视觉训练，基于知觉学习辨认线方向的观念。在一项研究中，多焦点人工晶状体植入术后患者通过一个特定的2周培训，视觉功能显著提高。这种效应会持续超过6个月[14]。

5.6 单眼和双眼神经适应

目前为止，我们讨论的都是神经适应的单眼现象，然而在视觉系统中神经适应需要应对单眼或双眼的视觉干扰。神经适应很大程度上取决于视觉意识。如果一个人没有意识到干扰的出现，他不需要抑制它或适应它。在单眼视觉干扰的情况下，大脑学会通过改变感知来补偿干扰带来的影响。因此在屈光参差时，当从单眼输入的信息干扰了视觉系统，神经适应过程就是忽视一个眼睛（通常是产生更模糊视网膜像的那只眼睛），最终导致弱视。神经适应不仅要解决单眼视觉干扰，还要解决由于大脑试图产生完整的双目图像知觉来完善深度觉和立体视而产生的视觉干扰。这种双眼神经适应的需要是理解双眼都植入多焦点人工晶状体的关键，并让双眼植入多焦点人工晶状体时间尽可能地近一点——甚至在同一天进行。快速神经适应的需要（或让神经适应出现）解释了为何双眼植入多焦点人工晶状体优于单眼植入。但神经适应不能解决所有的视觉干扰，无论单眼还是双眼。如前所述，尽管我们的视觉系统能处理视觉像差，但不能处理大量的像差和干扰。单眼多焦点人工晶状体植入可能要求神经适应处理"太多"。随着时间，意识会否定掉不需要的图像。如果患者年龄和时间都允许，那最后感知的图像也会变得可以接受。然而，成功的双眼融像需要产生"一个眼睛一个图像"的感觉，有时外科医师会有意地扰乱，比如当一只眼植入的人工晶状体类型和另一只眼不同时。这时，大脑会出现一种无法消除的感知矛盾状态[15]。

每只眼睛把视觉信号输入大脑。两个图像都是单眼产生的，直到视觉信号到达了第六级神经元，就是在这里出现优势眼和视网膜的竞争。从外侧膝状体，图像开始融合。大脑深部中枢负责处理和弄清这些看似复杂混乱的视觉图像信号。与双眼视网膜竞争以及图像聚集相关的，如对比、神经适应都在视觉处理的早期发生。

日常工作如阅读也与双眼视觉和神经适应有关系。当阅读时，我们的眼睛快速扫过整个页面。把我们眼睛的扫视融合成一个对词句顺畅的感知需要更高的大脑皮质处理和神经适应。任何视觉感知的干扰，尤其在快速阅读时会很快被抑制。一瞥之下，大脑会适应双眼的视觉信息并整合它们[16]。

总结

当植入多焦点人工晶状体时，神经适应是个主要的问题。多焦点人工晶状体为了实现多个焦点，减少对比敏感度，让至少一个焦点模糊。了解患者的需求，人工晶状体的特质及其优点和缺点可能有助于为不同的患者选择最合适的人工晶状体。向患者解释会发生的结果，如果需要的话可以在术后对他们进行训练，可能是很好的帮助并能提升患者满意度。

同时，多焦点人工晶状体是对神经适应的挑战。神经适应不仅是提高患者满意度的工具，还能克服多焦点人工晶状体带来的问题，如在至少一个焦点上模糊以及产生像差。神经适应是一个问题也是一个解决方法。以大部分外科医师的经验，绝大多数患者通常在术后很短时间内视觉得到改善并无障碍地进行日常的视觉工作。这再一次证明了人类思维的优越性和大脑的灵活性，而神经适应就是其中的一部分。

（徐 栩 译）

参考文献

1. Kershner RM. Chapter 79. Neuroadaptation. In: Chang DF, editor. Mastering refractive IOLs-the art and science. Thorofare: Slack, Inc; 2008. p. 302–4.
2. Jacobs GH, Nathans J. Color vision: how our eyes reflect primate evolution. Scientific American, March 16 2009.
3. Artal P, Chen L, Fernández EJ, Singer B, Manzanera S, Williams DR. Neural compensation for the eye's optical aberrations. J Vis. 2004;4:281–7.
4. Webster MA, Georgson MA, Webster SM. Neural adjustments to image blur. Nat Neurosci. 2002;5: 839–49.
5. Julkunen L, Tenovuo O, Jaaskelainen S, Hamalainen H. Functional brain imaging, clinical and neurophysiological outcome of visual rehabilitation in a chronic stroke patient. Restor Neurol Neurosci. 2006;24(2):123–32.
6. Kent C, Kershner RM, Mainster M, McDonald JE. Multifocal neuroadaptation: can training help the brain? Rev Ophthalmol. 2010;XVII(3):24–31.
7. Adelson EH, Berger JR. Spatiotemporal energy model for the perception of motion. J Opt Soc Am. 1985;2(2): 284–99.
8. Javitt JC, Steinert RF. Cataract extraction with multifocal IOL implantation: a multinational clinical trial evaluating clinical, functional and quality of life outcomes. Ophthalmology. 2000;107:2040–8.
9. Kohn A. Visual adaptation: physiology, mechanisms, and functional benefits. J Neurophysiol. 2007;97:3155–64.
10. Misano J, Hardten DR, Kershner RM, Holladay JT, McDonald JE. Role of neuroadaptation with use of multifocal IOLs merits more discussion. Ocular Surg News, U.S. Edition. 2008;24(12):60.
11. Kershner RM. Retinal image contrast and functional visual performance with aspheric, silicone, and acrylic intraocular lenses-prospective evaluation. J Cataract Refract Surg. 2003;29:1684–94.
12. Kent C, Howard CJ, Gilchrist ID. Distractors slow information accumulation in simple feature search. J Vis. 2012;12(1):pii13.
13. Blake R, Tadin D, Sobel KV, Raissian TA, Chul Chong S. Strength of early visual adaptation depends on visual awareness. Proc Natl Acad Sci U S A. 2006;103(12):4783–8.
14. Kaymak H, Fahle M, Ott G, Mester U. Intraindividual comparison of the effect of training on visual performance with ReSTOR and Tecnis diffractive multifocal IOLs. J Refract Surg. 2008;24(3):287–93.
15. Kershner RM. Contrast sensitivity and functional visual performance. In: Wavefront-Designed IOLs to improve functional vision. Slack, Inc. N.J.; 2004. p. 5–7.
16. Fracasso A, Caramazza A, Melcher D. Continuous perception of motion and shape across sacadic eye movements. J Vis. 2010;10(13):14.

多焦点人工晶状体：并发症

6

Roberto Fernández-Buenaga, Jorge L. Alió

6.1 介绍

通过植入多焦点人工晶状体，来实现提供任意距离的屈光矫正，是白内障和晶状体屈光手术的理想目标。总的来说，植入多焦点人工晶状体的患者满意度高。在一项比较单焦点与有两个不同焦点的折射模型和衍射模型的研究中，患者表示对多焦点模型更为满意，特别是衍射模型表现更佳[1]。别的研究也表明，做完多焦点人工晶状体手术的患者的满意度高，其得分分别为（8.3 ± 1.6）分（满分为 10 分）和（8.5 ± 1.2）分（满分为 9 分）[2, 3]。在我们研究团队的一篇论文中，我们发现了一些临床指标和生活质量上的关联，例如开车（特别是在晚上）与对比敏感度，以及视觉质量与裸眼远视力。

本章将对多焦点人工晶状体的消极一面进行回顾和讨论，同时也提出如何预防、查明和对待这些不想要的结果的策略。

6.2 预防

当植入多焦点人工晶状体对患者来说是一个恰当的选择时，就是避免问题的第一步。在白内障手术之前，特别是植入多焦点人工晶状体前必须要进行全面的眼科检查，就如在第 3 章“术前注意事项”中讨论的那样。对全身情况、眼科、家族史进行全面的评估，并且应该考虑特殊的情况，如青光眼，年龄相关性黄斑病变或其他情况（详见第 4 章“特殊病例中的多焦点人工晶状体”）。

细致的裂隙灯检查是必要的，以排除角膜疾病如角膜瘢痕或角膜营养不良（尤其是 Fuchs 营养不良），为了保证稳定的囊袋，还需要检查晶状体悬韧带的完整性以避免由于 ZINN 松弛而引起的偏心或脱位。

眼底检查评估视神经和黄斑也是必要的。多焦点人工晶状体植入术不应在确定存在对比敏感度下降的既往病变如青光眼、其他神经病变或黄斑疾病的患者上进行。我们主张每一位要做多焦点人工晶状体植入术的患者要做黄斑部光学相干断层扫描（OCT）。

角膜地形图，角膜像差测量和角膜厚度测量是有双重目的的必要检查：不仅用来检测角膜不规则或异常（为了这次手术应该被解决），而且如果白内障手术术后需要的话，能用激光来解决残留的屈光不正。多焦点人工晶状体的良好表现需要具有完整视觉潜力的双眼，因此，我们不建议在独眼或弱视眼上植入这些人工晶状体。双眼视觉也应仔细检查。这些人工晶状体既不适合斜视患者也不适合高度数的隐斜视患者，因为它能够促进失代偿。

多焦点人工晶状体需要神经适应期；为了加速和使这个过程更加容易，我们推荐同时或在间隔较短的时间内（不超过 1

周）双眼植入多焦点人工晶状体。推迟第二只眼睛的手术是一个有风险的决定，因为它可能会降低患者的满意度，在很多情况下，患者可能会讨厌不必要的多焦点人工晶状体的植入。

根据前面的建议，患者不满意的风险将下降，但是对于有些患者的严重投诉，我们需要知道如何使不满意变为完全满意。

6.3 患者不满意的原因

6.3.1 视力模糊

视力模糊是多焦点人工晶状体患者不满的主要原因[4]。Woodward，Randleman 和 Stulting 报道，32 例患者（43 只眼睛）中有 30 例患者（41 只眼睛）的主诉是视力模糊。15 例（18 眼）眩光，13 例（16 眼）视力模糊和眩光。视力模糊在大多数情况下是由于屈光不正和后囊膜混浊造成的。尽管绝大部分可以通过低侵犯性的措施加以解决，但是仍有 7% 的眼睛需要人工晶状体置换来解决问题[4]。

在这个问题的不同的研究中，视力模糊（有或无眩光）有 72 只眼（94.7%），眩光（有或无视力模糊）有 29 只眼（38.2%）。这两种症状都存在有 25 眼（32.9%）。残余屈光不正和散光，后囊膜混浊，以及大瞳孔是三个最重要的病因。有 3 例（4%）进行了人工晶状体置换术[5]。

在多焦点人工晶状体植入术后，有些患者并没有达到所希望的视觉标准，清晰度有限，或有新的视觉像差，他们对此不满。一份关于多焦点人工晶状体的 Cochrane 回顾发现，多焦点人工晶状体发生眩光的概率是单焦点人工晶状体的 3.5 倍[6]。

大多数时候视力模糊有一个可识别的原因。在一个出版物中提到，视力模糊的原因包括屈光不正（29% 例）、干眼（15%），后囊膜混浊（PCO）（54%），原因不明的病因（2%）。关于眩光，其原因包括人工晶状体偏位（12%），残留的晶状体碎片（6%），后囊膜混浊（66%），干眼（2%）和未知的病因（2%）。在本文中，作者实现了在 81% 的眼睛中用保守治疗方法提高了视力[4]。在一个类似的研究中，84.2% 的眼睛接受屈光手术、眼镜和激光后囊膜切开术这些最常见的治疗方式治疗。

在最近的一篇论文中，有超过 9300 只眼睛植入了多焦点人工晶状体，患者的满意度非常高，93.8% 的患者表示满意或非常满意，而只有 1.7% 的患者不满意或非常不满意[7]。

6.3.2 人工晶状体偏心

一些临床研究已经明确了白内障术后人工晶状体偏心测定[8~18]。一般来说，平均偏心（顺利的白内障术后）是（0.30±0.16）mm（范围 0～1.09mm）。当一个多焦点人工晶状体偏离它的中心，它可能会失去其达到最佳的光学特性的能力，从而降低视功能（图 6.1）。人工晶状体偏位对视功能的影响由三个主要因素决定：

- 偏心度
- 人工晶状体设计
- 瞳孔大小

在最近的一项研究中，在一个有 3mm 的瞳孔的眼睛模型上研究了四种不同的多焦点人工晶状体模型（两种衍射型和两种折射型）偏心度增加的情况。ReSTOR（+4），随着偏心程度的增加，近处的 MTF（调制传递函数）降低，而远处的 MTF 趋于提高。这是通过这种人工晶状体其周围的单焦点的特别设计来解释的。其他模型如

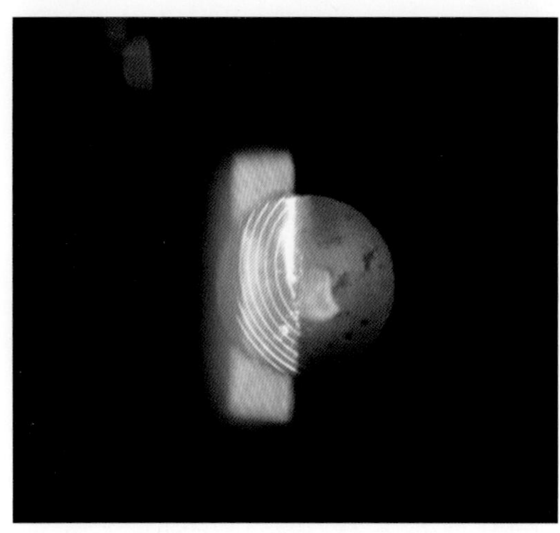

图 6.1 该图片显示衍射型人工晶状体向鼻侧偏位

ZM900，整个光学表面具有衍射结构，因此远近的 MTF 在 0.75mm 偏心处略有下降。对于折射型模型（ReZoom 和 SFX-MV1），即使偏心了 1mm，近 MTF 不变化，但是远 MTF 分别在 0.75mm 和 1mm 的偏心下降。总之，MTF 和近处图像是受影响的，但临床相关结果是不能用有 3mm 的瞳孔的模型眼和前面提到的人工晶状体在 0.75mm 处的偏心所预期的[19]。

另外一个研究是根据瞳孔大小和偏心来对比折射型多焦点和单焦点人工晶状体的性能，结果发现在多焦组小瞳孔与近视力差相关，偏心与远距离及中间距离的视力差有显著相关。而在单焦组，瞳孔大小与人工晶状体偏心不影响最终的视力[20]。

也有其他作者证明，人工晶状体越高端，越容易受偏心影响。在一篇比较像差校正，无像差，球面人工晶状体的报道中指出，在像差校正组中人工晶状体的性能受到的影响更大，其次是无像差的人工晶状体，而球面人工晶状体完全不受偏心的影响[21]。

另一个有趣的考虑是 Kappa 角（详见第 3 章）。虽然它不是很常见，一些患者可能有大角度的 Kappa 角。在每个植入的多焦点人工晶状体极好地以瞳孔为中心但视力差的患者中，大角度的 Kappa 角应被怀疑和检查[22]。

当多焦点人工晶状体偏心发生时的主要症状为光现象包括眩光、光晕时，也需要检查视力。

处理方法

很重要的一点是，在大多数的情况下，一个顺利的白内障手术后发生的多焦点人工晶状体的偏心是不需要人工晶状体置换术来处理。我们提倡利用氩激光虹膜成形术进行治疗。氩激光的设置是 0.5s，500mW，500μM。其他作者也推荐这种方法（如 E.D. Donnenfeld，MD，等，“氩激光虹膜成形术改善多焦点人工晶状体植入术后视功能”，ASCRS 白内障会议，人工晶状体屈光手术，芝加哥伊利诺伊市，美国，2008.4）。

6.3.3 人工晶状体倾斜

脚襻的材料和生物相容性已被证明在人工晶状体中心性发挥作用[23, 24]。亲水性人工晶状体的优点是其柔软和抗划伤性，这允许人工晶状体通过角膜小切口植入。然而，如果囊袋出现收缩，这种材料的可塑性可能成为它主要的缺点。当囊袋开始出现收缩，亲水性材料与柔软的 C 形襻更容易发生人工晶状体偏心和倾斜。由于其本身的设计特点，旋转对称折射型人工晶状体更容易发生偏心和倾斜[25~27]。

我们研究组近期就这个问题，尤其是关于 Oculentis Mplus 人工晶状体发表了一些文章[26~28]。目前 Lentis Mplus 有两种不同的版本 LS-312 和 LS-313。前者销售第一，它有一个 C 形襻的设计，后者是平板襻的设计（图 6.2）。

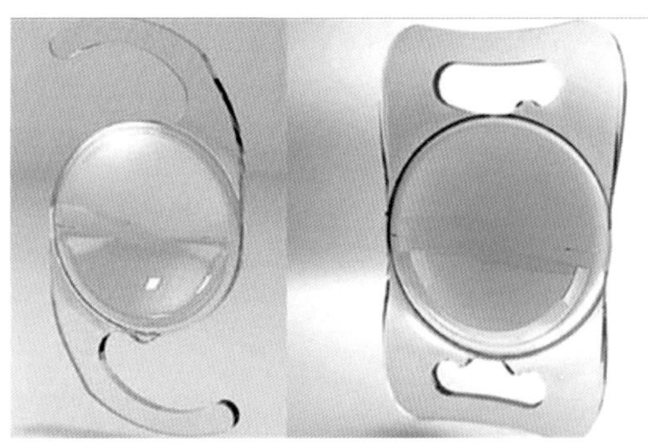

图6.2　左边是C形襻（LS-312）的设计，右边是平板襻（LS-313）设计

我们的研究组的第一篇文章是评估和比较这种人工晶状体与单焦点球面人工晶状体“体内”性能[26]。我们发现Lentis Mplus LS-312能有效地恢复近视力及中间距离视力，并呈现很好的离焦曲线（图6.3）。在这篇文章中谈及这种人工晶状体固有设计会导致初级垂直彗差，这可能与焦深的增加有关。大量的初级彗差，对视力有很消极的影响，因为它能导致视力模糊。此外，在这项研究中，多焦点人工晶状体组在眼内发生较多的倾斜（图6.4）。这表明，在相当数量的病例中，Lentis Mplus LS-312可能在囊袋内倾斜或偏心。我们发现人工晶状体的倾斜和初级彗差的增加有很强的相关性。虽然前面提到彗差可能对焦点深度的积极作用，但因人工晶状体倾斜导致的大量的畸变明显会让视网膜图像变差。因此，近视力的结果显示人工晶状体倾斜引起的初级彗差对近视力有限制（图6.3和图6.4）。

囊袋张力环（CTR）已被证明能够抑制后囊膜混浊[29]，在人工晶状体的稳定和定位中发挥作用[30]，能防止人工晶状体因囊袋收缩引起的移动[31~33]。

在前面文章基础上我们进行了另一项研究，以确定囊袋张力环的使用对植入旋转对称多焦点Lentis Mplus LS-312（Oculentis GmbH公司，柏林，德国）后的折射效果，视觉效果及光学质量产生积极的影响。我们比较两个不同组的患者，一组植入Mplus LS-312联合囊袋张力环而第二组没有囊袋张力环植入。结果发现，Lentis Mplus LS-312人工晶状体联合张力环植入可明显提高折射型人工晶状体的可预测性和中间距离视力，然而，两组间的光学质量分析比较均无显著性差异[28]。

由于上述的缺点，Oculentis GmbH决定采用一种新的平板襻设计的Mplus人工晶状体，LS-313，可以在囊袋收缩时获得更大的人工晶状体稳定性。我们进行了另一项研究来确定这样的新设计是否达到了目的[27]。C形襻联合囊袋张力环组在离焦−2，−1.5，−1.0和−0.50D时有更好的视力

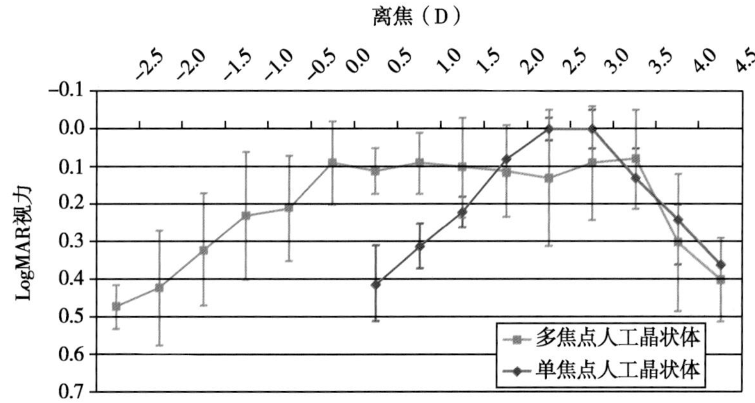

图6.3　平均离焦曲线（IOL人工晶状体）

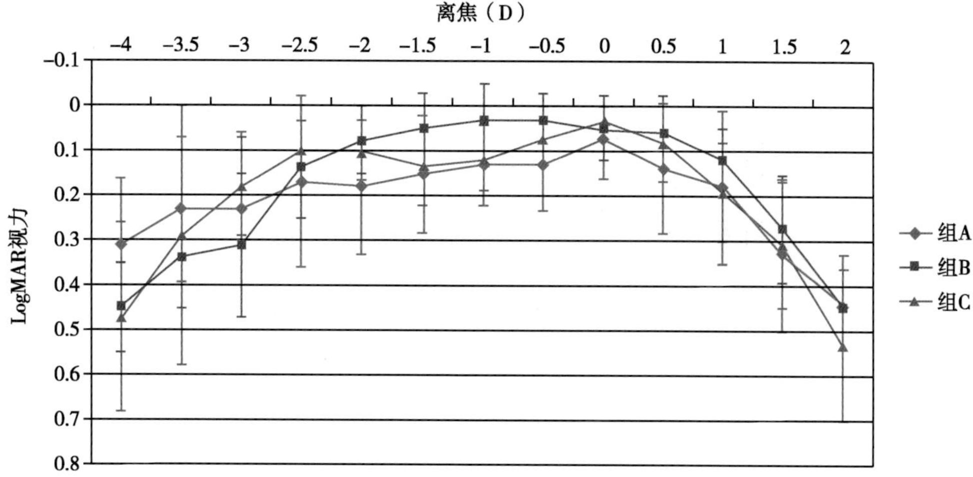

图 6.4 5mm 瞳孔的术后平均(±SD)眼内像差(2nd coma 二级彗差，HOA 高阶像差，IOI 人工晶状体，PSA 初级球差，RMS 均方根，SSA 二级球差)

(P=0.03)(图 6.5)。平板襻组总眼内像差均方根、高阶像差均方根和眼内彗差均方根值较低，且有统计学意义(P=0.04)(图 6.6)。然而，有趣的是我们分析了眼内倾斜像差，各组之间无显著差异。因此，我们研究发现，何种人工晶状体脚襻设计能更有效地控制人工晶状体倾斜仍是不清楚。

综上所述，由于囊袋收缩导致的人工晶状体倾斜更容易在软性材料制成的特别是在 C 形襻发生。人工晶状体倾斜会增加高阶光学像差，因此，较差的光学质量和有限的性能也与一个更坏的屈光预测性有关。应使用较好设计的人工晶状来预防囊袋收缩所致的人工晶状体倾斜。

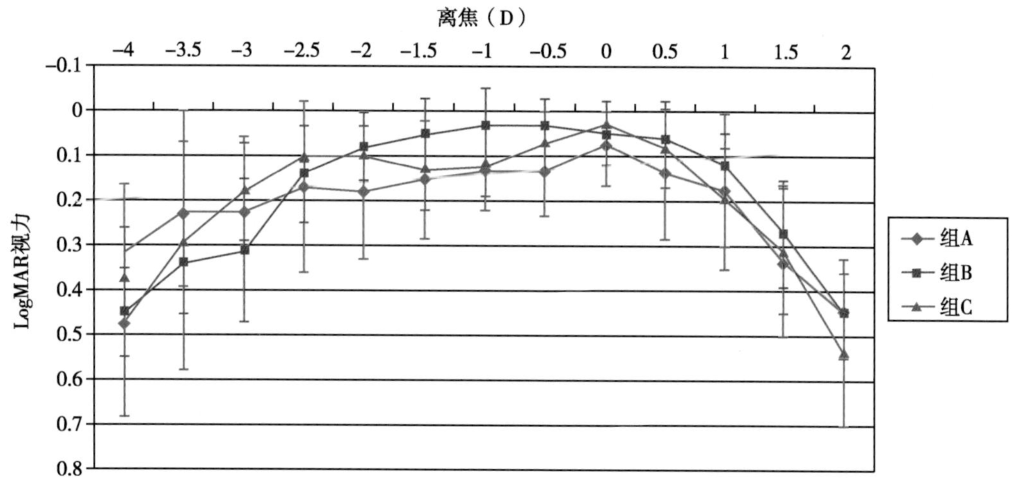

图 6.5 三组眼的平均离焦曲线分析：A 组眼植入 C 形襻的折射旋转非对称多焦点人工晶状体(MIOL)(绿线)；B 组眼植入 C 形襻的折射旋转非对称多焦点人工晶状体(MIOL)联合囊袋张力环(粉线)；C 组眼植入平板襻的折射旋转非对称多焦点人工晶状体(MIOL)(橘线)

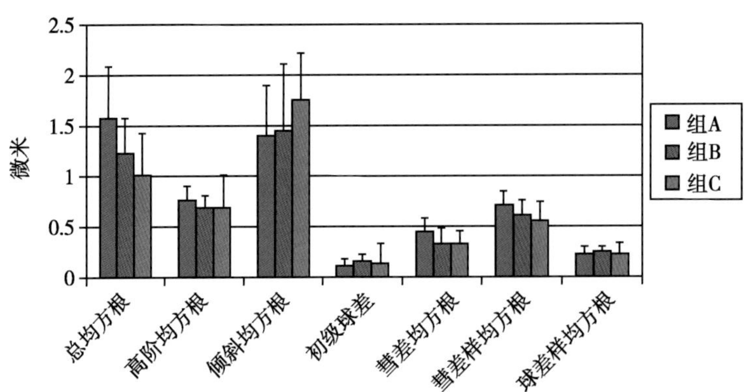

图 6.6 三组眼术后眼内像差的分析：A 组眼植入 C 形襻的折射旋转非对称多焦点人工晶状体(MIOL)(绿条)；B 组眼植入 C 形襻的折射旋转非对称多焦点人工晶状体(MIOL)联合囊袋张力环(粉条)；C 组眼植入平板襻的折射旋转非对称多焦点人工晶状体(MIOL)(橘条)。均方根值(μm)、总标准差、高阶、倾斜、球差样和彗差样，以及初级球差都有涉及。RMS，均方根；HO，高阶；PSA，初级像差；SSA，二级球差

6.3.4 不恰当的瞳孔大小

术后瞳孔的大小是一个非常重要的参数，能决定人工晶状体性能。这个问题的主要挑战是很难预测术后瞳孔大小，因为通常手术后与术前测量的有较大变化。因此，手术后非常小的瞳孔将限制大多数的多焦点人工晶状体的近视力的性能。另一方面，术后瞳孔散大与患者眩光有关系。

视力和瞳孔大小相关；大的瞳孔能够更好地使用多焦点人工晶状体的光学分区，并在衍射型中有更好的对比敏感度[20, 34]。

处理方法

瞳孔非常小的患者近视力预后差，我们建议用环喷托酯扩大瞳孔；像其他作者所描述的，如果视力有明确的提高，患者可以继续使用[4]或行 360°氩激光虹膜成形术（0.5s，500mW 和 500μM）。有些患者可能因瞳孔太大抱怨眩光增加。在这种情况下，其他作者也推荐在晚上使用 0.2% 酒石酸溴莫尼定减少瞳孔散大，这是屈光手术中的经典解决方案[4, 35, 36]。它在晚上缩小瞳孔，从而减少眩光。

6.3.5 残余屈光不正

多焦点人工晶状体是较高端的人工晶状体，也更容易发生残余屈光不正。尽管白内障手术有新的发展，但残留的屈光不正仍偶尔发生。在最近一份从 17 000 多只眼睛白内障手术后的数据分析报告中发现，只有 55% 只眼睛达到正视。这些结果突出表明，白内障手术后的屈光不正是一个重要的问题。

术后屈光不正可能有不同的原因，如生物学测量不准确[38~40]，人工晶状体屈光度选择不恰当，在极端的屈光不正中计算公式的局限性，或人工晶状体位置误差[41]。

以前的研究已经显示，白内障术后的近视或远视行准分子激光角膜原位磨镶术（LASIK）和准分子激光屈光性角膜切削术（PRK）有良好的疗效、可预测性和安全性[42~48]。晶状体手术是可考虑的选择[49, 50]。

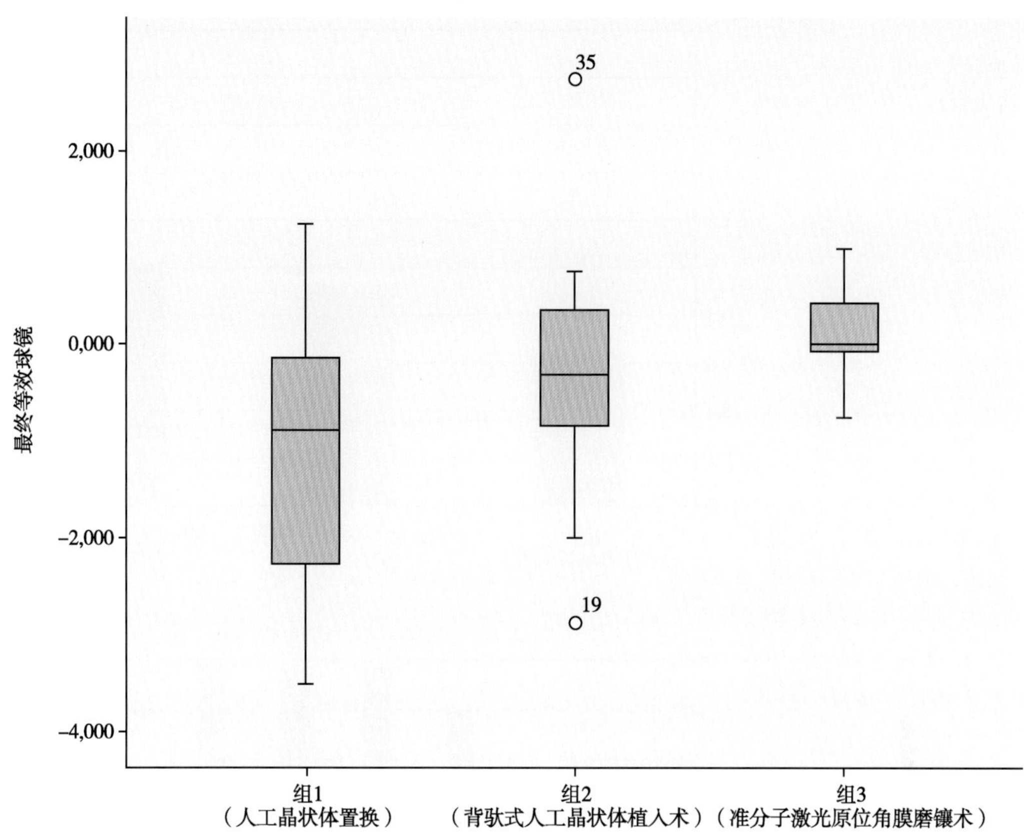

图6.7　三组之间最终等效球镜的比较，组3（LASIK）离散度最小并得到最佳的结果

应该注意的是，一些医院没有准分子激光，在这些情况下，晶状体手术成为唯一可能的选择。我们最近进行了一项研究，其目的是在比较白内障手术后三种不同的方法矫正屈光不正的有效性、可预测性及安全性，这三种不同的方法是：准分子激光原位角膜磨镶术、人工晶状体的置换和背驮式人工晶状体植入术。虽然这项研究只包括单焦点人工晶状体，结果可以外推到多焦点人工晶状体。这项研究的结果表明，三种方式是有效的，但LASIK疗效指数达到最高，最佳的可预测性，100%的眼睛最终等效球镜在±1D内，92.85%的眼睛最后的等效球镜在±0.50D内（图6.7和图6.8）。与其他两种方式比较LASIK也表现出较低的矫正视力降低风险[51]。

关于多焦点人工晶状体植入术后的激光治疗，一些作者报道，折射型多焦点人工晶状体植入后的PRK治疗能提高患者远视力，但对眩光影响有限；而另一些报道，对于渐进衍射/折射和衍射的人工晶状体植入患者有良好的可预测性[42, 52]。

在另一项由我们的研究小组进行的研究中，我们比较评估多焦点及单焦点人工晶状体植入患者术后LASIK进行治疗残留屈光不正的疗效、可预测性和安全性。我们发现，与多焦点人工晶状体植入术相比，单焦点人工晶状体植入术后的激光原位角膜磨镶术提供了一个更准确的结果。LASIK手术对多焦点人工晶状体植入后的远视眼可预测性有限（图6.12，图6.10，图6.11和图6.9）[48]。

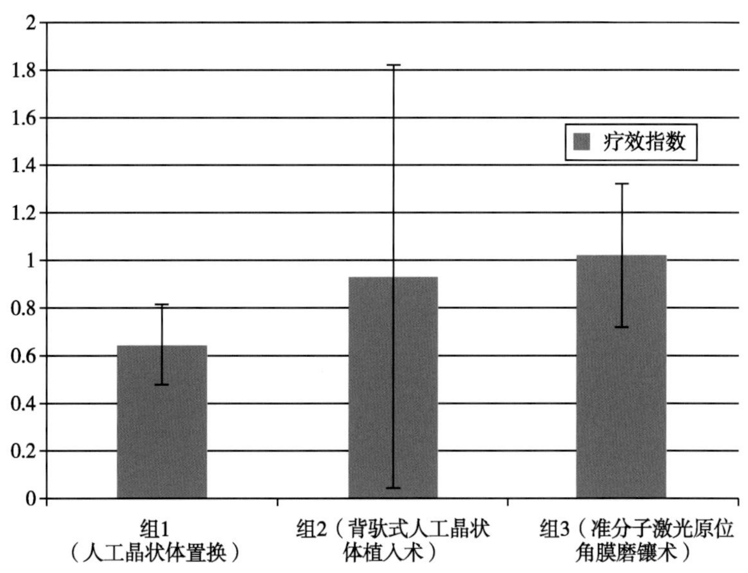

图 6.8 不同组之间疗效指数的平均值和分布。组3（LASIL）达到最高的疗效指数

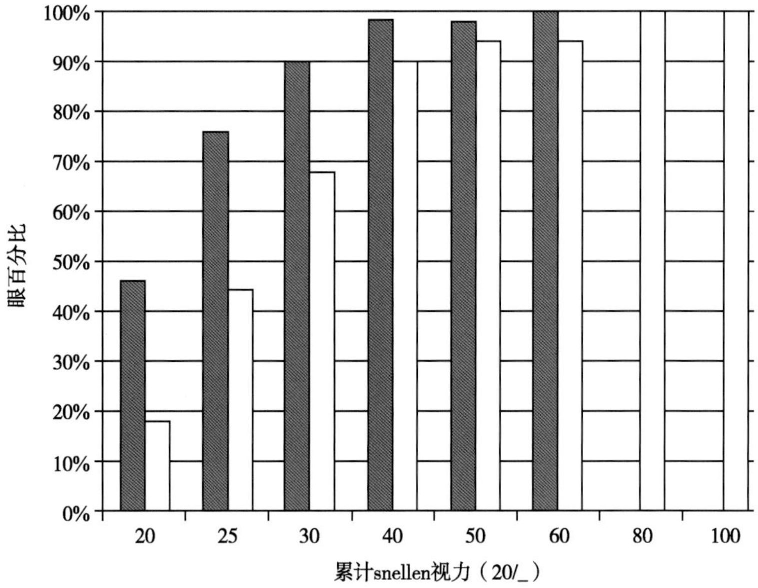

图 6.9 多焦组（50 眼）术后未矫正远视力（白柱）的分布与术前矫正远视力（灰柱）的分布比较。90% 的眼未矫正远视力是 20/40 或以上，44% 的眼未矫正远视力是 20/25 或以上

总之，残余屈光不正是白内障手术多焦点人工晶状体植入术后患者抱怨的最常见原因之一。因此，在进行多焦点人工晶状体植入的白内障手术之前确定患者有正常的角膜地形图和角膜厚度是非常重要的，这样允许我们可以在特别情况下进行激光治疗。

6.3.6 后囊膜混浊

人工晶状体植入最常见的长期并发症是后囊膜混浊（PCO）[53~55]。PCO 患者主诉视力下降，对比敏感度降低，增加光学问题如眩光。Nd:YAG 激光是快速、安全的治疗方法。然而，虽然很少，但仍可能有一些并

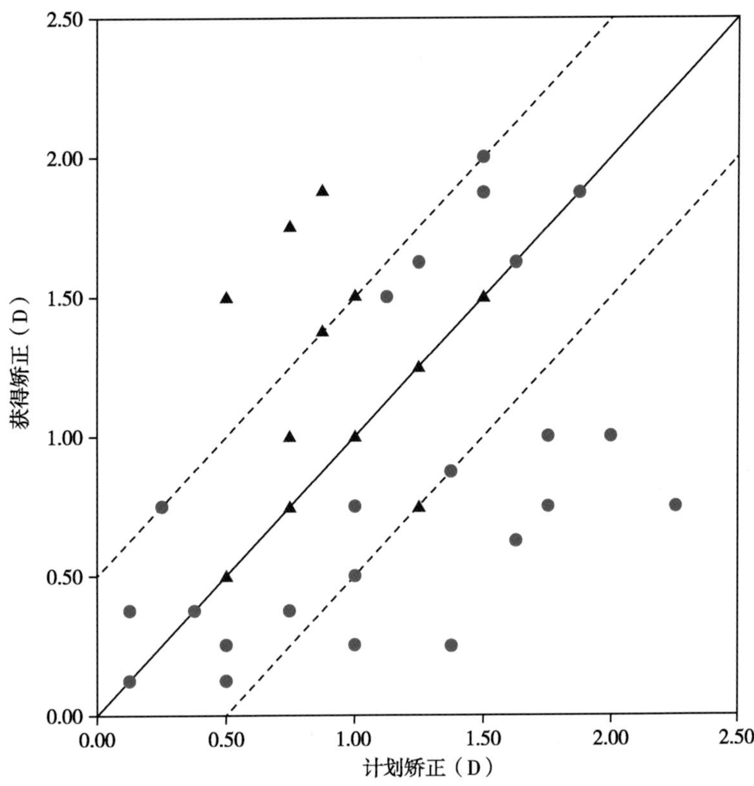

图 6.10 多焦组（50 眼）计划矫正及获得矫正屈光度的散点图。绿点代表远视病例，而红色三角代表近视病例。图中反映了植入多焦点人工晶状体后进行远视的准分子激光原位角膜磨镶术的眼欠矫的趋势。虚线代表 ±0.50D 偏差的区间

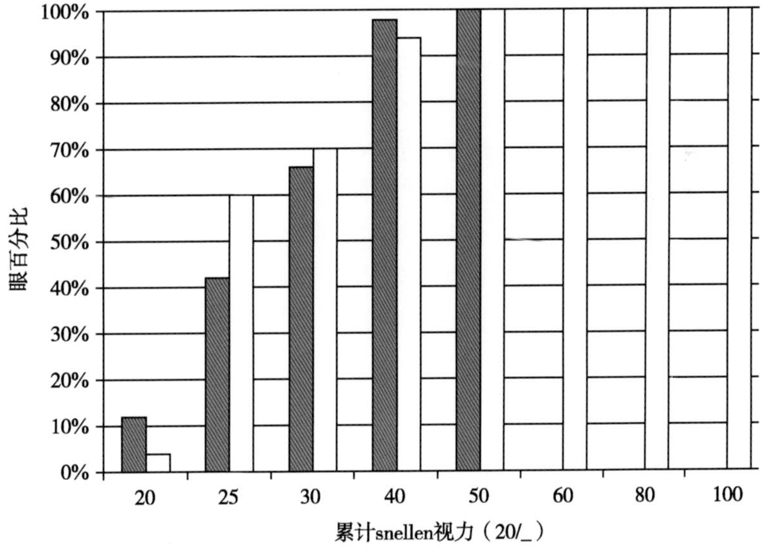

图 6.11 单焦组（50 眼）术后未矫正远视力（白柱）的分布与术前矫正远视力（灰柱）的分布比较。94% 的眼未矫正远视力是 20/40 或以上，60% 的眼未矫正远视力是 20/25 或以上

发症如人工晶状体损伤、眼内压升高、黄斑囊样水肿和视网膜脱离的发生概率增加[56]。此外，该方法有一个明显的经济影响（在美国 2.5 亿美元 / 年）。

Cochrane 综述显示[57]，与其他材料的人工晶状体植入术后相比，水凝胶人工晶状体植入术后 PCO 率明显要高。锋利边缘的人工晶状体后表面比圆边的人工晶状体显

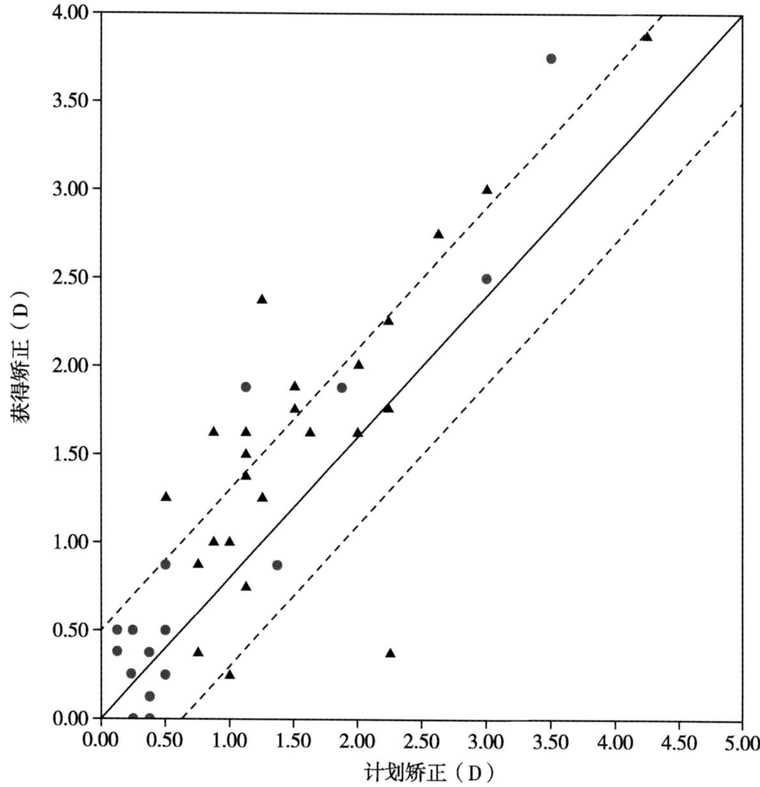

图6.12 单焦组（50 眼）计划矫正及获得矫正屈光度的散点图。绿点代表远视病例，而红色三角代表近视病例。大多数眼是在 ±1.00D 的等效球镜屈光度内，有很好的预测性。虚线代表 1∶1 线的 ±0.50D

著降低 PCO 率，一片和三片式人工晶状体之间无差异，囊袋内植入人工晶状体比睫状沟植入人工晶状体发生 PCO 的概率小，小的撕囊口比大的撕囊口有较低的 PCO 率。

PCO 对多焦点人工晶状体的影响尤为明显，因为更复杂的设计和更高的视觉要求，这些晶状体可能比单焦点对 PCO 更敏感。事实上，在一项研究中比较接受相似设计的多焦点人工晶状体或单焦点人工晶状体患者术后晶状体囊膜切开术频率，结果表明临床上多焦点人工晶状体可能会更频繁地使用 Nd∶YAG 激光晶状体囊膜切开术。平均术后随访 22 个月（范围：2～41 个月），相比单焦组 5.82% 的眼睛，在多焦组 15.49% 眼行后囊膜切开术 [58]。

多焦点人工晶状体植入后的后囊膜混浊能使患者发生视力模糊，增加光学问题 [4]。事实上，在这项研究中，54% 的视力模糊和 66% 的光学问题是由 PCO 造成的。

作者研究了不同材料或设计的多焦点人工晶状体植入后后囊膜切开率的差异。作者比较了疏水性的人工晶状体（Acrysof ReSTOR）与亲水性人工晶状体（Acri.LISA），他们发现，手术后 24 个月的疏水组治疗率为 8.8%，亲水组治疗率 37.2%（$P<0.0001$）。在亲水组行 Nd∶YAG 激光后囊切开术的风险增加 4.50 倍（8.91 vs 2.28）（$P<0.0001$）[59]。

处理方法

很明显，解决 PCO 最好的治疗方法是 Nd∶YAG 激光后囊膜切开术。然而，我们鼓励手术医师，只有当患者抱怨的其他问题已经治疗或解决了再采取后囊膜切开术，因为在某些少数病例需要行人工晶状体置换，后囊膜切开后会让手术更具挑战性，相关的并发症也更多。手术医师应特别注意，患者对因人工晶状体本身的设计而带来的抱怨往往发生在手术后中期和后囊膜混浊形成前。

6.3.7 光学问题和对比敏感度

最近的文献回顾了多焦点人工晶状体的好处和不良反应，发现多焦点人工晶状体植入后最重要的一个弊端是光学问题[60]。与单焦点人工晶状体的患者相比，多焦点人工晶状体的患者有更多的光晕和眩光（图 6.13）[61, 62]。折射型多焦点人工晶状体似乎比衍射型多焦点人工晶状体有更多的光学问题。多焦点人工晶状体植入术后，光学问题是最常见的不满的原因。

多焦点人工晶状体比单焦点人工晶状体更易降低对比敏感度，特别是在过渡区域[63]。在最近的研究表明，与有晶状体眼患者及单焦点人工晶状体患者比较，衍射型多焦点人工晶状体的患者在标准自动视野计的Ⅲ和Ⅴ视标上对比敏感度相对降低[64]（图 6.13）。

对于低对比敏感度的一个解释是多焦点人工晶状体有共存的图像效果，因为光有两个不同的焦点。因此，有两个图像，一个清晰的一个焦外的，后者降低了前者图像的探测敏度。在对比敏感度上衍射型多焦点人工晶状体似乎等于或优于折射多焦点人工晶状体[65~67]。虽然多焦点人工晶状体对比敏感度比单焦点人工晶状体有减弱，但通常仍在年龄匹配有晶状体眼的正常范围内[34, 63]。

处理方法

在我们看来，光学问题的处理需在白内障手术多焦点人工晶状体植入之前进行。术

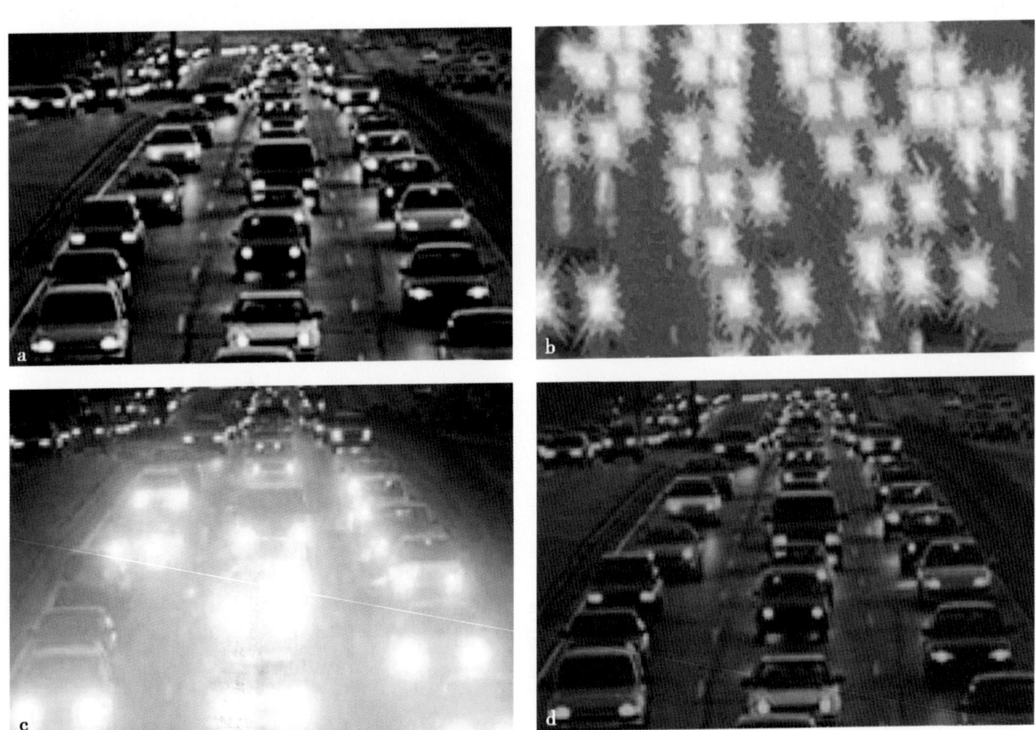

图 6.13 (a)左边是正常图像；(b)右边是有眩光的图像；(c)左下方是光晕；(d)右下方是对比敏感度损失

前患者教育是非常重要的，患者应被告知术后会出现眩光和光晕（因为它们是IOL的设计固有的），虽然在大多数情况下，眩光为轻度至中度，大多数患者会慢慢地习惯（神经适应过程）。然而，我们不建议给夜晚职业司机植入多焦点人工晶状体，尤其是暗室下的大瞳孔的患者会增加光晕和眩光。

当光学问题的抱怨非常突出时，所有可能会加剧它的原因都需要被排除（在本章前面讨论过的）。

6.3.8 干眼

干眼是一种多因素的泪膜和眼表的疾病，会导致视力障碍，泪膜不稳定（参见第4章“特殊病例中的多焦点人工晶状体”）。

干眼和白内障在老年人中是非常常见的。此外，白内障手术可诱导干眼或加剧已经存在的疾病。手术切口可能会损伤角膜的神经结构，减少角膜知觉，并引起干眼病[68]。一项研究发现，白内障手术患者干眼的发病率显著增加[69]。在另一项研究中，白内障手术后患有干眼症的患者泪液分泌和泪膜破裂时间减少（TBUT），导致眼部不适和刺激[70]。由于眼表和眼泪膜对视觉质量的内在重要性，干眼可显著降低多焦点人工晶状体植入术后的视觉效果[68]。

白内障手术的术后治疗也可能引发或加剧干眼。因此，在我们看来，需要强制性地使用无防腐剂滴眼液，并避免长时间和不必要的抗生素处方。

处理方法

干眼治疗不是本章讨论的目的，改善眼睑卫生和使用人工眼泪液可以作为一般的治疗指导方针。在更多的耐药病例中，环孢素已被证明是一种非常有效的改善患者症状和泪膜破裂时间和减少结膜染色的治疗方法[68]。另一个可以考虑的选择是植入泪点塞，尤其是在泪液不足和缺乏相关炎症的患者。我们有一个非常积极的经验：严重干眼症患者使用PRP（富血小板血浆）。我们的一些研究表明血小板丰富的血浆在治疗干眼，LASIK术后干眼、角膜溃疡，甚至以固体形式应用在穿孔的角膜上都具有很好的疗效[71~75]。

6.4 多焦点人工晶状体的取出

多焦点人工晶状体的白内障手术后人工晶状体取出是最坏的情况，因为它可能有新的并发症，而且它意味着原来的手术目的没有成功。幸运的是，很少有患者要做这个。一些研究表明，在不满意的患者的多焦点人工晶状体交换率分别为0.85%[7]、4%[5]和7%[4]。导致人工晶状体取出的主要原因有眩光，对比敏感度损失（IOL的设计固有的）和在某些情况下，晶状体倾斜会加重这些症状[4, 5, 7]。在另一项对人工晶状体取出的主要原因的研究中，多焦点人工晶状体植入与患者的神经未能适应是第四位主要原因，排在人工晶状体脱位（第一位原因），屈光不正（第二位原因），人工晶状体混浊（第三位原因）之后[76]。取出手术一直是具有挑战性的；然而，比起其他手术，一个多焦点人工晶状体取出通常更容易（特别是联合植入囊袋张力环）。首先，由于白内障手术后只有几个月，瘢痕形成的过程还没结束。其次，眼结构没有被破坏，手术风险较低。相比之下，由于其他原因如脱位或人工晶状体混浊时进行人工晶状体取出，由于前者眼球结构损伤和后者纤维组织的存在使手术有更多的并发症，特别在这些病例中人工晶状体取出距离第一次白内障手术后较长时间[77, 78]。

另一个要考虑的问题是多焦点人工晶状体的设计和材料。C 形襻人工晶状体一般较容易取出，可以通过剪断人工晶状体取出，而平板襻人工晶状体有时较难去除，需要一个更大的创口，从而导致散光的加重。

总结

需要进行人工晶状体取出的是非常罕见的，大多数不满意的患者的主诉通常能通过适当的医学治疗来处理（如本章所述）。然而，当估计人工晶状体取出风险比平常的高时（有问题的人格障碍患者），我们鼓励手术医师给患者植入囊袋张力环。囊袋张力环使人工晶状体取出手术更容易。在我们看来，神经适应过程可能长达 6 个月。因此，如果人工晶状体取出需要施行，它应该在第一次术后 6 个月内。否则，长久的等待会使手术因为瘢痕组织更具挑战性和困难，因而具有更高的并发症风险。

（徐 栩 译）

参考文献

1. Cillino S, Casuccio A, Di Pace F, et al. One-year outcomes with new-generation multifocal intraocular lenses. Ophthalmology. 2008;115:1508–16.
2. Kohnen T, Nuijts R, Levy P, et al. Visual function after bilateral implantation of apodized diffractive aspheric multifocal intraocular lenses with a +3.0 D addition. J Cataract Refract Surg. 2009;35:2062–9.
3. Alfonso JF, Fernandez-Vega L, Valcarcel B, et al. Outcomes and patient satisfaction after presbyopic bilateral lens exchange with the ResTOR IOL in emmetropic patients. J Refract Surg. 2010;26:927–33.
4. Woodward MA, Randleman JB, Stulting RD. Dissatisfaction after multifocal intraocular lens implantation. J Cataract Refract Surg. 2009;35:992–7.
5. de Vries NE, Webers CA, Touwslager WR, et al. Dissatisfaction after implantation of multifocal intraocular lenses. J Cataract Refract Surg. 2011;37(5):859–65.
6. Leyland M, Pringle E. Multifocal versus monofocal intraocular lenses after cataract extraction. Cochrane Database Syst Rev. 2006;(4):CD003169.
7. Venter JA, Pelouskova M, Collins BM, et al. Visual outcomes and patient satisfaction in 9366 eyes using a refractive segmented multifocal intraocular lens. J Cataract Refract Surg. 2013;39:1477–84.
8. Jung CK, Chung SK, Baek NH. Decentration and tilt: silicone multifocal versus acrylic soft intraocular lenses. J Cataract Refract Surg. 2000;26:582–5.
9. Kim JS, Shyn KH. Biometry of 3 types of intraocular lenses using Scheimpflug photography. J Cataract Refract Surg. 2001;27:533–6.
10. Nejima R, Miyata K, Honbou M, et al. A prospective, randomised comparison of single and three piece acrylic foldable intraocular lenses. Br J Ophthalmol. 2004;88:746–9.
11. Taketani F, Matuura T, Yukawa E, Hara Y. Influence of intraocular lens tilt and decentration on wavefront aberrations. J Cataract Refract Surg. 2004;30:2158–62.
12. Mutlu FM, Erdurman C, Sobaci G, Bayraktar MZ. Comparison of tilt and decentration of 1-piece and 3-piece hydrophobic acrylic intraocular lenses. J Cataract Refract Surg. 2005;31:343–7.
13. Taketani F, Yukawa E, Yoshii T, et al. Influence of intraocular lens optical design on high-order aberrations. J Cataract Refract Surg. 2005;31:969–72.
14. Baumeister M, Neidhardt B, Strobel J, Kohnen T. Tilt and decentration of three-piece foldable high-refractive silicone and hydrophobic acrylic intraocular lenses with 6-mm optics in an intraindividual comparison. Am J Ophthalmol. 2005;140:1051–8.
15. Tabernero J, Piers P, Benito A, et al. Predicting the optical performance of eyes implanted with IOLs to correct spherical aberration. Invest Ophthalmol Vis Sci. 2006;47:4651–8.
16. Rosales P, Marcos S. Phakometry and lens tilt and decentration using a custom-developed Purkinje imaging apparatus: validation and measurements. J Opt Soc Am A Opt Image Sci Vis. 2006;23:509–20.
17. De Castro A, Rosales P, Marcos S. Tilt and decentration of intraocular lenses in vivo from Purkinje and Scheimpflug imaging. Validation study. J Cataract Refract Surg. 2007;33:418–29.
18. Oshika T, Sugita G, Miyata K, et al. Influence of tilt and decentration of scleral-sutured intraocular lens on ocular higher-order wavefront aberration. Br J Ophthalmol. 2007;91:185–8.
19. Soda M, Yaguchi S. Effect of decentration on the optical performance in multifocal intraocular lenses. Ophthalmologica. 2012;227:197–204.
20. Hayashi K, Hayashi H, Nakao F, Hayashi F. Correlation between pupillary size and intraocular lens decentration and visual acuity of a zonal-progressive multifocal lens and a monofocal lens. Ophthalmology. 2001;108:2011–7.
21. Eppig T, Scholz K, Loffler A, et al. Effect of decentration and tilt on the image quality of aspheric intraocular lens designs in a model eye. J Cataract Refract Surg. 2009;35:1091–100.

22. Park CY, Oh SY, Chuck RS. Measurement of angle kappa and centration in refractive surgery. Curr Opin Ophthalmol. 2012;23:269–75.
23. Crnej A, Hirnschall N, Nishi Y, et al. Impact of intraocular lens haptic design and orientation on decentration and tilt. J Cataract Refract Surg. 2011;37:1768–74.
24. Qatarneh D, Hau S, Tuft S. Hyperopic shift from posterior migration of hydrophilic acrylic intraocular lens optic. J Cataract Refract Surg. 2010;36:161–3.
25. van der Linden JW, van der Meulen IJ, Mourits MP, Lapid-Gortzak R. In-the-bag decentration of a hydrophilic radially asymmetric multifocal intraocular lens secondary to capsule contraction. J Cataract Refract Surg. 2013;39:642–4.
26. Alio JL, Pinero DP, Plaza-Puche AB, Chan MJ. Visual outcomes and optical performance of a monofocal intraocular lens and a new-generation multifocal intraocular lens. J Cataract Refract Surg. 2011;37:241–50.
27. Alio JL, Plaza-Puche AB, Javaloy J, et al. Clinical and optical intraocular performance of rotationally asymmetric multifocal IOL plate-haptic design versus C-loop haptic design. J Refract Surg. 2013;29:252–9.
28. Alio JL, Plaza-Puche AB, Pinero DP. Rotationally asymmetric multifocal IOL implantation with and without capsular tension ring: refractive and visual outcomes and intraocular optical performance. J Refract Surg. 2012;28:253–8.
29. Kim JH, Kim H, Joo CK. The effect of capsular tension ring on posterior capsular opacity in cataract surgery. Korean J Ophthalmol. 2005;19:23–8.
30. Lee DH, Lee HY, Lee KH, et al. Effect of a capsular tension ring on the shape of the capsular bag and opening and the intraocular lens. J Cataract Refract Surg. 2001;27:452–6.
31. Lee DH, Shin SC, Joo CK. Effect of a capsular tension ring on intraocular lens decentration and tilting after cataract surgery. J Cataract Refract Surg. 2002;28:843–6.
32. Rohart C, Gatinel D. Influence of a capsular tension ring on ocular aberrations after cataract surgery: a comparative study. J Refract Surg. 2009;25:S116–21.
33. Sun R. Functions of the capsular tension ring. J Cataract Refract Surg. 2007;33:4.
34. Montes-Mico R, Espana E, Bueno I, et al. Visual performance with multifocal intraocular lenses: mesopic contrast sensitivity under distance and near conditions. Ophthalmology. 2004;111:85–96.
35. Choi J, Schwiegerling J. Optical performance measurement and night driving simulation of ReSTOR, ReZoom, and Tecnis multifocal intraocular lenses in a model eye. J Refract Surg. 2008;24:218–22.
36. Artigas JM, Menezo JL, Peris C, et al. Image quality with multifocal intraocular lenses and the effect of pupil size: comparison of refractive and hybrid refractive-diffractive designs. J Cataract Refract Surg. 2007;33:2111–7.
37. Behndig A, Montan P, Stenevi U, et al. Aiming for emmetropia after cataract surgery: Swedish National Cataract Register study. J Cataract Refract Surg. 2012;38:1181–6.
38. Snead MP, Rubinstein MP, Lea SH, Haworth SM. Calculated versus A-scan result for axial length using different types of ultrasound probe tip. Eye (Lond). 1990;4(Pt 5):718–22.
39. Pierro L, Modorati G, Brancato R. Clinical variability in keratometry, ultrasound biometry measurements, and emmetropic intraocular lens power calculation. J Cataract Refract Surg. 1991;17:91–4.
40. Raman S, Redmond R. Reasons for secondary surgical intervention after phacoemulsification with posterior chamber lens implantation. J Cataract Refract Surg. 2003;29:513–7.
41. Erickson P. Effects of intraocular lens position errors on postoperative refractive error. J Cataract Refract Surg. 1990;16:305–11.
42. Alfonso JF, Fernandez-Vega L, Montes-Mico R, Valcarcel B. Femtosecond laser for residual refractive error correction after refractive lens exchange with multifocal intraocular lens implantation. Am J Ophthalmol. 2008;146:244–50.
43. Leccisotti A. Secondary procedures after presbyopic lens exchange. J Cataract Refract Surg. 2004;30:1461–5.
44. Pop M, Payette Y, Amyot M. Clear lens extraction with intraocular lens followed by photorefractive keratectomy or laser in situ keratomileusis. Ophthalmology. 2001;108:104–11.
45. Ayala MJ, Perez-Santonja JJ, Artola A, et al. Laser in situ keratomileusis to correct residual myopia after cataract surgery. J Refract Surg. 2001;17:12–6.
46. Norouzi H, Rahmati-Kamel M. Laser in situ keratomileusis for correction of induced astigmatism from cataract surgery. J Refract Surg. 2003;19:416–24.
47. Muftuoglu O, Prasher P, Chu C, et al. Laser in situ keratomileusis for residual refractive errors after apodized diffractive multifocal intraocular lens implantation. J Cataract Refract Surg. 2009;35:1063–71.
48. Pinero DP, Espinosa MJ, Alio JL. LASIK outcomes following multifocal and monofocal intraocular lens implantation. J Refract Surg. 2010;26(8):569–77.
49. Habot-Wilner Z, Sachs D, Cahane M, et al. Refractive results with secondary piggyback implantation to correct pseudophakic refractive errors. J Cataract Refract Surg. 2005;31:2101–3.
50. Jin GJ, Crandall AS, Jones JJ. Intraocular lens exchange due to incorrect lens power. Ophthalmology. 2007;114:417–24.
51. Fernandez-Buenaga R, Alio JL, Perez Ardoy AL, et al. Resolving refractive error after cataract surgery: IOL exchange, piggyback lens, or LASIK. J Refract Surg. 2013;29:676–83.
52. Jendritza BB, Knorz MC, Morton S. Wavefront-guided excimer laser vision correction after multifocal IOL implantation. J Refract Surg. 2008;24:274–9.
53. Spalton DJ. Posterior capsular opacification after cataract surgery. Eye (Lond). 1999;13(Pt 3b):489–92.

54. Allen D, Vasavada A. Cataract and surgery for cataract. BMJ. 2006;333:128–32.
55. Awasthi N, Guo S, Wagner BJ. Posterior capsular opacification: a problem reduced but not yet eradicated. Arch Ophthalmol. 2009;127:555–62.
56. Javitt JC, Tielsch JM, Canner JK, et al. National outcomes of cataract extraction. Increased risk of retinal complications associated with Nd:YAG laser capsulotomy. The Cataract Patient Outcomes Research Team. Ophthalmology. 1992;99:1487–97.
57. Findl O, Buehl W, Bauer P, Sycha T. Interventions for preventing posterior capsule opacification. Cochrane Database Syst Rev. 2010;(2):CD003738.
58. Shah VC, Russo C, Cannon R, et al. Incidence of Nd:YAG capsulotomy after implantation of AcrySof multifocal and monofocal intraocular lenses: a case controlled study. J Refract Surg. 2010;26(8):565–8.
59. Gauthier L, Lafuma A, Laurendeau C, Berdeaux G. Neodymium:YAG laser rates after bilateral implantation of hydrophobic or hydrophilic multifocal intraocular lenses: twenty-four month retrospective comparative study. J Cataract Refract Surg. 2010;36: 1195–200.
60. de Vries NE, Nuijts RM. Multifocal intraocular lenses in cataract surgery: literature review of benefits and side effects. J Cataract Refract Surg. 2013;39:268–78.
61. Chiam PJ, Chan JH, Aggarwal RK, Kasaby S. ReSTOR intraocular lens implantation in cataract surgery: quality of vision. J Cataract Refract Surg. 2006;32:1459–63.
62. Haring G, Dick HB, Krummenauer F, et al. Subjective photic phenomena with refractive multifocal and monofocal intraocular lenses. results of a multicenter questionnaire. J Cataract Refract Surg. 2001;27: 245–9.
63. Alfonso JF, Puchades C, Fernandez-Vega L, et al. Contrast sensitivity comparison between AcrySof ReSTOR and Acri.LISA aspheric intraocular lenses. J Refract Surg. 2010;26:471–7.
64. Aychoua N, Junoy Montolio FG, Jansonius NM. Influence of multifocal intraocular lenses on standard automated perimetry test results. JAMA Ophthalmol. 2013;131:481–5.
65. Mesci C, Erbil HH, Olgun A, et al. Differences in contrast sensitivity between monofocal, multifocal and accommodating intraocular lenses: long-term results. Clin Experiment Ophthalmol. 2010;38:768–77.
66. Mesci C, Erbil H, Ozdoker L, et al. Visual acuity and contrast sensitivity function after accommodative and multifocal intraocular lens implantation. Eur J Ophthalmol. 2010;20:90–100.
67. Mester U, Hunold W, Wesendahl T, Kaymak H. Functional outcomes after implantation of Tecnis ZM900 and Array SA40 multifocal intraocular lenses. J Cataract Refract Surg. 2007;33:1033–40.
68. Donnenfeld ED, Solomon R, Roberts CW, et al. Cyclosporine 0.05 % to improve visual outcomes after multifocal intraocular lens implantation. J Cataract Refract Surg. 2010;36:1095–100.
69. Li XM, Hu L, Hu J, Wang W. Investigation of dry eye disease and analysis of the pathogenic factors in patients after cataract surgery. Cornea. 2007;26:S16–20.
70. Ram J, Gupta A, Brar G, et al. Outcomes of phacoemulsification in patients with dry eye. J Cataract Refract Surg. 2002;28:1386–9.
71. Alio JL, Colecha JR, Pastor S, et al. Symptomatic dry eye treatment with autologous platelet-rich plasma. Ophthalmic Res. 2007;39:124–9.
72. Alio JL, Pastor S, Ruiz-Colecha J, et al. Treatment of ocular surface syndrome after LASIK with autologous platelet-rich plasma. J Refract Surg. 2007;23:617–9.
73. Javaloy J, Alio JL, Rodriguez AE, et al. Effect of platelet-rich plasma in nerve regeneration after LASIK. J Refract Surg. 2013;29:213–9.
74. Alio JL, Arnalich-Montiel F, Rodriguez AE. The role of "eye platelet rich plasma" (E-PRP) for wound healing in ophthalmology. Curr Pharm Biotechnol. 2012;13:1257–65.
75. Alio JL, Rodriguez AE, Martinez LM, Rio AL. Autologous fibrin membrane combined with solid platelet-rich plasma in the management of perforated corneal ulcers: a pilot study. JAMA Ophthalmol. 2013;131:745–51.
76. Fernandez-Buenaga R, Alio JL, Munoz-Negrete FJ, et al. Causes of IOL explantation in Spain. Eur J Ophthalmol. 2012;22:762–8.
77. Fernandez-Buenaga R, Alio JL, Perez-Ardoy AL, et al. Late in-the-bag intraocular lens dislocation requiring explantation: risk factors and outcomes. Eye (Lond). 2013;27:795–801.
78. Fernandez-Buenaga R, Alio JL, Pinilla-Cortes L, Barraquer RI. Perioperative complications and clinical outcomes of intraocular lens exchange in patients with opacified lenses. Graefes Arch Clin Exp Ophthalmol. 2013;251:2141–6.

7 不满意患者的解决方案

Richard Packard

7.1 前言

过去十年间，受到患者需求和手术医师的热忱驱使，越来越多各种类型的多焦点人工晶状体涌入市场，多焦点人工晶状体的临床应用迅速发展，然而并非每一个患者都对手术效果满意。举例来说，这可能是由于远或近视力不满意，也可能是因为人工晶状体设计引起的难以忍受的不良视觉症状。这些问题的出现往往是因为患者对于多焦点人工晶状体植入术后可能出现的情况没有充分的理解。本章节将回顾引起患者不满意的主要原因和建议的解决方法。

7.2 充分的术前交流和眼科检查能够避免问题

进行详细的眼科检查来确保患者没有合并诸如泪膜缺陷和黄斑疾病等问题，因为这些不仅会影响术后视觉效果，而且属于多焦点人工晶状体使用的禁忌证。你需要花费时间来告知患者他们将会经历什么。如果多花点时间在术前交流上，那么许多本将困扰这些患者的术后问题将不复出现。这包括手术医师的术前评估和助手有效传达患者的性格特点、视觉需求、生活方式和期望值。对术后视觉效果有不切实际的期望值或有些强迫症特质的患者是这些人工晶状体使用的禁忌证。绝不允诺术后完全脱镜，而是说大部分时间不需要眼镜可能性较大。目前有许多有效问卷能够在个性评估中起到帮助作用。

手术医师的观点认为他们必须对准备使用的各种类型人工晶状体的特点非常了解。举例来说，像 Alcon ReSTOR +2.5 近附加或 Oculentis Comfort 人工晶状体（+1.5 近附加）在以牺牲较好的阅读视力为代价后，是否能够获得较好的远视力？对于大部分衍射型人工晶状体，尤其是中心区域衍射的人工晶状体，像 ReSTOR +3.0 近附加在阅读时是否需要良好的光线？以我的个人经验来说，我们需要花费大量时间去强调这些问题。所有的患者都需要理解，由于可获得的光线会被分区而且部分将会损失，所以无论使用的是哪种类型的人工晶状体，都需要做出一定的妥协。患者要试着忽略远视力与近视力同时存在所导致的第二个模糊像。当考虑选择三焦点人工晶状体如 PhysIOL Fine Vision 和 Zeiss Lisa Tri 时，强调这点变得尤其重要。除了这两种人工晶状体之外，大部分多焦点人工晶状体实际上是双焦点的，必须要强调存在相对较差的中间视力。患者需要知道，他们在看电脑时，有时候可能要将屏幕移近一些，或者使用眼镜。所有的衍射型人工晶状体均会在晚上导致光晕，患者需要提前知道并且最好能够通过一些方法模拟来让他们了解这意味着什么。不过，许多白内障患者可能早已对这种感觉有所了解。患者应该被告知这些现象是由人工晶状体设计的功能引起的，绝大多数的人能够很快适应。我也会强调，患者夜间开车的时候，会车时看着车顶灯光线照到的近侧路缘，(而不要望着车灯)。

患者应该对自身适应新的人工晶状体所需要的过程和时间有很清楚的了解。虽然大部分患者会在一周内适应他们的远近视力，部分患者需要的时间稍长，长至数月。假如患者试着将视力的各个方面进行解构，将会导致更缓慢的神经适应和潜在的不满意。我对所有的患者都说，假如他们不尝试这么做，他们将会适应得更快些。所有的多焦点人工晶状体都有一个固定的最佳阅读距离，在最佳阅读位置的两侧都有一定的限定范围。患者需要知道在术后早期找到最佳阅读距离能够使他们更快地适应新的视觉状态。我强调从手术后的第一天起，他们就应该试着去找到这个最佳阅读距离，尝试着让最佳阅读距离与实际阅读距离处于相同位置，直到它变成习惯。我喜欢两只眼睛同一天手术的一个原因是这样做就没有机会对两只眼睛(术眼与非术眼)进行比较，也因为在双眼植入人工晶状体后的第一天开始，视力恢复更快。

使用优化的A常数，使用如IOL Master和Lenstar等光学仪器进行仔细的生物学测量，将能帮助避免屈光意外。Zeiss Lisa Tri三焦点人工晶状体度数可以用优化的Haigis公式计算，但是无论用哪个公式，手术医师必须根据患者的屈光结果进行优化。通过Warren Hill医师的网站上的计算器使得人工晶状体的度数计算变得简单。如果不能用光学仪器进行生物学测量，用浸入式A超进行测量较为合适，因为它比直接接触测量方法更为准确。

对角膜特征进行评估也是十分关键的。使用角膜地形图和像差分析仪能够获得角膜异常，像顿挫型圆锥角膜和彗差等是植入多焦点人工晶状体的禁忌证。使用基于Scheimpflug照相原理的设备如Pentacam能够使手术医师确定角膜后表面屈光力。研究表明，角膜后表面屈光力在确定散光矫正人工晶状体选择上非常重要，对于多焦点人工晶状体来说，大于或等于0.5D的散光应该被矫正。非常小的散光，角膜缘松解切口可能比植入散光矫正人工晶状体更合适。

让患者知晓他们应该对他们新的人工晶状体期待些什么，让他们在充分知情同意并书面签字后，就可以着手开始安排他们的手术。尽管你和你的助手在准备患者手术和术后恢复上已经下足功夫，也应该意识到他们仍有可能会忘记你告知过的大部分内容。因此，给患者他们植入的人工晶状体的书面介绍是十分重要的。许多公司都有一些针对患者的介绍书，但你不妨自己写。

等到了手术的时候，除了撕囊的居中来覆盖人工晶状体这些基本要求外，尽一切方法使散光镜片的位置放置精确，在使用散光的多焦点人工晶状体时这一点更加重要。即使细微的位置偏差，也有可能引起患者术后成像质量的下降。

7.3 患者为何不满意

首先，让我们假设一下，手术进行顺利，人工晶状体按照预期植入，术后第一次患者访视。尽管你和你的助手已经将所有(术后可能出现的问题)告诉过他，他还是不满意。这时候，试着对困扰他们的问题进行评估是非常重要的。有哪些潜在的问题呢？

- 远视力比期望值低
- 远视力“像蜡一样苍白”
- 阅读视力比预期的差
- 在昏暗光线下无法阅读
- 中间视力不好
- 颞侧视野有暗影
- 夜间眩光和光晕
- 夜间视力差
- 异物感

  让我们依次分析这些问题。

7.4 远视力比期望值低或“像蜡一样苍白”

我通常在患者术后一周第一次复查的时候见到他们，而此时手术对眼部组织的损伤已经基本上消失。到这个阶段，患者应该对他们的远视力有一个客观的评价。在这时，对远视力较差的抱怨通常分成三个种类：

- 不能够适应远视力和近视力的同时存在。患者主诉他们能够看到视力表下面的几行，但是不知为何有时候看起来却是模糊的。这种现象通常在衍射型人工晶状体（如 ReSTOR 和 TECNIS）中比区域折射型人工晶状体（如 Mplus）中更为常见。

  假如球镜度数的矫正是精确的，离预期屈光结果的度数相差不超过 0.5D，患者通常能够很快适应，学会忽略模糊的图像，集中注意力在清晰的图像上，尽管有部分患者可能会一直抱怨他们的视力看起来“像蜡一样苍白”。
- 患者不能够清楚地看到视力表 20/40 或 6/12。这可能由以下两个问题引起：①生物学测量不够精确；②散光矫正人工晶状体的位置不正确或偏移了。这些患者通常需要一些补救措施，这种情况将在后面进行分析。
- 患者的眼睛有术前没有发现的伴随疾病，例如，白内障患者术前晶状体混浊，可能看不到视网膜前膜。如果术前对黄斑的形态有所怀疑，那么行 OCT 检查能够确保更加谨慎地使用多焦点人工晶状体。如果存在视网膜前膜，可能需要转诊给玻璃体视网膜手术医师。泪膜质量差经常被忽略，但是它会对多焦点人工晶状体植入术后的视觉质量产生深远的影响，使用人工泪液能够相当程度上改善症状。

7.5 阅读视力比预期的差与在昏暗光线下无法阅读

患者选择多焦点人工晶状体的一个主要原因是为了能够阅读时不戴眼镜。因此，当患者甚至在光线良好的情况下还不能够阅读时，他们就会感到不满意。这可能由很多原因引起：

- 在手术后一周不能达到预期的阅读视力的一个最常见的原因是阅读材料没有放在最佳阅读位置上，尤其是当患者告诉你，他们无需帮助就能获得较好的远视力，那么只需要花费一点点时间就可以证明，只要放置位置正确，就能够解决问题，获得较好的阅读视力。
- 有可能是阅读近附加不足，患者无法辨认较小的印刷体。举个例子，可能是因为这个原因，M Plus 在加上了一种新设计的镜片后变成 M Plus X lens。
- 球镜度数的矫正不够准确。这将意味着，假如存在近视，那么阅读距离将会过近，同理，倘若术后变成远视，那么阅读距离将会变得过远。就远视力而言，散光多焦点人工晶状体可能有位置异常。处理方法如下述。

- 有可能存在如前所述的眼部伴随疾病，处理方法如同前述。

对大部分多焦点人工晶状体来说，昏暗的光线下的阅读视力通常都不会很好。当患者向你抱怨这个问题，你应该提醒他们这个情况术前已告知。我一般建议患者需要短时间阅读时可以打开他们的手机闪光灯。如果需要延长阅读时间，使用卤素灯或LED灯就能获得比较好的效果。

植入多焦点人工晶状体后，早期看起来比较轻微的后囊膜改变将会导致阅读视力的损失，这些患者需要后囊截开术的时间较行单焦点人工晶状体植入术的患者要早。此时，有必要做一个较大的囊膜截开口，以利于恢复正常人工晶状体的功能。

7.6 中间视力不好

正如前面介绍，大多数多焦点人工晶状体实际上都是双焦点。但是，除了有些近附加度数比较低的人工晶状体可能提供较好的中间视力外，大部分中间视力通常比远近视力差。对于中间视力的抱怨，通常与使用电脑相关。尽管已经术前告知，他们还是会经常抱怨。如果患者使用的是便携式笔记本电脑，可以建议他们将电脑拿得近些，使之位于阅读距离；倘若是台式电脑，就会比较困难。在这种情况下，我建议可以佩戴一副 +1.5D 的眼镜。

7.7 颞侧视野暗影或闪光

术后早期暗影是一个比较常见的抱怨，原因是负像眩光性幻影，但是在颞侧视野也可能以闪光形式出现的正像眩光性幻影。有很多假设来解释这些现象，但是仍旧没有明确的结论。值得高兴的是，这些症状通常会随着时间的推移而消失。有些学者指出，前囊膜边缘缓慢覆盖晶状体边缘，使其变得不透明，直到患者适应，另一些学者仍然坚持认为是晶状体前囊膜本身造成的问题。这可能是杂光从人工晶状体边缘和虹膜之间的间隙进入，在人工晶状体尖锐的边缘上形成内部反射。有一些患者，这种情况可能持续存在，因为他们既不能够适应它，这种症状也没有改善。不管怎样，他们苦苦地抱怨，将会导致频繁的办公室拜访。解决方法将在下面进行描述。

7.8 眩光和光晕

所有的多焦点人工晶状体固有的内在设计，无论是衍射型的还是折射型的，十有八九都会出现一些令人烦恼的视觉症状，像眩光和光晕。然而，在这些方面的问题上，有些设计的人工晶状体较其他种类的多。衍射型设计的人工晶状体，依靠人工晶状体表面同心圆设计使得达到既能看远又能看近的目的，将不可避免地在夜间产生光晕效应。使用渐进衍射技术和非球面设计为基础的人工晶状体，确实能够相当程度上减轻光晕效应，尽管如此，患者还是抱怨。好消息是在绝大部分病例中，随着时间的推移，这种现象能够慢慢地被适应。然而，如果他们感到自己不能够适应，那么，不得不考虑人工晶状体置换。要确保没有任何人尝试通过 YAG 激光后囊膜切开术来改善这个情况，因为这个将会导致人工晶状体置换更加危险。如上所述，权衡让患者损失阅读视力来换取减少夜间视觉质量问题是否值得。有些患者无论使用何种人工晶状体都会出现眩光，而有些患者出现的眩光与多焦点人工晶状体有关，区分开两者是非常重要的。不幸的是，有些患者即使置换了人工晶状体，依旧被讨厌的眩光困扰。如果人工晶状体置换不可避免，应该警告患者手术并发症可能会导致他们的视力下降，而且术后某些症状仍可能持续存在。我相信大部分患者随着时间推移能够适应，在我的将近 800 例多焦点人工晶状体植入患者中，只有 2 例最后进行了人工晶状体置换术，其中只有 1 例是由于眩光和光晕的问题（图 7.1）。

7.9 提供规范化解决术后不满意患者的方法

当术后不满意的患者回来找你，最好的方法是有一个既清楚又有逻辑的方法，来同时帮助你和你的患者。对这些患者来说，他们出现的问题对于他们来说非常真切，他们想要有一个解决方法。因为我们经常能够看到上述这些症状，所以这些症状对于我们来说非常明显和直接。然而，花费时间倾听患者的抱怨是十分必要的，因为这能够维持患者对你的信任来解决困扰他们的问题，同时也让你知晓如何使问题变好。你的助手需要知道这个患者不满意，这是非常有帮助的。

- 没有达到预期的远视力
- 没有达到预期的近视力
- 没有达到预期的中间视力
- 正像眩光性幻影和负像眩光性幻影
- 眩光和光晕

这些问题中许多已经被提到过，现阶段回顾一些解决方案是非常有帮助的。

7.10 远视力问题

使用现代的眼科设备用于生物学测量，屈光意外已经不是一个很常见的问题，但是一个小的屈光误差就可使多焦点人工晶状体的有效性降低。一般来说，距离预期的屈光度数 0.5D 以内的屈光误差能够保证较好的术后效果。许多患者能够耐受球镜误差高达 1.0D，但是达到这个程度时，特别在衍射型的多焦点人工晶状体植入术后，夜间光晕现象可能会变得更加明显，并且能够感受到第二个模糊影像。若散光没有得到充分矫正，远视力可能会受到影响。

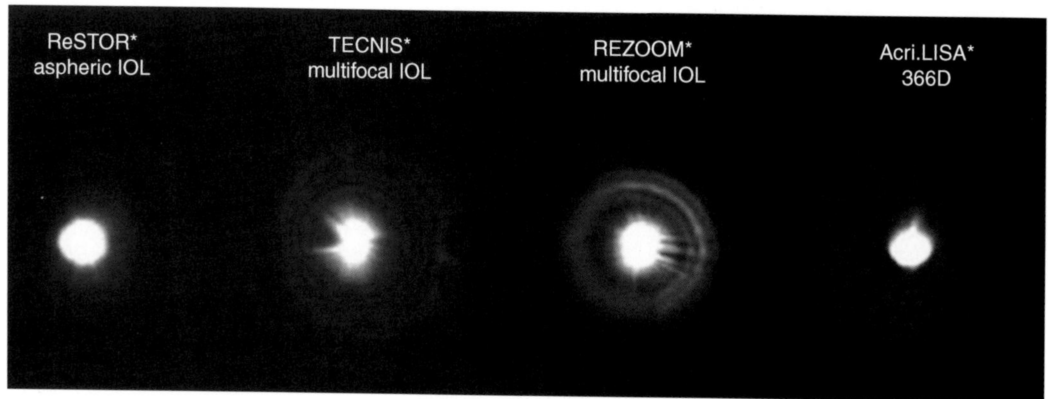

图 7.1 工作台模拟不同多焦点人工晶状体产生的光晕

现在有越来越多的仪器能够帮助主刀医师将散光矫正的人工晶状体更加准确地放置在正确的轴向上，但是角膜散光测量仍然没能非常精确。如果残留散光度数小于0.5D，患者通常会对术后效果满意。

能够提供什么解决方案来帮助患者提高他们的远视力？是否采取解决方案，一方面取决于屈光误差的程度，另一方面取决于患者对于脱镜的期望值。因此，一部分患者接受这种情况，即做许多工作时他们不需要戴眼镜，而另一部分患者则认为不能接受这种情况。虽然有术前谈话，但后者很多时候从一开始就对手术效果抱着不切实际的希望。所以备有相关的证明文件是非常重要的。

一些患者植入衍射型多焦点人工晶状体后一开始觉得非常不舒服，即使拥有良好的屈光状态，也常抱怨他们的视力不是非常清楚或"像蜡一样苍白"。基本上所有这些患者，给予足够的时间，都能够适应。在这些症状出现的至少6个月内不需要考虑任何的处理。有一个问题是患者一只眼睛植入多焦点人工晶状体后犹豫是否要在另一只眼睛里植入相同的人工晶状体。我喜欢给患者两只眼睛同一天做手术的一个原因是当两只眼睛同时看时，这些不良视觉症状明显减轻。然而，另一种解决办法是第二只眼睛使用对远视力视觉症状相对较少的人工晶状体，像 Mplus 和 ReSTOR +2.5 近附加的人工晶状体。

最后，良好的泪膜（质量）对多焦点人工晶状体的正常工作是必不可少的，这点对于多焦点人工晶状体的影响远比单焦点人工晶状体大。比较理想的应该是在术前评估时选择适宜的患者并根据相应的检查结果做出合理的建议。术前检查泪膜破裂时间和做 Schirmer 试验非常有帮助。如果一个患者的泪膜质量不够理想，但是希望植入多焦点人工晶状体，那么他需要使用人工泪液。

以下是一些法则用于矫正术后屈光误差：

- 建议保险起见，先评估患者的态度，必要时再采取处理措施。
- 提供眼镜，以备在开车或看电影时临时使用。对于大部分患者来说，能够在家附近完成大部分工作而不需要借助眼镜已经是一个不错的结果。
- 提供角膜接触镜，因为远视力得到全矫时通常也不需要阅读眼镜。这个比较适合于之前曾佩戴角膜接触镜的患者。
- 手术方法包括准分子激光手术、睫状沟植入驼背式人工晶状体和散光人工晶状体调整。
- 准分子激光手术和睫状沟植入驼背式人工晶状体的优势在于你能够矫正已知的屈光误差，除非确定屈光误差的原因是由植入的人工晶状体引起的，否则不建议人工晶状体置换。

7.11 近视力问题

患者遇到最常见的视近困难是因为他们不能够正确理解多焦点人工晶状体通常所提供的清晰的焦点范围有限。患者需要学着去找到他们最佳的阅读距离，这可能与他们术前习惯不同。我们应该在术前和特别是手术刚做完的时候向患者强调这点。当患者理解这一点后，再次强调大多数多焦点人工晶状体需要在较好光照下阅读的重要性。让患者在手术前就提前知道他们预期植入的人工晶状体性能能够很大程度上避免术后的失望。有些人工晶状体像 ReSTOR +2.5 和 Lentis Comfort 能够提供较好的远视力和中间视力，但是阅读视力较差。除了这些原因外，倘若患者还是不满意，通常由于球镜或柱镜等屈光不正引起。屈光不正偏近视意味着阅读距离过近，而屈光不正偏远视则相反。如上所述，泪膜同样非常重要。如果较差的阅读视力是由人工晶状体实际设计引起的，那么最简单的解决方法是阅读时佩戴眼镜，这一点患者已经被各种方式提醒过。如果患者要求置换不同的人工晶状体，比如拥有更多的阅读近附加，也是有可能的，但是在这种情况下需要更加谨慎。告知患者需要用欠清晰的远视力来换取较佳的阅读视力。如果屈光不正是由未被正确矫正的球镜屈光度数或散光引起的，可以用前面讲过的解决远视力问题的方法来解决。

7.12 较差的中间视力

直到最近，多焦点人工晶状体仍有一个缺陷，那就是它们实际上是双焦点的，在离焦的曲线上有明显的两个焦点。当两只眼睛同时看时，就会出现一些中间视力，但是成像质量并不太高，假如不将其放置在适宜的阅读距离，不足以看清楚电脑屏幕。建议患者在术前就根据多焦点人工晶状体的特征来选择以避免术后的失望。尽管使用的是双焦点人工晶状体，有些患者依然能够出奇地用中间视力看得很清楚。现在有三焦点人工晶状体，能够提供较好的中间视力，但是这种设计将有效光线分成三部分。如果中间视力相较于阅读视力更为重要，在手术前知道这点将对结果有帮助。对于需要较好的阅读视力的患者，我通常建议他们佩戴一副 +1.5D 的眼镜，用以完成看电脑和一些需要中间视力的任务，这是最好的方法。这意味着在大部分的时间，他们可以不需要使用眼镜。

7.13 正像眩光性幻影和负像眩光性幻影

正如前面提到过，眩光性幻影是术后早期很常见的抱怨。幸运的是，对于大部分患者来说，对于他们能够顺利度过或看起来会消失的再三保证是足够有效的。然而，有部分患者将会被这些症状极端干扰，产生的原因目前还没有完全明了，也没有可能预测哪些患者将会出现这些问题。正像眩光性幻影和负像眩光性幻影可能产生自相同根源。有一种普遍的感觉是疏水性丙烯酸酯材料的人工晶状体的直角尖锐边缘更加容易导致此类问题，至于为什么会这样，现在有很多理论。缩瞳剂对眩光性幻影症状可能有一定帮助，但并非都有用。对于经过足够的时间适应和解决，但仍然坚持采取矫正措施的患者来说，有两种可行的方法：①置换一种不同材料和设计的人工晶状体，这可能意味着他们将失去他们的多焦点人工晶状体，而用一个圆边设计的单焦点人工晶状体来替代。可以在患者尝试阅读的时候在他们眼前放置一个－3D 的镜片，来提示他们失去帮助阅读的近视力将会是什么感觉；②另外一个较好的替代方案是另植入睫状沟人工晶状体，如 Rayner Sulcoflex，这种人工晶状体拥有 6.5mm 光学面和一个圆钝的边缘，能够将虹膜后面的空间完全填满，从而使光线从尖锐的多焦点人工晶状体边缘改变方向。Sulcoflex 人工晶状体也能够被用于矫正任何存在的残留屈光误差。也有人建议将人工晶状体的光学面从囊袋中脱出也能起到一定的帮助。

7.14 眩光和光晕

多焦点人工晶状体由于其复杂设计的特点，将更加容易产生一些不希望出现的视觉现象，正如我们所见。这些现象包括眩光和光晕。无论是单焦点或多焦点人工晶状体，患者在刚做完手术的时期出现一些畏光症状并不少见。多焦点人工晶状体光散射较多，导致这种症状更加明显，但是这一症状通常也能消失。光晕通常与多焦点人工晶状体相联系，因为它的设计，无论是折射型还是衍射型。患者都应该手术前提前了解他们有可能在术后出现这些视觉现象。再次说明，几乎所有患者能够适应这个，并且不认为这是个永久性的问题。部分患者感到开车时若将车内的灯光打开，这些眩光和光晕的现象能够有所缓解，原因是车内灯光打开引起瞳孔收缩。最新设计的人工晶状体能够使光晕更不明显。可是，还是有部分患者觉得这些症状无法忍受，那么对于他们来说，也许只有人工晶状体置换这一种可行的选择。有一点非常重要，那就是没有人施行过 YAG 激光囊膜截开术，因为这将使得人工晶状体置换的手术变得相当困难而且增加了潜在的风险度。记得要让任何可能置换人工晶状体的患者知道失去无辅助阅读视力将意味着什么。

结论

多焦点人工晶状体无论何种设计都是一种折中体，大部分患者如果术前能够得到适当的咨询和解释，使用它都能够成功适应。然而，如果生物学测量不能够获得理想的预期结果，或者散光未能够被散光人工晶状体充分矫正，视觉效果可能未能达到最佳值，患者会感到不满意。由于人工晶状体设计和患者个体感知度原因出现的视觉症状也可能会导致患者的不满意。通过检查和合理的方法，让患者们了解到在绝大部分案例中，解决术后问题的方法可能仅仅通过时间或辅以再次手术治疗，长期不满意的患者应该是可以避免的。

（赵云娥 译）

8 多焦点人工晶状体：类型与型号

María Luisa Durán-García, Jorge L. Alió

8.1 简介

本章我们就国际市场上不同类型的多焦点人工晶状体进行技术层面的细节探讨。其中涉及的内容包括不同人工晶状体的光学特性、结构特点、屈光表现以及各生产厂商提供的屈光常数，这一常数用于计算满足患者老视矫正需求所需的最佳人工晶状体度数。值得注意的是，一直以来，医师们都在根据各自的临床经验优化自己的个性化常数，以计算出更为准确的人工晶状体屈光度数。也就是说，支持每一款人工晶状体的效能的研究是由独立于生产厂商的临床研究人员开展的。

此处展示的信息来自各生产厂商的网站或在各公司销售经理的帮助下直接与厂商联系所获得，也有一些信息来自在大型国际会议上各厂商提供的产品信息手册，比如美国眼科学会（AAO）、欧洲白内障和屈光手术学会（ESCRS）以及美国白内障和屈光手术学会（ASCRS）等。因此，以下信息的局限性在于其主要来自于各生产厂商。

需要一再强调的是，由于信息来自各人工晶状体的生产厂商，因此数据的准确性依赖于提供信息的各厂商。这些信息可能因为缺乏某些数据而不完整，也有可能存在数据披露不完整的情况。同时，根据我们所持有的资料，对于某些型号的人工晶状体，我们不了解它们是由销售该产品的厂商原始研究开发生产的还是通过品牌特许途径进行销售的。

这些资料更新至 2013 年 12 月 31 日。描述的人工晶状体有：

1. AcriDIFF（Care Group）
2. Acriva Reviol MF 613 和 Acriva Reviol BB MF 613（VSY Biotechnology）
3. Acriva Reviol MFB 625（VSY Biotechnology）
4. Acriva Reviol MFM 611 和 Acriva Reviol BB MFM 611（VSY Biotechnology）
5. Acriva Reviol BB T MFM 611（VSY Biotechnology）
6. AcrySof IQ ReSTOR MN6AD1（Alcon）
7. AcrySof IQ ReSTOR SN6AD1 和 SN6AD3（Alcon）
8. AcrySof IQ ReSTOR SND1 T2-T5（Alcon）
9. Add-On diffractive sPB 和 sPBY（HumanOptics）
10. Add-On toric-diffractive sPB 和 sPBY（HumanOptics）
11. AddOn progressive A4DW0N 和 A4EW0N（1stQ）
12. AF-1 iSii multifocal IOL PY-60 MB（HOYA Surgical Optics）
13. Alsiol 3D 和 Alsiol 3D toric（Alsanza）
14. AT LISA 809 M/MP（Zeiss）
15. AT LISA toric 909 M/MP（Zeiss）
16. AT LISA tri 839 MP（Zeiss）

17. AT LISA tri toric 939 MP（Zeiss）
18. Basis Z progressive B1EWYN（1stQ）
19. Bi-Flex M 677 MY（Medicontur）
20. BunnyLens multifocal（Hanita Lenses）
21. Diff-aA 和 Diff-aAY（HumanOptics）
22. Diff-sS 和 Diff-sSAY（HumanOptics）
23. EYECRYL ACTV IOLs DIYHS 600 ROH（Biotech，Moss Vision Inc.）
24. EYECRYL ACTV IOLs DIYHS 600（Biotech，Moss Vision Inc.）
25. FineVision Micro F（PhysIOL）
26. FineVision Pod F（PhysIOL）
27. FineVisionToric（PhysIOL）
28. iDIFF Plus 1-P 和 1-R（Care Group）
29. LENTIS Comfort LS-313 MF15（Oculentis，Topcon）
30. LENTIS Mplus LS-313 MF 和 MplusX LS-313 MF30（Oculentis，Topcon）
31. LENTIS MplusToric LU-313 MFT 和 LU-313 MTFY（Oculentis，Topcon）
32. M-flex 630-F 和 580-F（Rayner）
33. M-flex Toric 638-F 和 588-F（Rayner）
34. OptiVis multifocal（Aaren Scientific）
35. PreciSAL M302A，M302AC，PM302A，和 PM302AC（MBI，Millennium Biomedical，Inc.）
36. Presbysmart Crystal Evolution（Micro Technologie Ophtalmique，MTO）
37. Presbysmart Plus PSP0，PSP1，和 PSP2（Micro Technologie Ophtalmique，MTO）
38. Preziol Multifocal Foldable（Care Group）
39. Preziol Multifocal PMMA（Care Group）
40. REVERSO（Cristalens）
41. Review FIL 611 PV（Soleko）
42. Review FIL 611 PVT（Soleko）
43. Review FIL 65 PVS（Soleko）
44. Revive SQFL 600DF（Omni Lens）
45. ReZoom NXG1（Abbott）
46. SeeLens Multifocal（Hanita Lenses）
47. Sulcoflex Multifocal 653 F（Rayner）
48. Sulcoflex Multifocal Toric 653 T（Rayner）
49. TECNIS MF ZKB00，TECNIS MF ZLB00 和 TECNIS MF ZMB00（Abbott）

8.2　不同类型多焦点人工晶状体的技术参数

1. AcriDIFF(Care Group)[1]

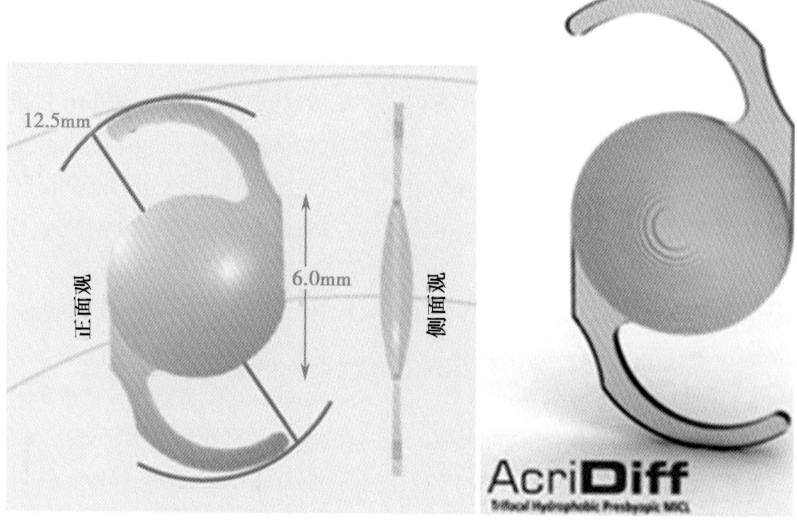

图 8.1　AcriDIFF（Care Group）

类型：单片式衍射 - 折射多焦点人工晶状体
光学面：双凸面
瞳孔依赖性：否
对比敏感度：降低
材料：疏水性丙烯酸酯
滤过：紫外线
总直径：12.5mm
光学直径：6.0mm
脚襻角度：5°
脚襻设计：改良 C 形
边缘设计：直角方边形
植入位置：囊袋内
折射率：1.525
屈光力范围：+10.0D～+30.0D（以 0.5D 递增）
人工晶状体平面近附加：+3.25D
切口大小：≤2.0mm
预计 A 常数：118.8
理论前房深度：5.10
MTF 图：远近视力
公司地址：Care Group India
Block No. 310，Village Sim of Dabhasa
Tal. Padra，Dist. Vadodara – 391 440
Gujarat，India

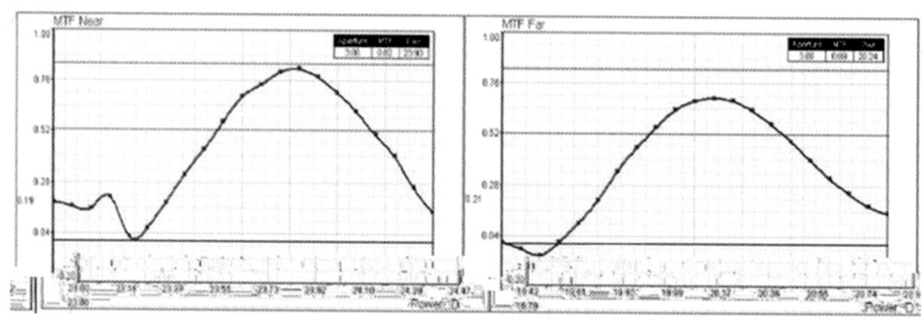

图 8.2　远近视力 MTF 图

2. Acriva Reviol MF 613 和 Acriva Reviol BB MF 613（VSY Biotechnology）[2,3]

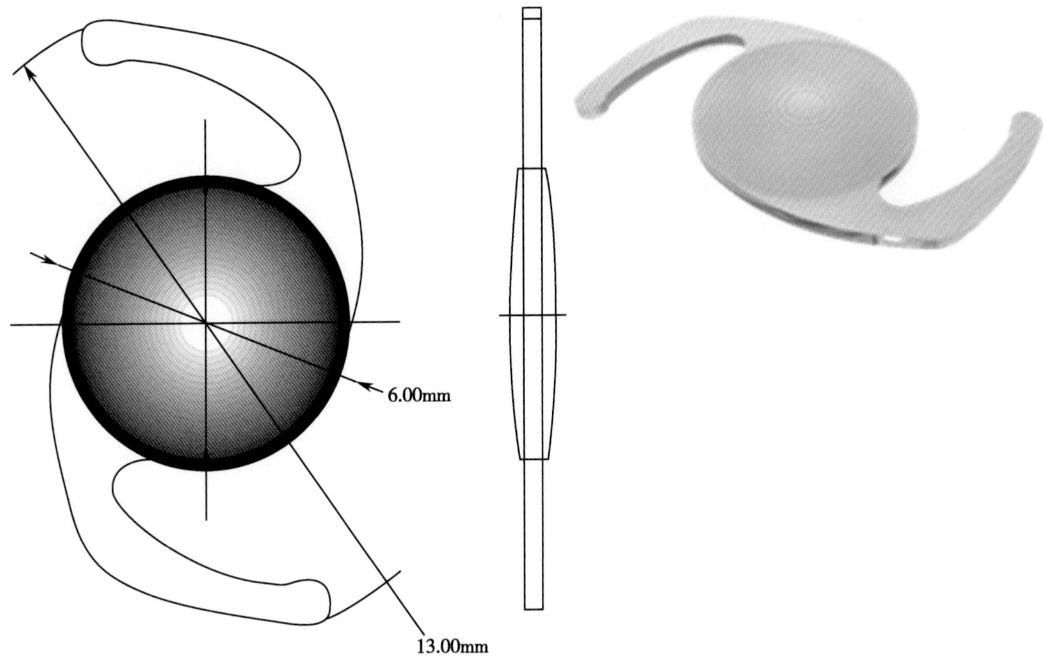

图 8.3 Acriva Reviol MF 613 和 Acriva Reviol BB MF 613（VSY Biotechnology）

类型：单片式衍射 - 折射非球面多焦点人工晶状体

光学面：双凸面，衍射（表面特殊打磨），非球面

瞳孔依赖性：否

对比敏感度：无影响

材料：疏水性表面，丙烯酸酯（含水量 25%）

滤过：紫外线（MF613）和蓝光（BB MF613）

总直径：13.0mm

光学直径：6.0mm

脚襻角度：0°

脚襻设计：改良 C 形

边缘设计：360° 增强型直角方边设计

植入位置：囊袋内

折射率：1.509（干燥时），1.462（湿润时）

屈光力范围：

Acriva Reviol MF 613：

标准型：+0.0D～+32.0D（以 0.5D 递增）

特殊型：+32.0D～+45.0D（以 0.5D 递增）

Acriva Reviol BB MF 613：+0.0D～+45.0D（以 0.5D 递增）

人工晶状体平面近附加：+3.75D

切口大小：≥1.8mm（微切口）和≤2.0mm

注射系统推荐：AcriJet Blue 注射器和装载器

表 8.1

预计 A 常数：118.0		
	SRK/T	SRK II
Reviol MF 613	118.4	118.6
Reviol BB MF 613	118.1	118.3

公司地址：

VSY Biotechnology BV
Strawinskylaan 1265
1077 XX Amsterdam（Netherlands）

3. Acriva Reviol MFB 625（VSY Biotechnology）[4]

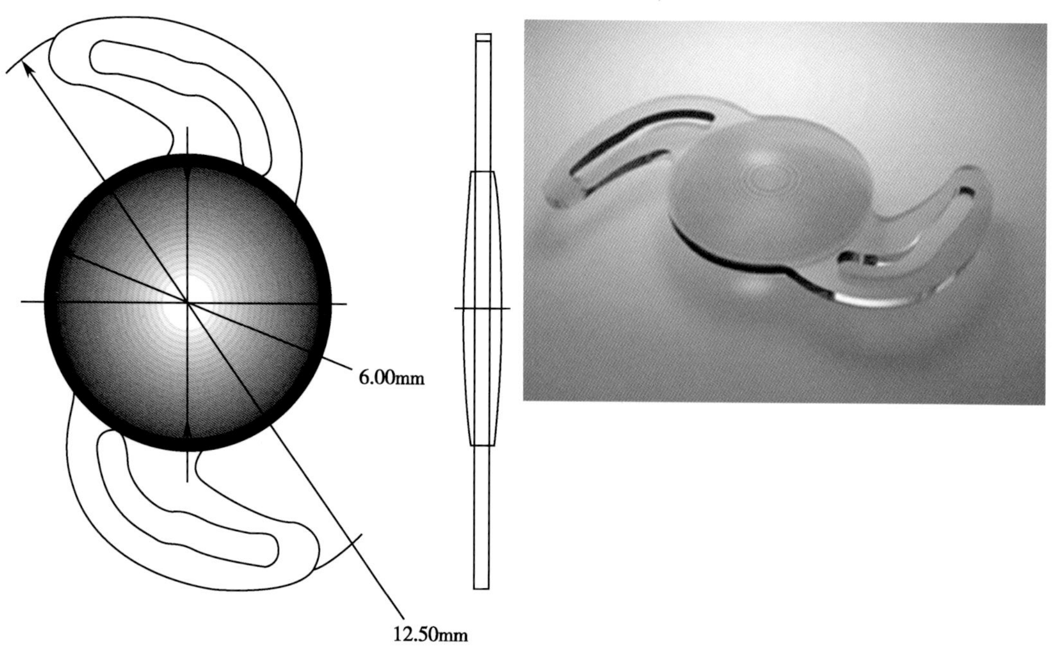

图 8.4 Acriva Reviol MFB 625（VSY Biotechnology）

类型：单片式衍射 - 折射非球面多焦点人工晶状体
光学面：双凸面，衍射（表面特殊打磨），非球面
瞳孔依赖性：否
对比敏感度：无影响
材料：疏水性表面，丙烯酸酯（含水量 25%）
滤过：紫外线
总直径：12.5mm
光学直径：6.0mm
脚襻角度：0°
脚襻设计：平衡改良 C 形
边缘设计：360° 直角方边设计
植入位置：囊袋内
折射率：1.509（干燥时），1.462（湿润时）

屈光力范围：
标准型：+0.0D～+32.0D（以 0.5D 递增）
特殊型：+32.0D～+45.0D（以 0.5D 递增）
人工晶状体平面近附加：+3.75D
切口大小：≤1.8mm（MICS）和≤2.0mm
注射系统推荐：AcriJet 注射器和装载器

表 8.2

预计 A 常数：118.0	
SRK/T：118.4	SRK II：118.6

公司地址：
VSY Biotechnology BV
Strawinskylaan 1265
1077 XX Amsterdam（Netherlands）

4. Acriva Reviol MFM 611 和 Acriva Reviol BB MFM 611（VSY Biotechnology）[5,6]

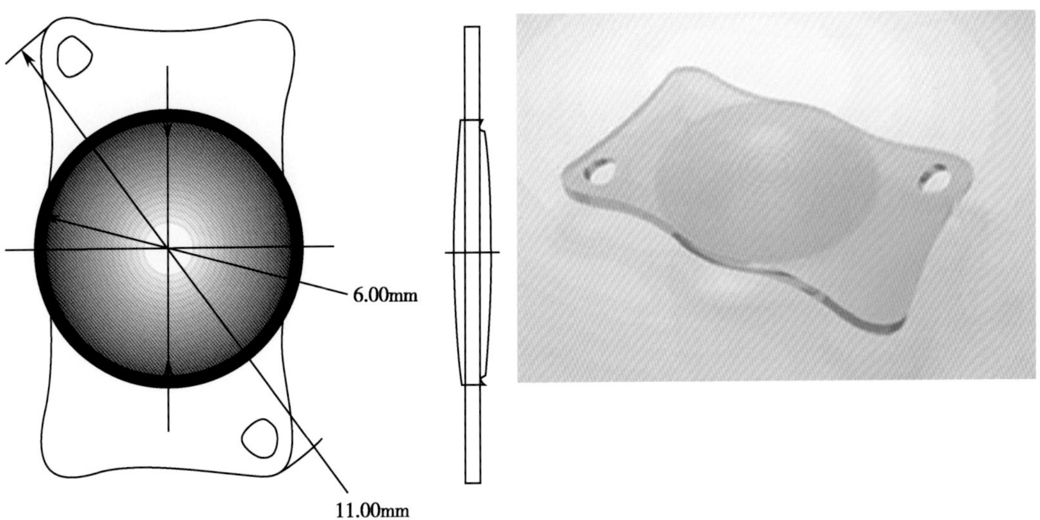

图 8.5 Acriva Reviol MFM 611 和 Acriva Reviol BB MFM 611（VSY Biotechnology）

类型：单片式衍射 - 折射非球面多焦点人工晶状体

光学面：双凸面，衍射（表面特殊打磨），非球面

瞳孔依赖性：否

对比敏感度：无影响

材料：疏水性表面，丙烯酸酯（含水量 25%）

滤过：紫外线（MFM 611）和蓝光（BB MFM 611）

总直径：11.0mm

光学直径：6.0mm

脚襻角度：0°

脚襻设计：板式脚襻

边缘设计：360° 直角方边设计

植入位置：囊袋内

折射率：1.509（干燥时），1.462（湿润时）

屈光力范围：

Acriva Reviol MFM 611：

标准型：+0.0D～+32.0D（以 0.5D 递增）

特殊型：+32.0D～+45.0D（以 0.5D 递增）

Acriva Reviol BB MFM 611：+0.0D to +45.0D（以 0.5D 递增）

人工晶状体平面近附加：+3.75D

切口大小：MFM 611≤1.8mm（微切口）和 BB MFM 611≤2.0mm

注射系统推荐：AcriJet 注射器和装载器（MFM 611）和 AcriJet Blue 注射器和装载器（MFM BB 611）

表 8.3

预计 A 常数：118.0	
SRK/T：118.3	SRK II：118.5

公司地址：

VSY Biotechnology BV
Strawinskylaan 1265
1077 XX Amsterdam（Netherlands）

5. Acriva Reviol BB T MFM 611（VSY Biotechnology）[7]

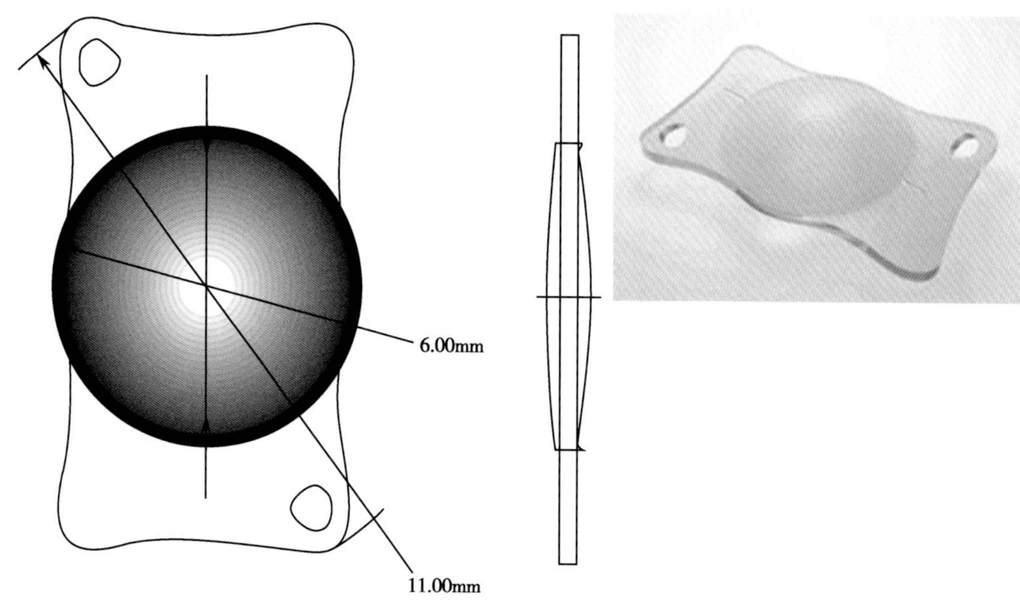

图 8.6 Acriva Reviol BB T MFM 611（VSY Biotechnology）

类型：单片式衍射 - 折射非球面散光矫正多焦点人工晶状体
光学面：双凸面，衍射，环曲面，多焦点
瞳孔依赖性：否
对比敏感度：无影响
材料：疏水性表面，丙烯酸酯（含水量 25%）
滤过：紫外线和蓝光
总直径：11.0mm
光学直径：6.0mm
脚襻角度：0°
脚襻设计：板式脚襻
边缘设计：360° 直角方边形
植入位置：囊袋内
折射率：1.509（干燥时），1.462（湿润时）

屈光力范围：（定做）
球镜：+0.0D～+32.0D（以 0.5D 递增）
柱镜：+1.0D～+10.0D（以 0.5D 递增）
人工晶状体平面近附加：+3.75D
切口大小：≤1.8mm（微切口）和≤2.0mm
注射系统推荐：AcriJet Blue 注射器和装载器

表 8.4

预计 A 常数：118.0	
SRK/T：118.3	SRK II：118.5

公司地址：
VSY Biotechnology BV
Strawinskylaan 1265
1077 XX Amsterdam（Netherlands）

6. AcrySof IQ ReSTOR MN6AD1（Alcon）[8]

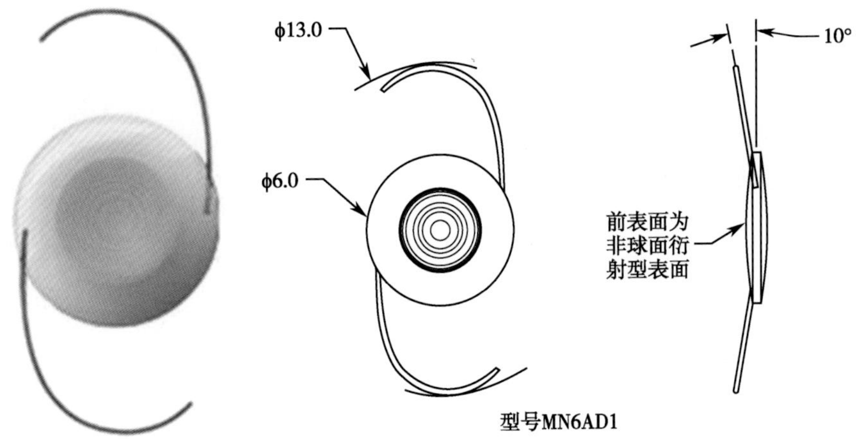

图 8.7 AcrySoF IQ ReSTOR MN6AD1（Alcon）

类型：三片式多焦点疏水性丙烯酸酯人工晶状体

光学面：前表面为非球面，渐进性衍射型的对称性双凸面

瞳孔依赖性：否

对比敏感度：降低

材料：丙烯酸酯共聚物

滤过：紫外线和蓝光

总直径：13.0mm

光学直径：6.0mm

脚襻角度：10°

脚襻设计：PMMA 改良 C 形

边缘设计：直角方边形

植入位置：睫状沟

折射率：1.47

屈光力范围：

+6.0D～+30.0D（以 0.5D 递增）

+31.0D～+34.0D（以 1.0D 递增）

人工晶状体平面近附加：+3D

眼镜平面镜附加：+2.5D

切口大小：≥2.2mm

注射系统推荐：Monarch D 装载器 DK7797-2 和植入镊 DK7717，一次性使用

预计 A 常数：119.2

瞳孔依赖曲线，如图 8.8 所示

公司地址：

Alcon Laboratories，Inc.

6201 South Freeway

Fort Worth，TX 76134–2099（USA）

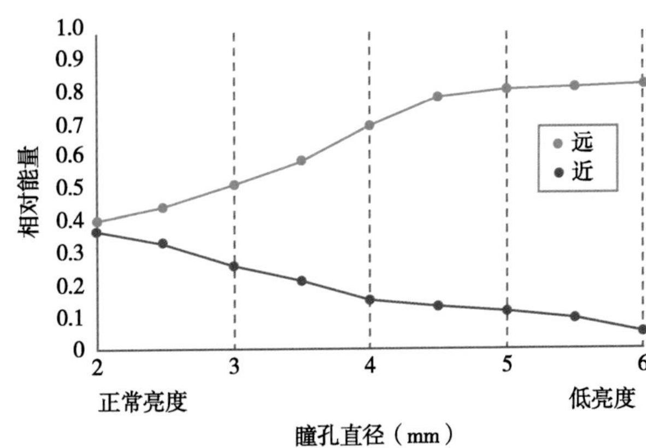

图 8.8 瞳孔依赖曲线

7. AcryS of IQ ReSTOR SN6AD1 和 SN6AD3(Alcon)[9,10]

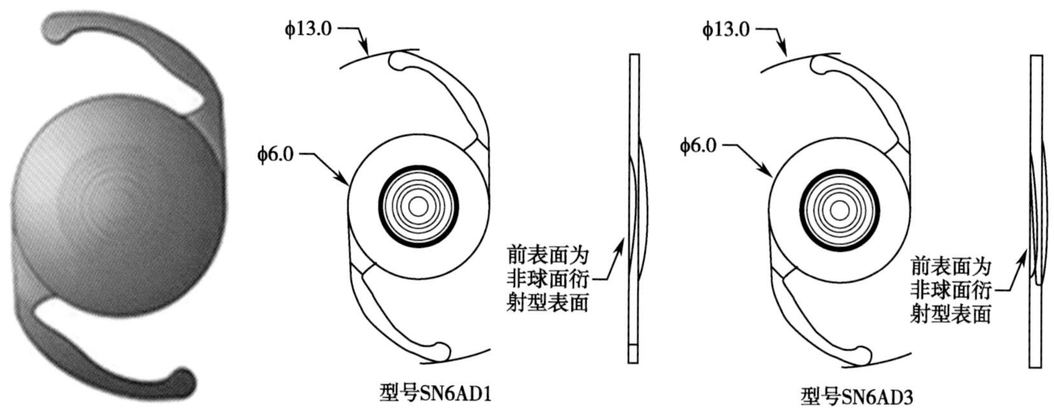

图 8.9 AcrySoF IQ ReSTOR SN6AD1 和 SN6AD3(Alcon)

类型：单片式多焦点疏水性丙烯酸酯人工晶状体

光学面：对称性双凸面，前表面为非球面、渐进衍射型

瞳孔依赖性：否

对比敏感度：降低

材料：疏水性丙烯酸酯

滤过：紫外线和蓝光

总直径：13.0mm

光学直径：6.0mm

脚襻角度：0°

脚襻设计：恒定张力(STABLEFORCE)的改良 L 形

边缘设计：360°直角方边形

植入位置：囊袋内

折射率：1.47

切口大小：≥2.2mm

注射系统推荐：Monarch D 装载器 DK7797-2 和植入镊 DK7717，一次性使用

预计 A 常数：118.9

表 8.5

	SN6AD1	SN6AD3
人工晶状体平面近附加	+3.0D	+4.0D
眼镜平面近附加	+2.4D	+3.2D
衍射环数量	9	12
屈光力范围	+6.0D~+30.0D(以 0.5D 递增)+31.0D~+34.0D(以 1D 递增)	+10.0D~+30.0D(以 0.5D 递增)+31.0D~+34.0D(以 1D 递增)

公司地址：

Alcon Laboratories, Inc.
6201 South Freeway
Fort Worth, TX 76134-2099(USA)

8. AcrySof IQ ReSTOR SND1 T2-T5(Alcon)[9, 10]

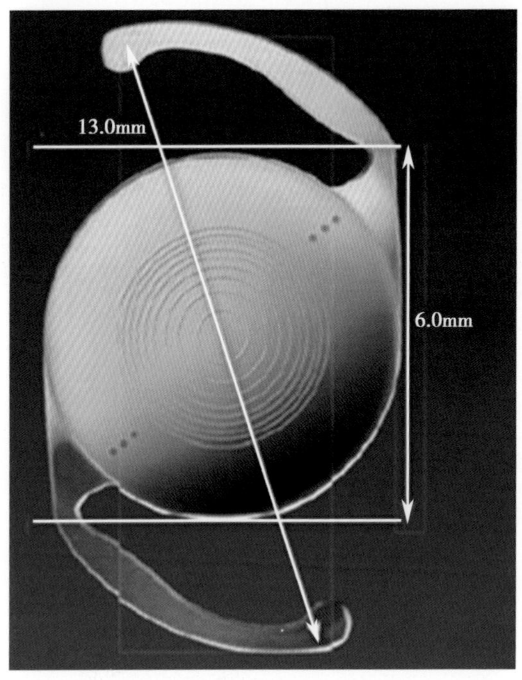

图 8.10 AcrySoF IQ ReSTOR SND1 T2-T5（Alcon）

类型：单片式多焦点疏水性丙烯酸酯人工晶状体

光学面：对称性双凸面，前表面为非球面，散光矫正型，渐进性衍射型

瞳孔依赖性：否

对比敏感度：降低

材料：疏水性丙烯酸酯

滤过：紫外线和蓝光

总直径：13.0mm

光学直径：6.0mm

脚襻角度：0°

脚襻设计：恒定张力（STABLEFORCE）的改良 L 形

边缘设计：360° 直角方边形

植入位置：囊袋内

折射率：1.55

屈光力范围：+6.0D～+30.0D（以 0.5D 递增）

人工晶状体平面近附加：+3.0D

眼镜平面近附加：+2.4D

表 8.6

柱镜度				
型号	SND1 T2	SND1 T3	SND1 T4	SND1 T5
散光矫正	0.68D～1.0D	1.03D～1.5D	1.55D～2.25D	2.06D～3.0D

切口大小：≥2.2mm

注射系统推荐：Monarch D 装载器 DK7797-2 和植入镊 DK7717，一次性使用

预计 A 常数：118.9

AcrySof IQ ReSTOR Toric 计算器：http://www.acrysoftoriccalculater.com/

公司地址：

Alcon Laboratories，Inc.

6201 South Freeway Fort Worth

TX 76134–2099（USA）

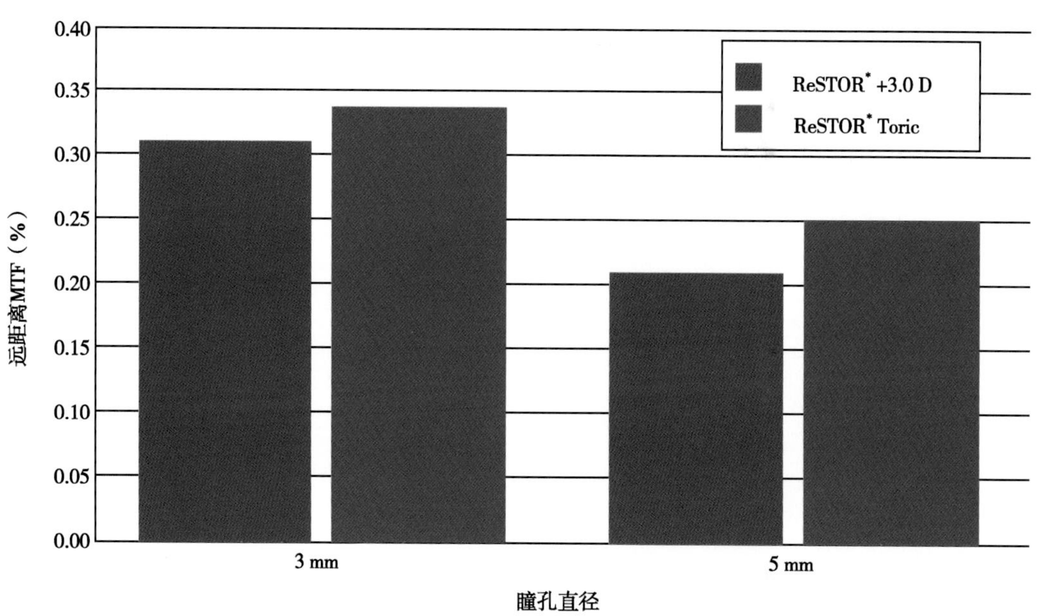

图 8.11 AcrySof IQ ReSTOR 和 AcrySof ReSTOR Toric MTF 图

9. Add-On diffractive sPB 和 sPBY（HumanOptics）[11]

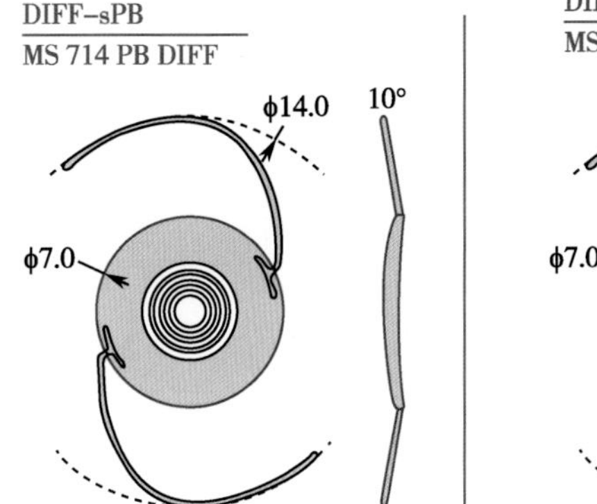

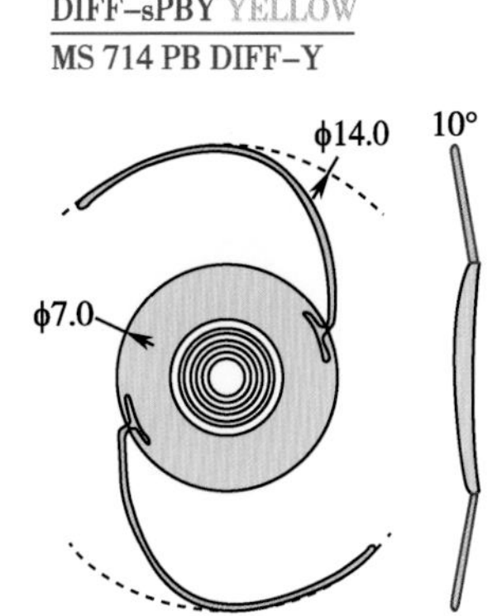

图 8.12 Add-On diffractive sPB 和 sPBY（HumanOptics）

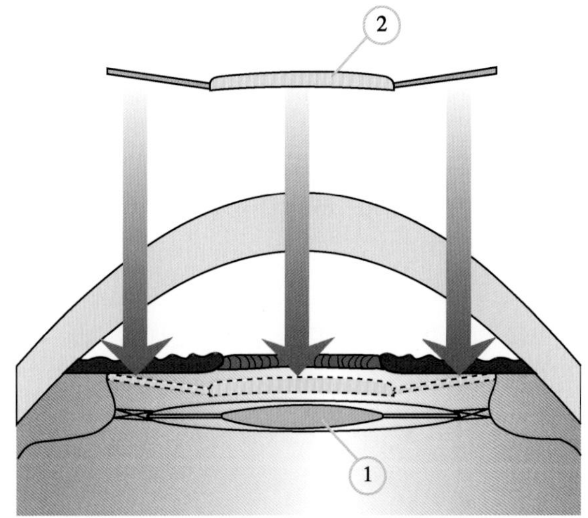

图 8.13 叠加的概念示意图：一个人工晶状体放在囊袋内，另外一个附加的 Add-On 人工晶状体植入在睫状沟

叠加的概念是指一个人工晶状体放在囊袋内，另一个附加的 Add-On 人工晶状体植入在睫状沟

类型：三片式可折叠多焦点 Add-On 人工晶状体，用于人工晶状体眼的睫状沟植入

光学面：衍射型，凸凹型

瞳孔依赖性：是

对比敏感度：不影响

材料：疏水性微硅（Microsil），高分子 PMMA 脚襻

滤过：紫外线（Diff-sS），紫外线和黄光（Diff-sSAY）

总直径：14.0mm

光学直径：7.0mm

脚襻角度：10°

脚襻设计：环形 C

植入位置：睫状沟

边缘设计：钝圆形前缘

屈光力范围：

标准：+0.0D

特殊：−6.0D～+6.0D（以 0.5D 递增）

人工晶状体平面近附加：+3.5D

切口大小：2.2mm

预计 A 常数：不适用（根据适用原则）

公司地址：

HumanOptics AG
Spardorfer Str. 150
91054 Erlangen（Deutschland）

10. Add-On toric-diffractive sPB 和 sPBY（HumanOptics）[11]

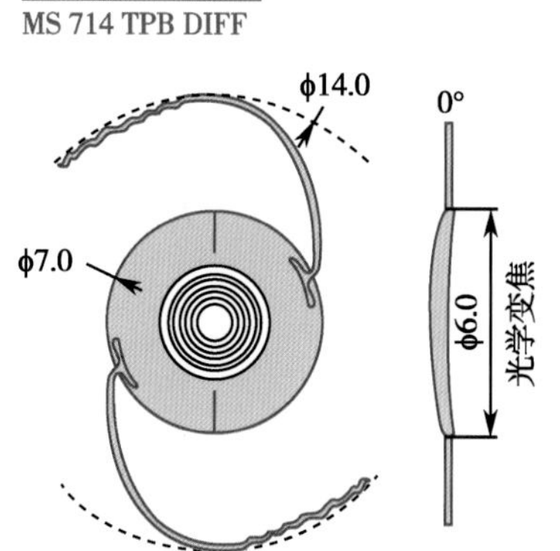

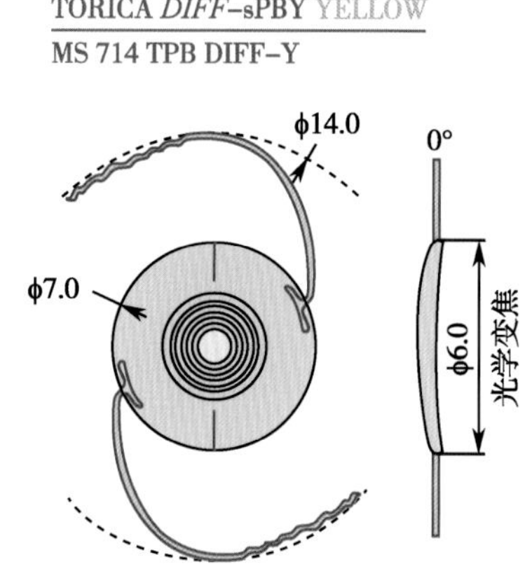

图 8.14 Add-On 环曲面 - 衍射 sPB 和 sPBY（HumanOptics）

叠加的概念是指一个人工晶状体放在囊袋内，另一个附加的 Add-On 人工晶状体植入在睫状沟

类型：三片式可折叠环曲面多焦点 Add-On 人工晶状体，用于人工晶状体眼的睫状沟植入

光学面：凸凹型，前表面衍射型，后表面环曲面散光矫正型

瞳孔依赖性：是

对比敏感度：不影响

材料：疏水性微硅（Microsil），高分子 PMMA 脚襻

滤过：紫外线（Diff-sS），紫外线和黄光（Diff-sSAY）

总直径：14.0mm

光学直径：7.0mm（6.0mm 有效区域）

脚襻角度：10°

脚襻设计：延伸段为波浪形的环形 C 襻

边缘设计：钝圆形前缘

植入位置：睫状沟

屈光力范围：

球镜：−3.0D～+3.0D（以 0.5D 递增）

柱镜：1.0D～4.0D（以 0.5D 递增）

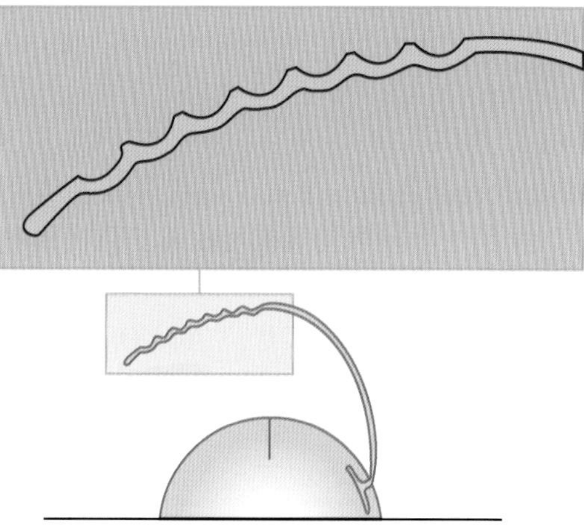

图 8.15 脚襻形状：延伸段为波浪形的环形 C 襻

人工晶状体平面近附加：+3.5D
切口大小：2.2mm
预计 A 常数：不适用（根据适用原则）

公司地址：
HumanOptics AG
Spardorfer Str. 150
91054 Erlangen（Deutschland）

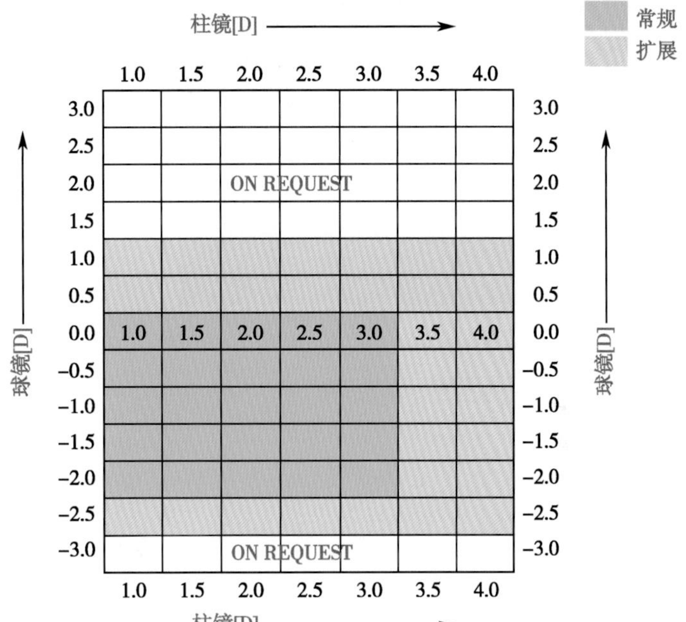

图 8.16 屈光力范围：球镜：−3.0D～+3.0D（以 0.5D 递增），柱镜：1.0D～4.0D（以 0.5D 递增）

11. AddOn progressive A4DW0N 和 A4EW0N（1stQ）[12]

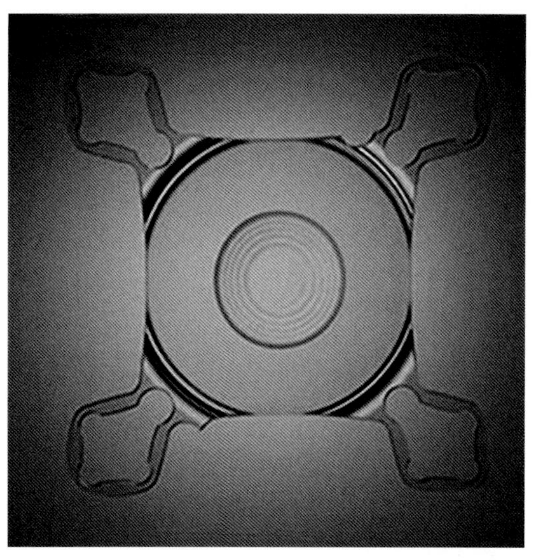

图 8.17 AddOn progressive A4DW0N 和 A4EW0N（1stQ）

类型：用于人工晶状体眼的单片式可折叠多焦点叠加型人工晶状体
光学面：凸凹型多焦点
材料：亲水性丙烯酸酯（含水量 25%）
滤过：紫外线和蓝光
总直径：13mm
光学直径：6.0mm
脚襻角度：0°
脚襻设计：4 个可弯曲脚襻
边缘设计：直角方边形
植入位置：睫状沟

屈光力范围：

表 8.7*

AddOn progressive	等效球镜	递增度数
A4DW0N	0.0D	
A4EW0N	−3.0D～−0.5D	0.25D
	+0.5D～+3.0D	0.25D

* 这种人工晶状体可根据个体特征按需求供应

人工晶状体平面近附加：+3.5D
公司地址：
1stQ GmbH
Harrlachweg 1
68163 Mannheim（Germany）

12. AF-1 iSii 多焦点人工晶状体 PY-60 MB（HOYA Surgical Optics）[13]

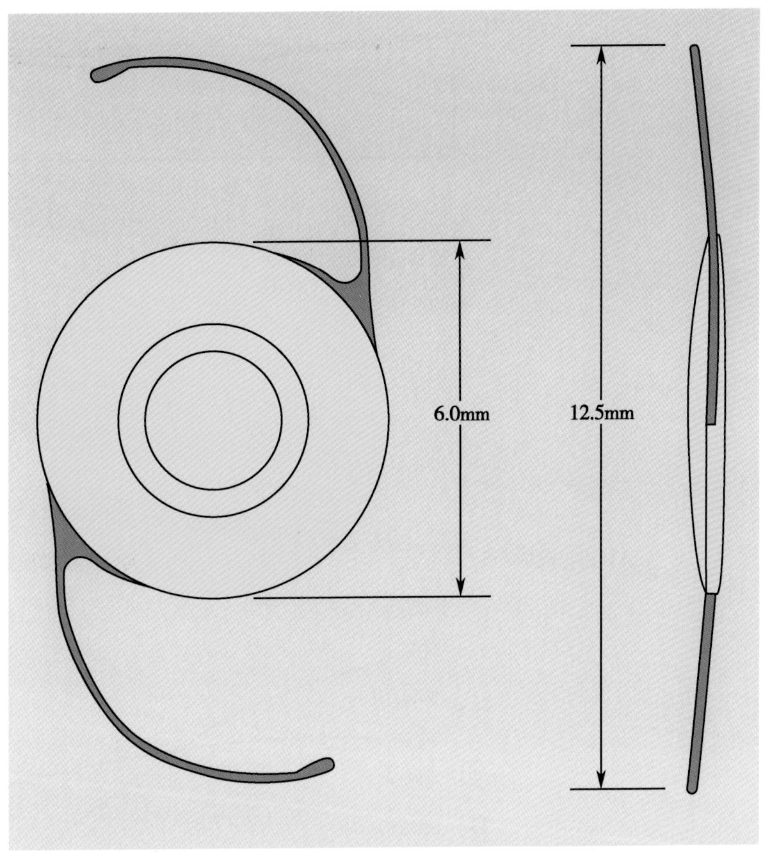

图 8.18 AF-1 iSii 多焦点人工晶状体 PY-60 MB（HOYA Surgical Optics）

类型：单片式折射型多焦点人工晶状体
光学面：三区域型折射多焦点
瞳孔依赖性：是
对比敏感度：不影响
材料：疏水性丙烯酸酯，聚甲基丙烯酸甲酯化学结合脚襻
滤过：紫外线和蓝光
总直径：12.5mm
光学直径：6.0mm
脚襻角度：5°
脚襻设计：改良 C 襻
边缘设计：直角方边设计，阶梯状边缘
植入位置：囊袋内
屈光力范围：+14.0D～+27.0D（以 0.5D 递增）
人工晶状体平面近附加：+3.0D（提供近距离和中距离视力）
切口大小：≤2.5mm
注射系统推荐：iSert 230 和 231 预装注射系统
预计 A 常数：118.4
公司地址：
HOYA Surgical Optics Global Headquarters
One Temasek Avenue
Millenia Tower，#35-03/04
039192，Singapore

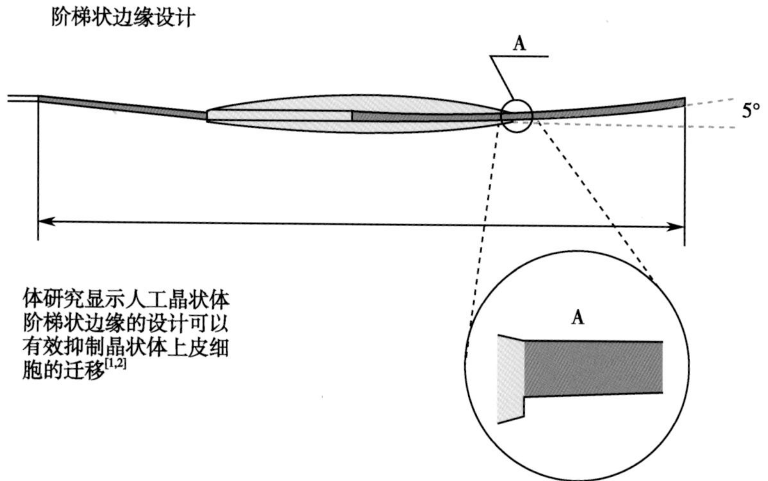

图 8.19 脚襻设计：改良 C 形襻

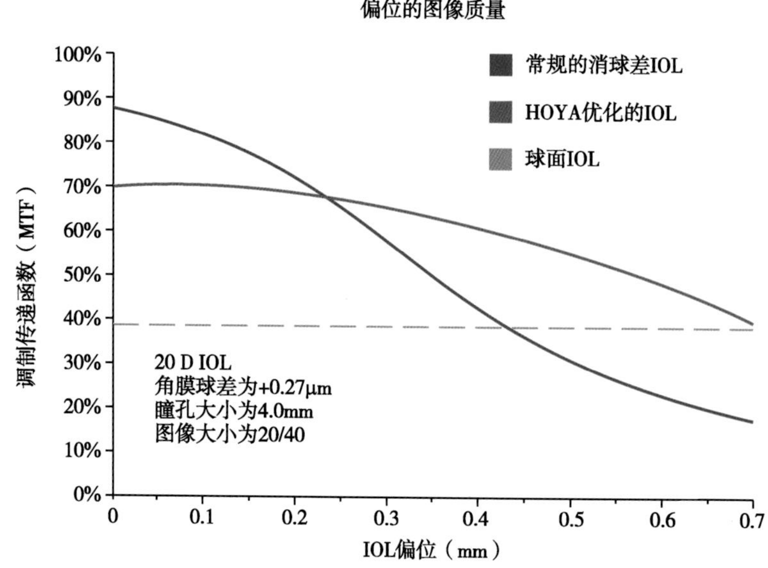

图 8.20 1-AF iSii MF MTF 图

13. Alsiol 3D 和 Alsiol 3D toric(Alsanza)[14, 15]

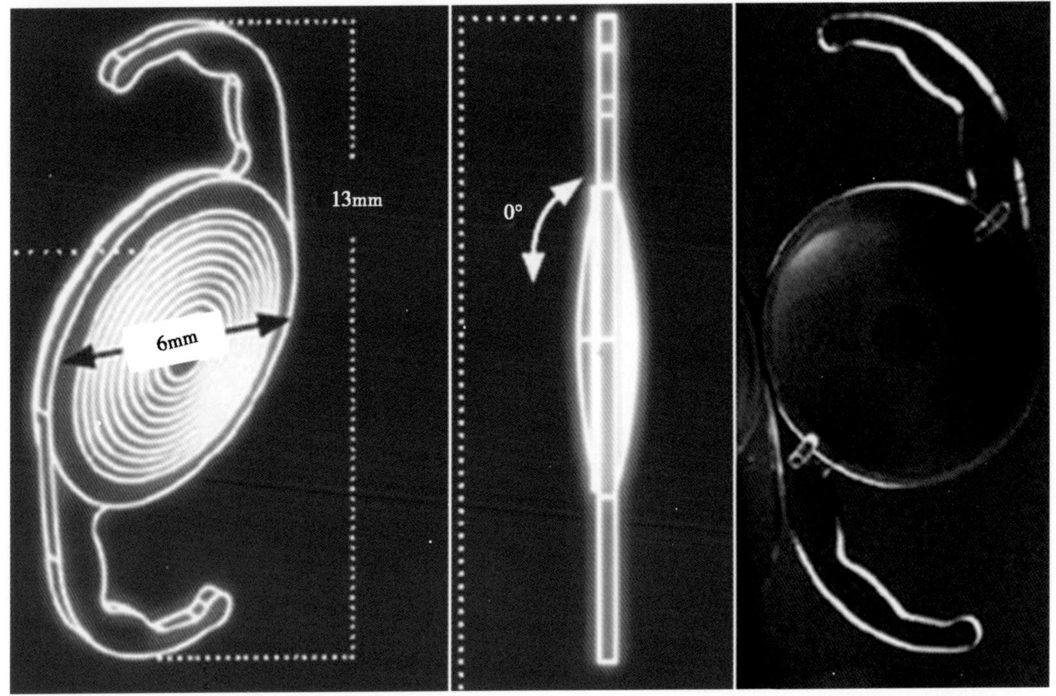

图 8.21 Alsiol 3D 和 Alsiol 3D toric（Alsanza）

类型：单片式双凸面非球面多焦点衍射型 3D 人工晶状体

光学面：多焦点衍射 3D

瞳孔依赖性：否

对比敏感度：无明显降低

材料：非涂层的疏水表面的亲水性丙烯酸酯生物材料（25% 含水量）

滤过：紫外线和紫光

总直径：13.0mm

光学直径：6.0mm

脚襻角度：0°

脚襻设计：改良 C 形襻

边缘设计：360° 直角方边形

植入位置：囊袋内

球镜度范围 Alsiol 3D：

标准：+0D～+32D（以 0.5D 递增）

定制：−20.0D～+45.0D（以 0.5D 递增）

Alsiol 3D 环曲面柱镜度范围：

标准：+1.0D～+6.0D（以 0.5D 递增）

定制：+6.0D～+12.0D（以 0.5D 递增）

人工晶状体平面近附加：+3.75D

切口大小：≥1.8mm

注射系统推荐：微切口 Alsajet 注射器

预计 A 常数：118.0

理论前房深度：4.79

公司地址：

Alsanza GmbH
Hermann-Burkhardt-Straße 3
72793 Pfullingen（Germany）

14. AT LISA 809 M/MP(Zeiss)[16]

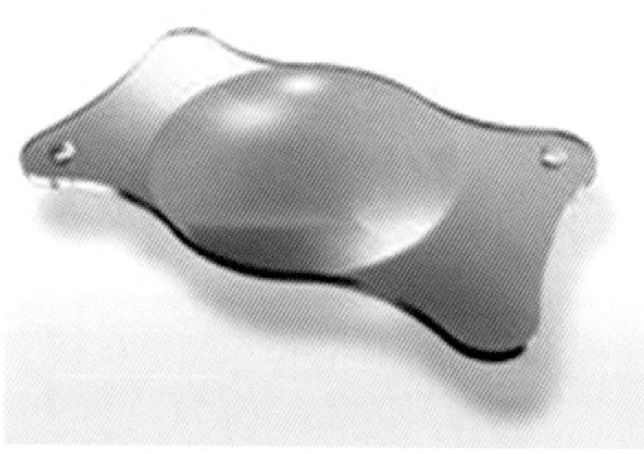

图8.22 AT LISA 809 M/MP(Zeiss)

类型：单片式非球面衍射多焦点亲水性丙烯酸酯人工晶状体

光学面：非球面，衍射型，多焦点

瞳孔依赖性：否

对比敏感度：降低

材料：25% 含水量的亲水性丙烯酸酯，疏水性表面

滤过：紫外线

总直径：11.0mm

光学直径：6.0mm

脚襻角度：0°

脚襻设计：板式

植入位置：囊袋内

折射率：1.46

屈光力范围：

+0.0D～+32.0D(以 0.5D 递增)

人工晶状体平面近附加：+3.75D

眼镜平面近附加：+3.0D

切口大小：AT LISA 809 M 1.5mm/AT LISA 809 MP 1.8mm

注射系统：

AT LISA 809 M，注射器 / 装载器：

AT.Shooter A2-2000/ACM2(1.5mm)

Viscojet 1.8 注射器

一次性使用植入器 A6/AT，Smart 装载器(1.8mm)

AT LISA 809 MP：预装式植入器 BLUEMIXS 180(1.8mm)

预计 A 常数：117.8

理论前房深度：4.85

公司地址：

Carl Zeiss Meditec AG

Goeschwitzer Str.51-52

0.7745 Jena(Germany)

15. AT LISA toric 909 M/MP(Zeiss)[17]

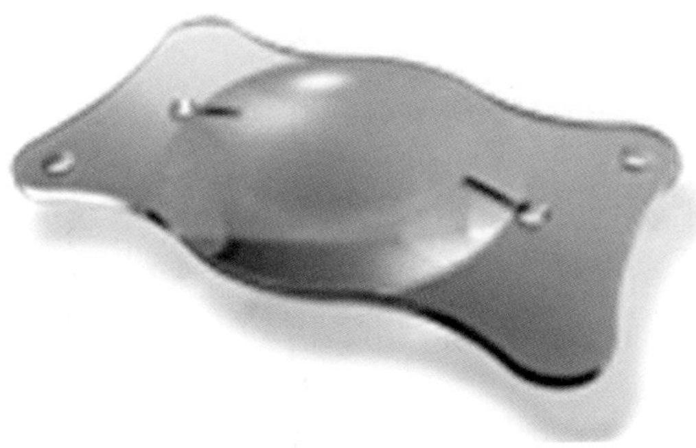

图 8.23 AT LISA toric 909 M/MP（Zeiss）

类型：单片式非球面衍射多焦点亲水性丙烯酸酯人工晶状体
光学面：非球面，衍射型，多焦点
瞳孔依赖性：否
对比敏感度：降低
材料：25% 含水量的亲水性丙烯酸酯，疏水性表面
滤过：紫外线
总直径：11.0mm
光学直径：6.0mm
脚襻角度：0°
脚襻设计：板式
植入位置：囊袋内
折射率：1.46

屈光力范围：
球镜度：−10.0D～+32.0D（以 0.5D 递增）
柱镜度：+1.0D～+12.0D（以 0.5D 递增）
人工晶状体平面近附加：+3.75D
眼镜平面近附加：+3.0D
切口大小：散光矫正型 AT LISA Toric 909 M 1.5mm/ 散光矫正型 AT LISA Toric909 MP 1.8mm
注射系统：
AT LISA toric 909 M，注射器 / 装载器：（球镜度 −10.0D～+24.0D 和柱镜度：+1.0D～+4.0D）：AT.Shooter A2-2000/ ACM2（1.5mm）
Viscojet 1.8 注射器
一次性使用植入器 A6/AT，Smart 装载器（1.8mm）
AT LISA toric 909 MP，（球镜度 +6.0D～+24.0D 和柱镜度 +1.0D～+4.0D）：预装式植入器 BLUEMIXS 180（1.8mm）
预计 A 常数：117.8
理论前房深度：5.14
公司地址：
Carl Zeiss Meditec AG
Goeschwitzer Str.51-52
0.7745 Jena（Germany）

16. AT LISA tri 839 MP(Zeiss)[18]

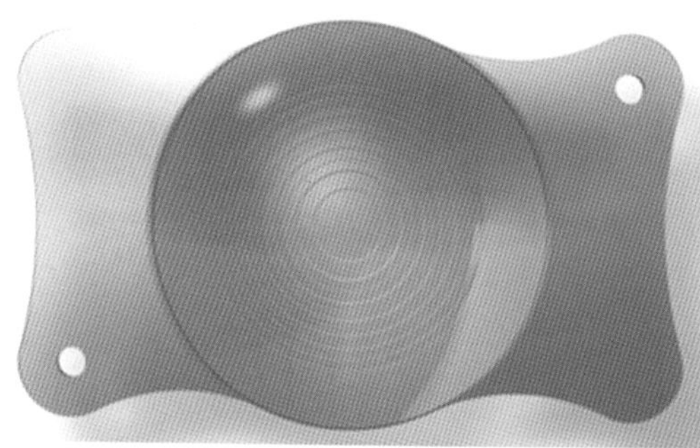

图 8.24 AT LISA tri 839 MP（Zeiss）

类型：单片式非球面衍射三焦点亲水性丙烯酸酯人工晶状体

光学面：非球面，衍射型，多焦点

瞳孔依赖性：否

对比敏感度：降低

球差：−0.18μm

材料：25% 含水量的亲水性丙烯酸酯，疏水性表面

滤过：紫外线

总直径：11.0mm

光学直径：6.0mm

脚襻角度：0°

脚襻设计：板式

植入位置：囊袋内

折射率：1.46

屈光力范围：+0.0D～+32.0D（以 0.5D 递增）

人工晶状体平面近附加：近距离 +3.33D，中距离 +1.66D

切口大小：1.8mm

注射系统推荐：预装式植入器 BLUEMIXS 180（1.8mm）

预计 A 常数：118.6

理论前房深度：5.32

公司地址：

Carl Zeiss Meditec AG
Goeschwitzer Str.51-52
0.7745 Jena（Germany）

17. AT LISA tri toric 939 MP(Zeiss)[19]

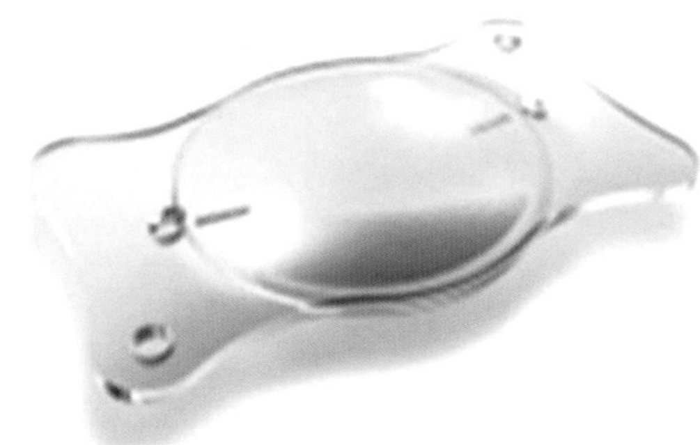

图 8.25　AT LISA tri toric 939 MP（Zeiss）

类型：单片式非球面双环曲面衍射三焦点亲水性丙烯酸酯人工晶状体
光学面：非球面，衍射型，多焦点
瞳孔依赖性：否
对比敏感度：降低
材料：25% 含水量的亲水性丙烯酸酯，疏水性表面
滤过：紫外线
总直径：11.0mm
光学直径：6.0mm
脚襻角度：0°
脚襻设计：板式
植入位置：囊袋内
折射率：1.46
屈光力范围：
球镜度：+10.0D～+28.0D（以 0.5D 递增）
柱镜度：+1.0D～+4.0D（以 0.5D 递增）
人工晶状体平面近附加：近距离 +3.33D，中距离 +1.66D
切口大小：1.8mm
注射系统推荐：预装式植入器 BLUEMIXS 180（1.8mm）
预计 A 常数：118.8
理论前房深度：5.32
公司地址：
Carl Zeiss Meditec AG
Goeschwitzer Str.51-52
0.7745 Jena（Germany）

18. Basis Z progressive B1EWYN(1stQ)[20]

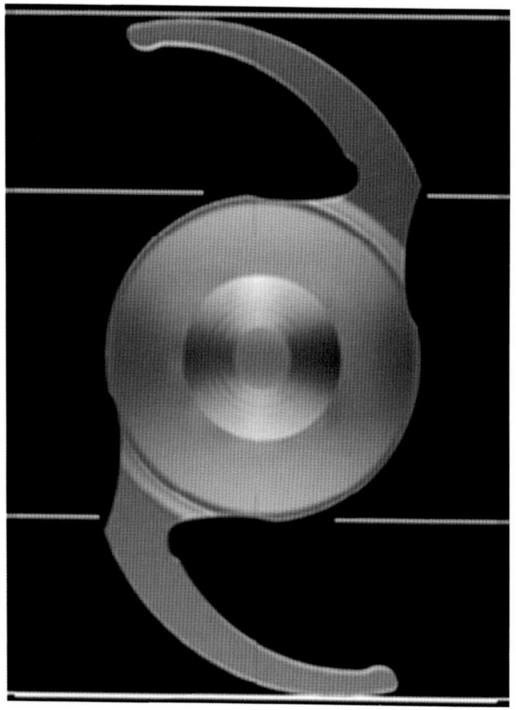

图 8.26　Basis Z progressive B1EWYN（1stQ）

类型：单片式可折叠多焦点人工晶状体
光学面：非球面，折射型，渐进型
材料：25% 含水量的亲水性丙烯酸酯，疏水性表面
滤过：紫外线和蓝光
总直径：13mm
光学直径：6mm
脚襻角度：0°
脚襻设计：Z 形
边缘设计：直角方边形
植入位置：囊袋内

屈光力范围：
+0.0D～+10.0D（以 1.0D 递增）
+10.0D～+30.0D（以 0.5D 递增）
人工晶状体平面近附加：+3.5D
预计 A 常数：118.0
Haigis：a0＝0.39；a1＝0.242；a2＝0.153
公司地址：
1stQ GmbH
Harrlachweg 1
68163 Mannheim（Germany）

19. Bi-Flex M 677 MY(Medicontur)[21]

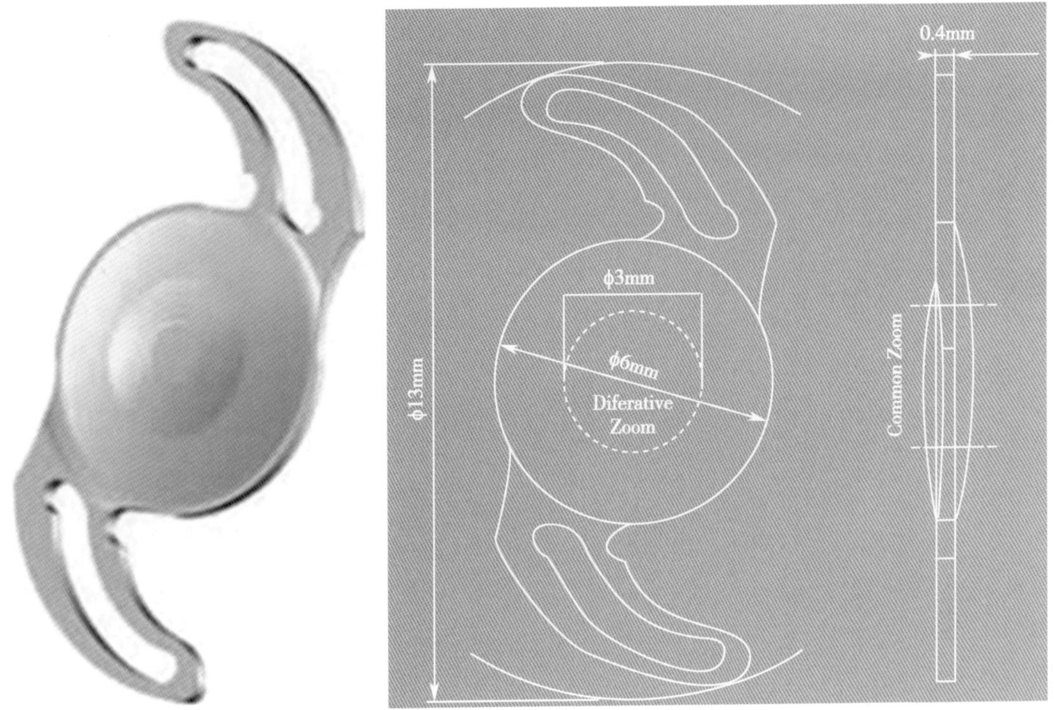

图 8.27 Bi-Flex M 677 MY（Medicontur）

类型：单片式双凸面非球面衍射型多焦点亲水性丙烯酸酯人工晶状体

光学面：PAD 技术——渐进衍射技术，前表面衍射型，后表面非球面

瞳孔依赖性：否

对比敏感度：降低

材料：混合共聚物（亲水性和疏水性）

滤过：紫外线和蓝光

总直径：13.0mm

光学直径：6.0mm

脚襻角度：0°，非对称设计并为向后拱形

脚襻设计：Z 形

边缘设计：360° 直角方边

植入位置：囊袋内

折射率：1.46

屈光力范围：+0.0D～+30.0D（以 0.5D 递增）

人工晶状体平面近附加：近距离 +3.5D

切口大小：1.8～2.2mm

注射系统：注射系统 MedJet MB 1.8，一次性使用

预计 A 常数：118.6（根据优化改变）

前房深度：4.8mm

公司地址：

Medicontur Medical Engineering Ltd
Herceghalmi Road
2072 Zsámbék（Hungary）

20. BunnyLens multifocal(Hanita Lenses)[22]

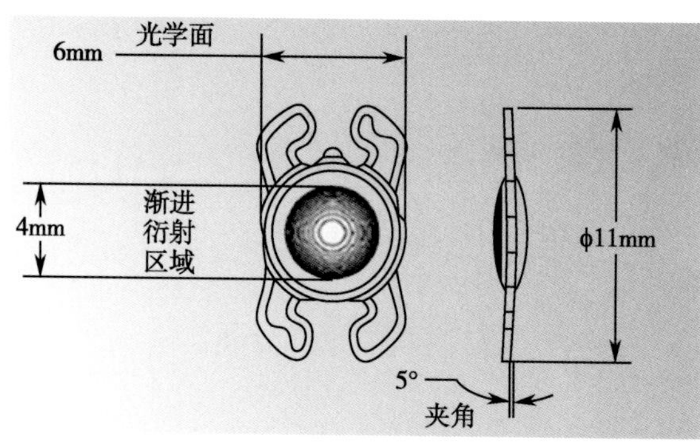

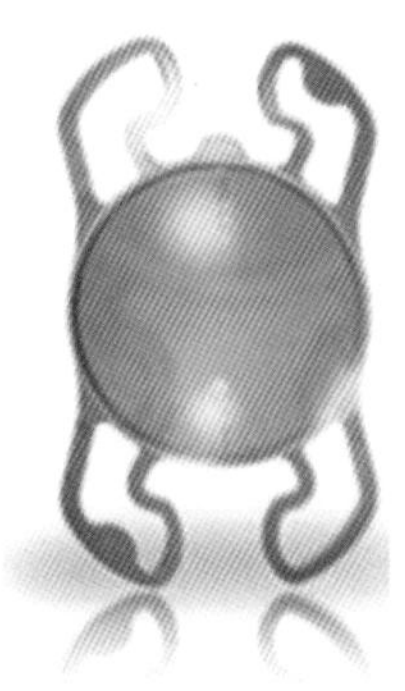

图 8.28 BunnyLens multifocal（Hanita Lenses）

类型：微切口专用单片式可折叠多焦点人工晶状体

光学面：非球面渐进衍射型多焦点

瞳孔依赖性：是

对比敏感度：降低

材料：HEMA/EOEMA 共聚物，亲水性丙烯酸酯

滤过：紫外线和紫光

总直径：11.0mm

光学直径：6.0mm

脚襻角度：5°

脚襻设计：4 点式脚襻设计

边缘设计：360° 直角方边形

植入位置：囊袋内

折射率：1.46

屈光力范围：+10.0D～+30.0D（以 0.5D 递增），+31.0D～+35.0D（以 1.0D 递增）

人工晶状体平面近附加：+3.0D

眼镜平面近附加：+2.4D

切口大小：1.8mm

注射系统：SoftJect 1.8 注射系统，一次性使用

公司地址：

Hanita Lenses R.C.A Ltd.

Kibbutz Hanita，22885

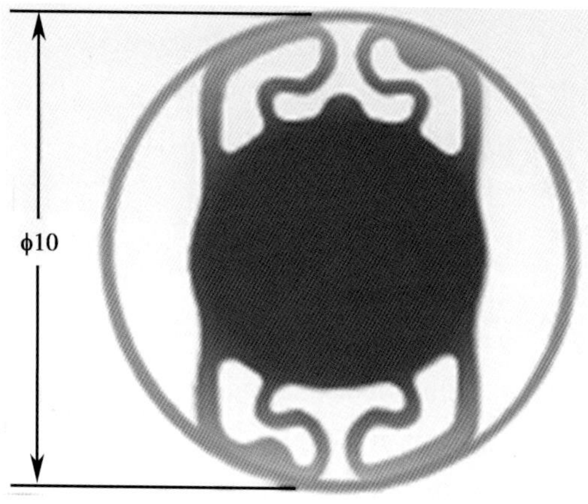

图 8.29 Haptic style：4- 点式脚襻设计

图 8.30 边缘设计：360° 方边

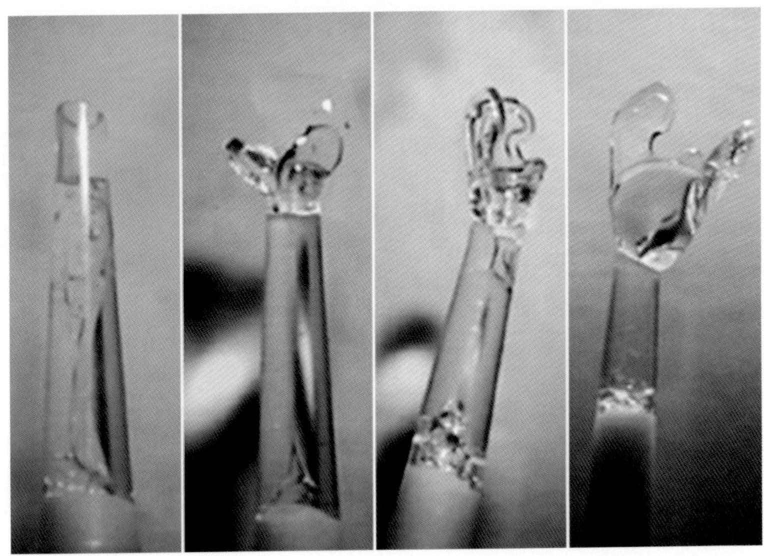

图 8.31 注射系统：SoftJect 1.8 注射系统，一次性使用

表 8.8 **预计 A 常数**

		IOLMaster	超声生物测量
Hoffer Q	tACD	5.2	4.98
Holladay I	SF	1.42	1.2
SRK II	A	118.78	118.35
SRK/T	A	118.5	118.16
Haigis	a0	0.978	0.753
	a1	0.40	0.40
	a2	0.10	0.10

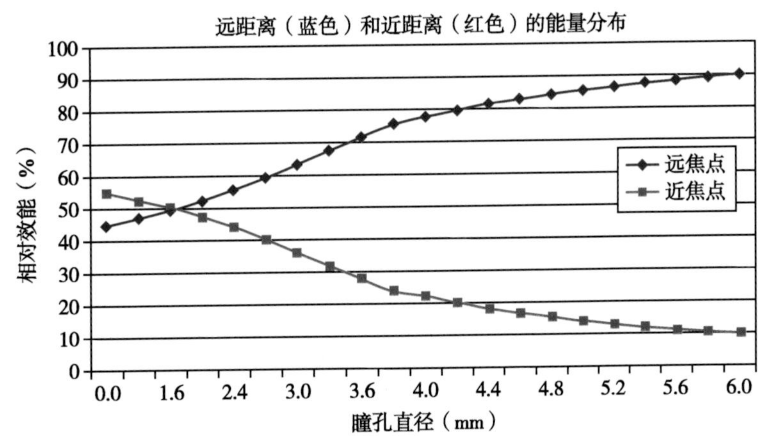

图 8.32 瞳孔依赖曲线

21. Diff-aA 和 Diff-aAY（Human Optics）[23]

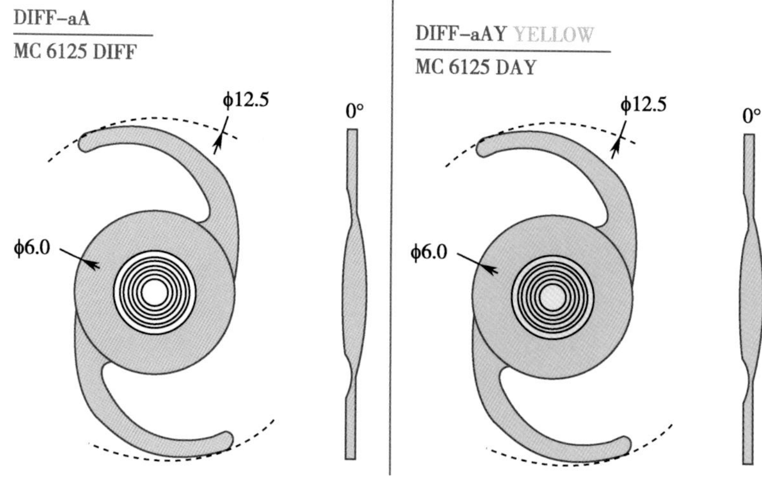

图 8.33 Diff-aA 和 Diff-aAY（Human-Optics）

类型：单片式可折叠多焦点人工晶状体
光学面：衍射型非球面前表面，球面后表面
瞳孔依赖性：是
对比敏感度：无影响
材料：MicroCryl
滤过：紫外线（Diff-aA）和蓝光（Diff-aAY）
总直径：12.5mm
光学直径：6.0mm
脚襻角度：0°
脚襻设计：环形 C
植入位置：囊袋内
屈光力范围：+10.0D～+30.0D（以 0.5D 递增）
人工晶状体平面近附加：+3.5D
切口大小：2.2mm
预计 A 常数：118.4
公司地址：

HumanOptics AG
Spardorfer Str. 150
91054 Erlangen（Deutschland）

22. Diff-sS 和 Diff-sSAY（HumanOptics）[23]

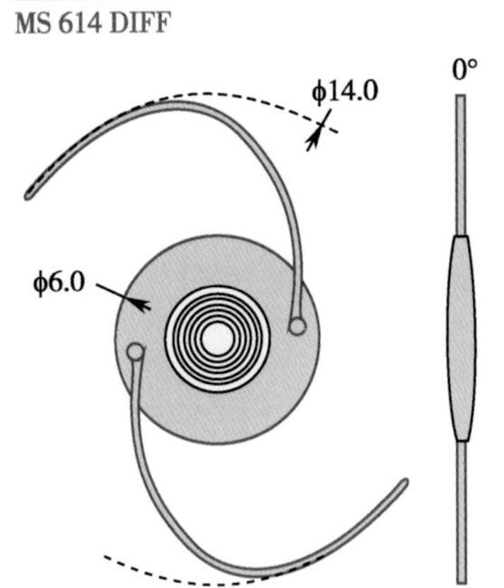

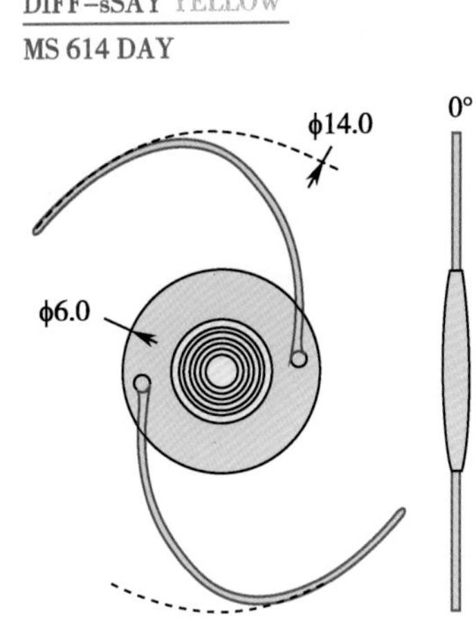

图 8.34 Diff-sS 和 Diff-sSAY（Human Optics）

类型：三片式多焦点疏水性丙烯酸酯人工晶状体

光学面：衍射型非球面前表面，球面后表面

瞳孔依赖性：是

对比敏感度：不影响

材料：疏水性微硅胶（Microsil）

滤过：紫外线（Diff-sS）和蓝光（Diff-sSAY）

总直径：14.0mm

光学直径：6.0mm

脚襻角度：0°

脚襻设计：环形 C

植入位置：睫状沟

屈光力范围：+10.0D～+30.0D（以 0.5D 递增）

人工晶状体平面近附加：+3.5D

切口大小：2.2mm

预计 A 常数：118.0

公司地址：

HumanOptics AG
Spardorfer Str. 150
91054 Erlangen（Deutschland）

23. EYECRYL ACTV IOLs DIYHS 600 ROH(Biotech, Moss Vision Inc.)[24]

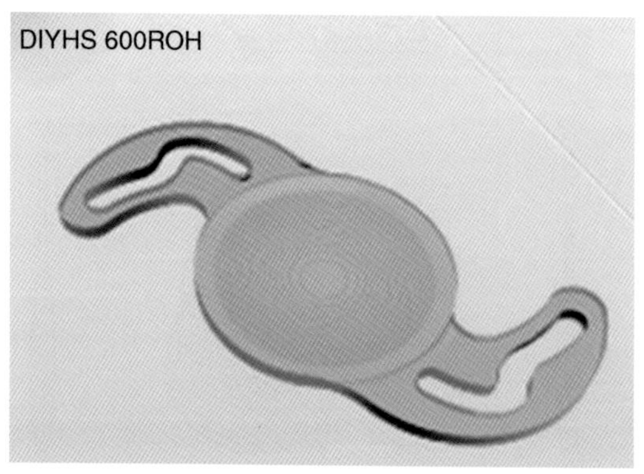

图 8.35 EYECRYL ACTV IOLs DIYHS 600 ROH (Biotech, Moss Vision Inc.)

类型：单片式非球面衍射 - 折射多焦点亲水性丙烯酸酯人工晶状体
光学面：多焦点，衍射型，非球面
瞳孔依赖性：否
对比敏感度：不影响
材料：25% 含水量的亲水性丙烯酸酯，疏水性表面
滤过：紫外线
总直径：12.5mm
光学直径：6.0mm
脚襻角度：5°
植入位置：囊袋内
边缘设计：360° 直角方边形
折射率：1.46
屈光力范围：+10.0D～+30.0D（以 0.5D 递增）
人工晶状体平面近附加：+3.75D
切口大小：≤2.0mm

表 8.9 **预计 A 常数**

制造商建议 A 常数：118.0		
Hoffer Q	理论前房深度	4.67
Holladay I	主刀因素	0.93
SRK II	A	117.8
SRK/T	A	117.6
Haigis[a]	a0	0.56
	a1	0.40
	a2	0.10

[a] 未优化

公司地址：
Biotech Vision Care
401, Sarthik II
Opp. Rajpath Club
S.G. Highway
Ahmedabad 380 054
Gujarat, India

24. EYECRYL ACTV IOLs DIYHS 600(Biotech, Moss Vision Inc.)[25]

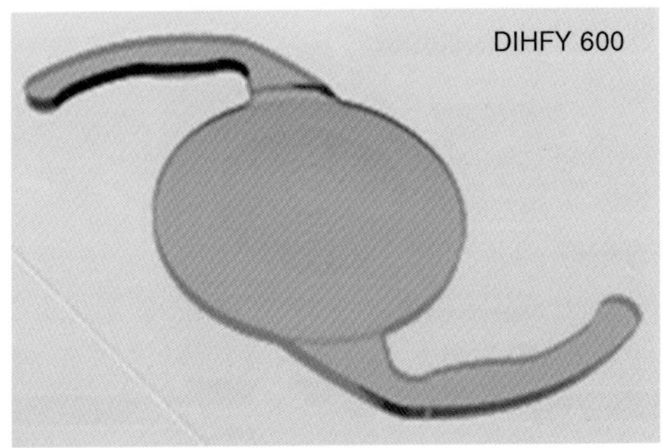

图 8.36 EYECRYL ACTV IOLs DIYHS 600（Biotech，Moss Vision Inc.）

类型：单片式非球面衍射 - 折射多焦点亲水性丙烯酸酯人工晶状体
光学面：多焦点，衍射型，非球面
瞳孔依赖性：否
对比敏感度：不影响
材料：25% 含水量的亲水性丙烯酸酯，疏水性表面
滤过：紫外线
总直径：12.5mm
光学直径：6.0mm
脚襻角度：0°
植入位置：囊袋内
边缘设计：360° 直角方边形
折射率：1.48
屈光力范围：+10.0D～+30.0D（以 0.5D 递增）
人工晶状体平面近附加：+3.0D
切口大小：≤2.0mm

表 8.10 **预计 A 常数**

制造商建议 A 常数：118.5		
Hoffer Q	理论前房深度	5.42
Holladay I	主刀因素	1.63
SRK II	A	118.9
SRK/T	A	118.7
Haigis[a]	a0	1.24
	a1	0.40
	a2	0.10

[a] 没有优化

公司地址：

Biotech Vision Care
401，Sarthik II
Opp. Rajpath Club
S.G. Highway
Ahmedabad 380 054
Gujarat，India

25. FineVision Micro F(PhysIOL)[26]

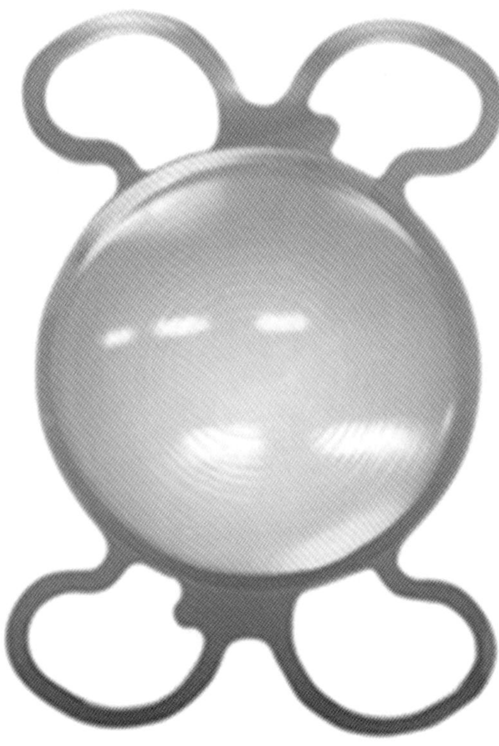

图 8.37 Fine Vision Micro F（PhysIOL）

类型：单片式三焦点亲水性丙烯酸酯人工晶状体

光学面：衍射型 Fine Vision 前表面，非球面后表面

瞳孔依赖性：是

对比敏感度：无显著下降

球差：−0.11μm

材料：25% 含水量的亲水性丙烯酸酯

滤过：紫外线和蓝光

总直径：10.75mm

光学直径：6.15mm

脚襻角度：5°

边缘设计：双后缘直角方边

植入位置：囊袋内

折射率：1.47

屈光力范围：+10D～+35D（以 0.5D 递增）

眼镜平面近附加：中距离 +1.75D，近距离 +3.5D

切口大小：≥1.8mm

注射系统推荐：微切口专用 Medicel Viscojet≥1.8mm 注射器，25D 以上的用≥2.2mm AccuJet

表 8.11 **预计 A 常数**

制造商建议 A 常数：118.5			
		IOL Master	超声生物测量
Hoffer Q	理论前房深度	5.35	5.26
Holladay I	主刀因素	1.6	1.48
SRK II	A	119.10	118.89
SRK/T	A	118.8	118.59
Haigis[a]	a0	1.36	1.04
	a1	0.40	0.40
	a2	0.10	0.10

[a] 未优化

公司地址：

PhysIOL s.a.

Liège Science Park，Allée des Noisetiers，4

4031 Liège（Belgium）

26. Fine Vision Pod F（PhysIOL）[26]

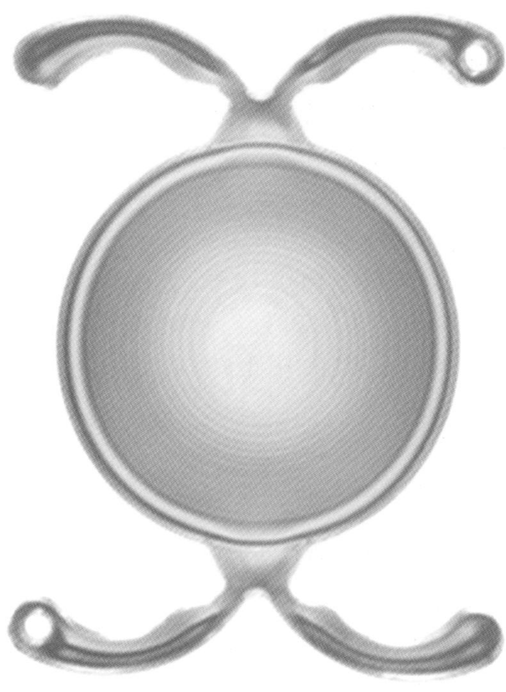

图 8.38 Fine Vision Pod F（PhysIOL）

类型：单片式三焦点亲水性丙烯酸酯人工晶状体

光学面：衍射型 Fine Vision 前表面，非球面后表面

瞳孔依赖性：是

对比敏感度：无显著下降

非球面：-0.11μm

材料：25% 含水量的亲水性丙烯酸酯

滤过：紫外线和蓝光

总直径：11.40mm

光学直径：6.0mm

脚襻角度：5°

边缘设计：双后缘直角方边

植入位置：囊袋内

折射率：1.46

屈光力范围：+6D～+35D（以 0.5D 递增）

眼镜平面近附加：中距离 +1.75D，近距离 +3.5D

切口大小：≥2.0mm

注射系统推荐：微切口专用 Medicel Viscojet≥1.8mm 注射器，25D 以上的用≥2.2mm AccuJet

表 8.12 **预计 A 常数**

制造商建议 A 常数：118.5		
Hoffer Q	理论前房深度	5.59
Holladay I	主刀因素	1.83
SRK II	A	119.31
SRK/T	A	118.95
Haigis[a]	a0	1.36
	a1	0.40
	a2	0.10

[a] 未优化

公司地址：

PhysIOL s.a.

Liège Sciencc Park，Allée des Noisetiers，4

4031 Liège（Belgium）

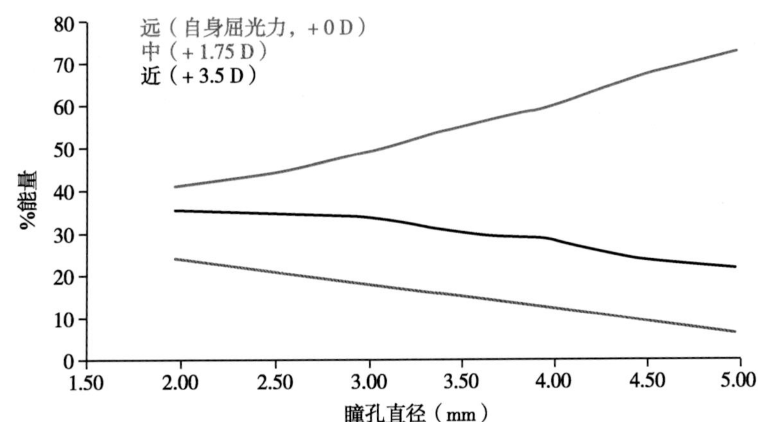

图 8.39 瞳孔依赖曲线

27. Fine VisionToric(PhysIOL)[26]

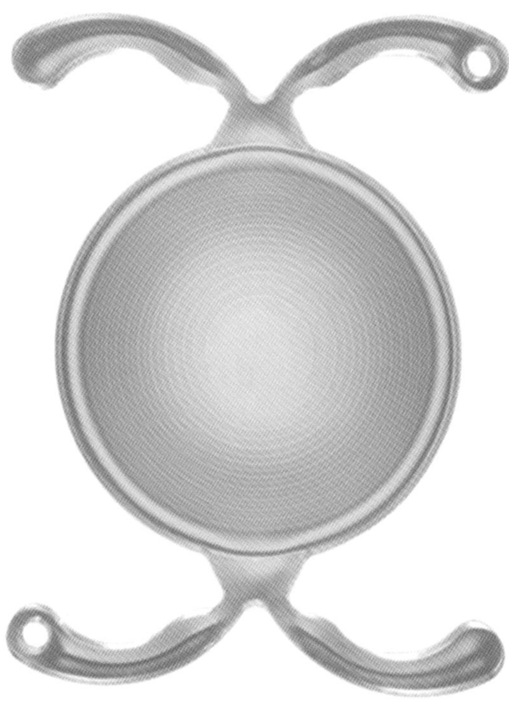

图 8.40 Fine Vision Toric（PhysIOL）

类型：单片式散光矫正型三焦点亲水性丙烯酸酯人工晶状体
光学面：双凸面，衍射型 Fine Vision 前表面，非球面后表面
瞳孔依赖性：是
对比敏感度：无显著下降
球差：−0.11μm
材料：25% 含水量的亲水性丙烯酸酯
滤过：紫外线和蓝光技术
总直径：11.40mm
光学直径：6.0mm
脚襻角度：5°
边缘设计：双后缘直角方边
植入位置：囊袋内
折射率：1.46
屈光力范围：+6D～+35D（以 0.5D 递增）
柱镜度（按需）：1.00−1.50−2.25−3.00−3.75−4.50−5.25−6.00D
眼镜平面近附加：中距离 +1.75D，近距离 +3.5D
切口大小：≥2.0mm
注射系统推荐：Medicel AccuJet 2.0

表 8.13 **预计 A 常数**

制造商建议 A 常数：118.5		
Hoffer Q	理论前房深度	5.59
Holladay I	主刀因素	1.83
SRK II	A	119.31
SRK/T	A	118.95
Haigis[a]	a0	1.36
	a1	0.40
	a2	0.10

[a] 没有优化

Fine Vision Toric 计算器：http://www.physiol-toric.eu/

公司地址：

PhysIOL s.a.
Liège Science Park，Allée des Noisetiers，4
4031 Liège（Belgium）

28. iDIFF Plus 1-P 和 1-R(Care Group)[27]

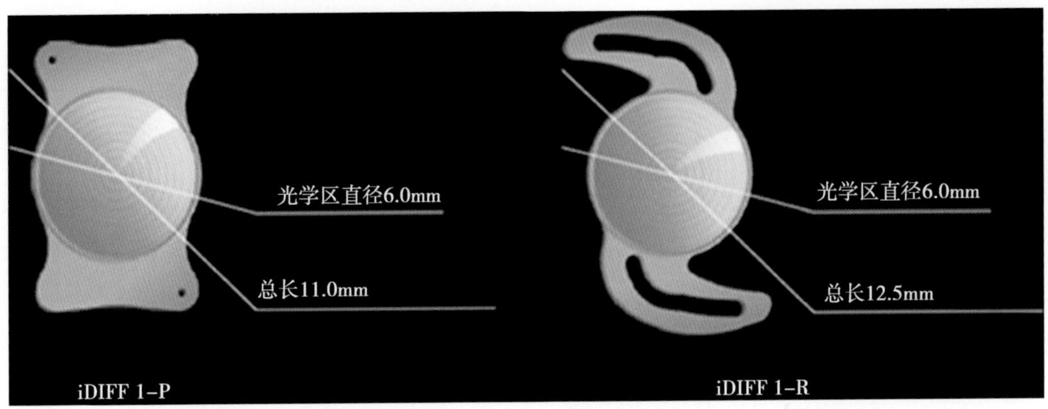

图 8.41 iDIFF Plus 1-P 和 1-R（Care Group）

类型：单片式衍射 - 折射多焦点人工晶状体
光学面：改良衍射折射，非球面表面
瞳孔依赖性：是
对比敏感度：不影响
材料：亲水性丙烯酸酯
滤过：紫外线
总直径：iDIFF 1-P：11.0mm；iDIFF 1-R：12.50mm
光学直径：两者都为 6.0mm
脚襻角度：0°
边缘设计：360° 直角方边形
植入位置：囊袋内
折射率：1.467
屈光力范围：+11.0D～+30.0D（以 0.5D 递增）
人工晶状体平面近附加：+3.0D，+3.5D 和 +4.0D
切口大小：≥2.0mm
预计 A 常数：118.0
公司地址：

Care Group India
Block No.310，Village Sim of Dabhasa
Tal. Padra，Dist. Vadodara – 391 440
Gujarat，India

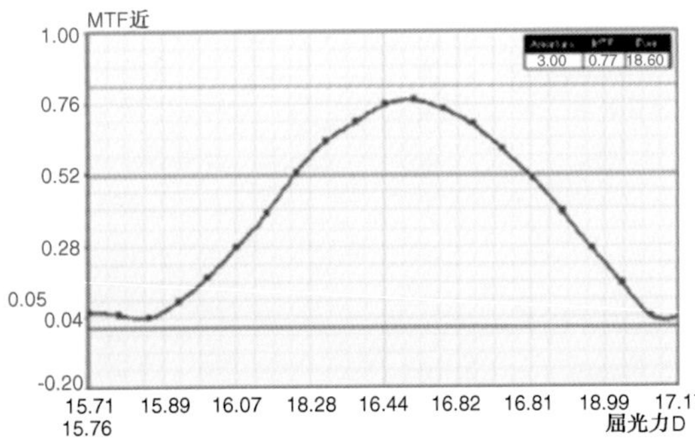

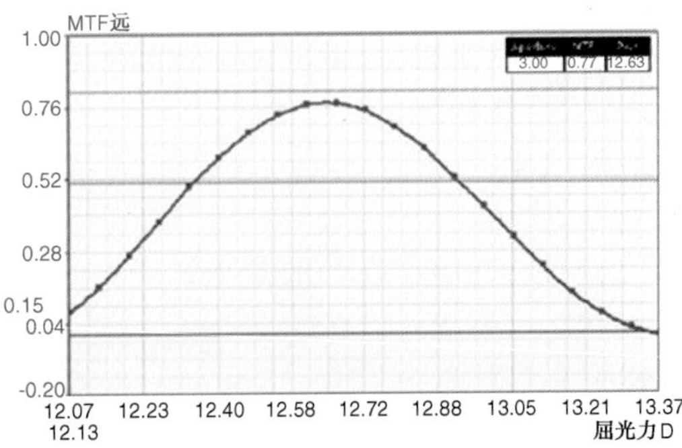

图 8.42 MTF 图

29. LENTIS Comfort LS-313 MF15(Oculentis, Topcon)[28]

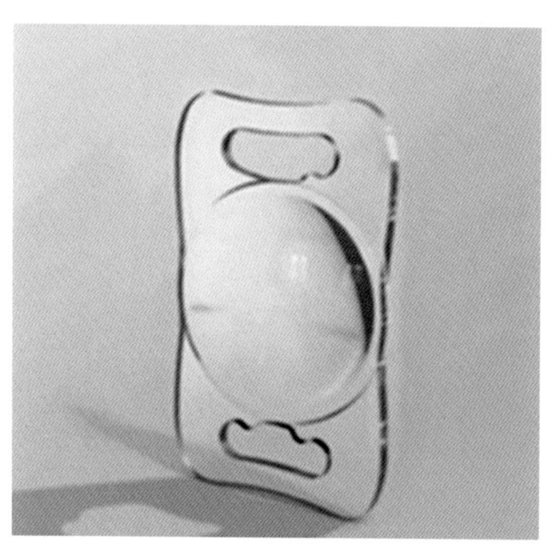

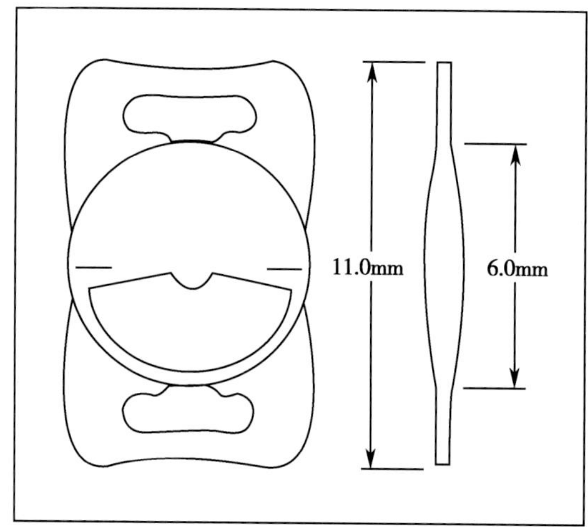

图 8.43 LENTIS Comfort LS-313 MF15(Oculentis, Topcon)

类型: 用于中距离及远距离视力的单片式可折叠双焦点疏水性丙烯酸酯人工晶状体
光学面: 双凸面, 非球面后表面, 扇形近附加设计
瞳孔依赖性: 否
对比敏感度: 不影响
材料: HydroSmart 丙烯酸酯聚合物, 疏水性表面
滤过: 紫外线
总直径: 11.0mm
光学直径: 6.0mm
中央厚度: 0.97mm(+22.0D)
脚襻角度: 0°
脚襻设计: Monoflex 聚甲基丙烯酸甲酯改良C形
边缘设计: 直角方边, 后部 360° 连续屏障
植入位置: 囊袋内
折射率: 1.46
屈光力范围:
 −10.0D～−1.0D(以 1.0D 递增)
 +0.0D～+36.0D(以 0.5D 递增)
眼镜平面近附加: +1.2D
人工晶状体平面近附加: +1.5D
切口大小(建议): 2.2mm/2.6mm

表 8.14 **注射器推荐**

推荐注射系统(可重复使用)	注射器
	Viscoject-1-hand: L1604205
	Viscoject-2-hand: L1604215
	装载器
	Viscoject BIO 1.8 装载器: LP604205C(max. 25 D)
	Viscoject BIO 2.2 装载器: LP604240C
推荐注射系统(一次性使用)	Viscoject BIO 1.8 注射装置: LP604350C(max. 25 D)
	Viscoject BIO 2.2 注射装置: LP604340C

表 8.15 **A 常数(IOLMaster)**

制造商建议 A 常数: 118.0/ 前房深度: 4.97		
Hoffer Q	理论前房深度	5.21
Holladay I	主刀因素	1.47
SRK II	A	118.6
SRK/T	A	118.5
Haigis	a0	0.95
	a1	0.40
	a2	0.10

公司地址:
 Oculentis GmbH
 Am Borsigturm 58
 13507 Berlin(Germany)

30. LENTIS Mplus LS-313 MF 和 MplusX LS-313 MF30（Oculentis，Topcon）[29]

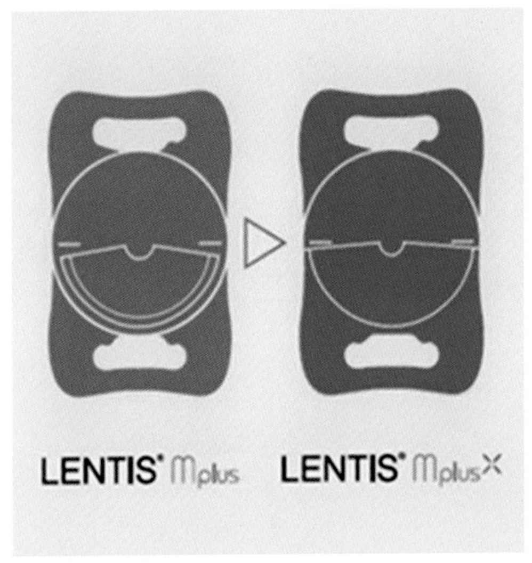

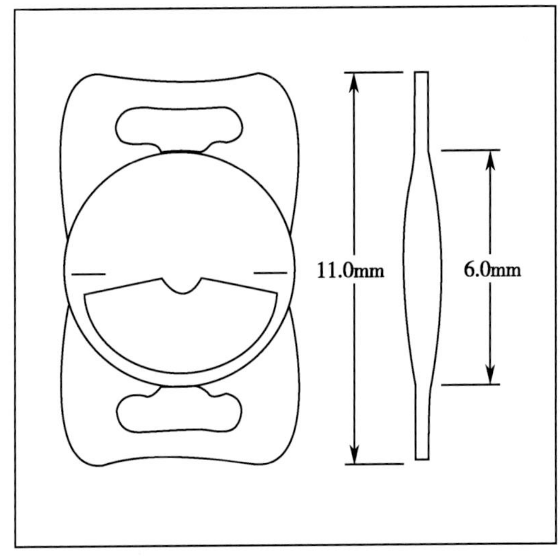

图 8.44 LENTIS Mplus LS-313 MF 和 MplusX LS-313 MF30（Oculentis，Topcon）

类型：单片式多焦点丙烯酸酯人工晶状体
光学面：双凸面，非球面后表面，+3.0D 扇形近附加设计
瞳孔依赖性：否，MplusX 和非常小的瞳孔时瞳孔依赖性递增
对比敏感度：不影响
材料：HydroSmart 丙烯酸酯聚合物，疏水性表面
滤过：紫外线
总直径：11.0mm
光学直径：6.0mm
中央厚度：1.04mm（+22.0D）
脚襻角度：0°
边缘设计：光学面和脚襻均为 360° 直角方边形
植入位置：囊袋内

表 8.16 **屈光力范围**

	LENTIS Mplus	LENTIS MplusX
屈光度	+15.0D～+25.0D（以 0.5D 递增）	−10.0D～+1.0D（以 1.0D 递增）
		+0.0D～+36.0D（以 0.5D 递增）
切口大小	2.6mm	2.2/2.6mm

折射率：1.46
人工晶状体平面近附加：+3.0D
眼镜平面近附加：+2.5D

表 8.17 **注射器推荐**

推荐注射系统（可重复使用）	注射器
	Viscoject-1-hand：L1604205
	Viscoject-2-hand：L1604215
	装载器
	Viscoject 2.2 装载装置：LP604240M
推荐注射系统（一次性使用）	Viscoject 注射器 + Viscoglide 2.2 装载器
	LP604340

表 8.18 **预计 A 常数（IOLMaster）**

制造商建议 A 常数：118.0/ 前房深度：4.97		
Hoffer Q	理论前房深度	5.21
Holladay I	主刀因素	1.47
SRK II	A	118.6
SRK/T	A	118.5
Haigis	a0	0.95
	a1	0.40
	a2	0.10

公司地址：
Oculentis GmbH
Am Borsigturm 58
13507 Berlin（Germany）

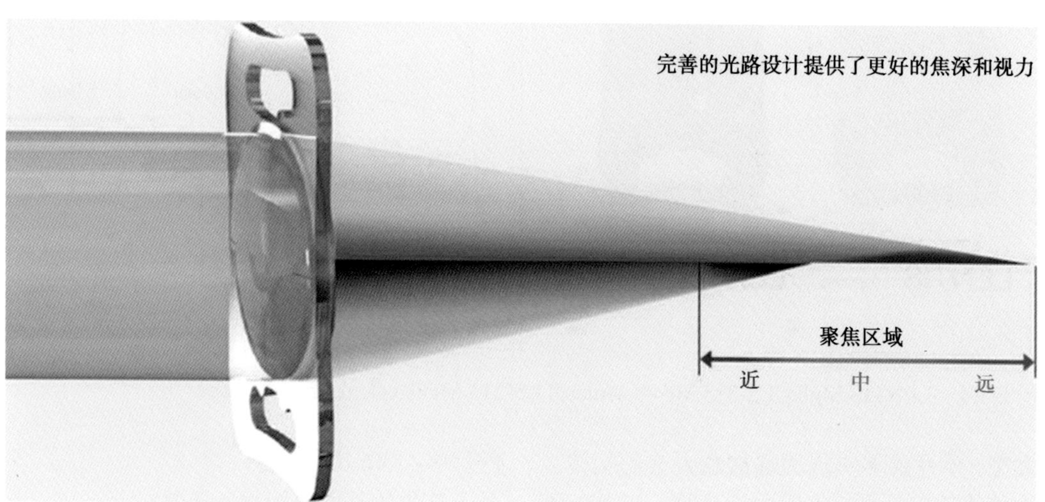

图8.45 不同区域焦点

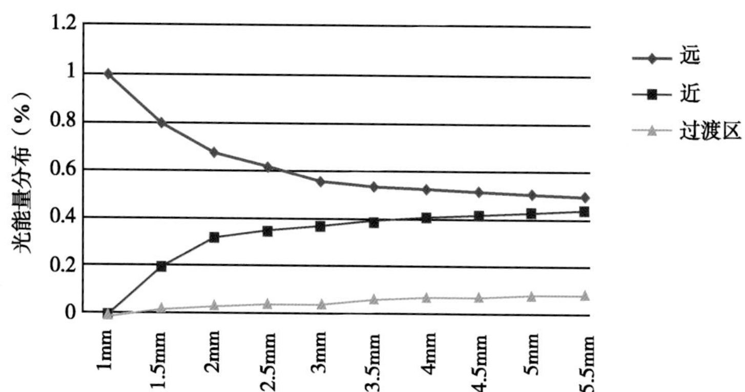

图8.46 瞳孔依赖曲线

31. LENTIS MplusToric LU-313 MFT 和 LU-313 MTFY（Oculentis，Topcon）[30]

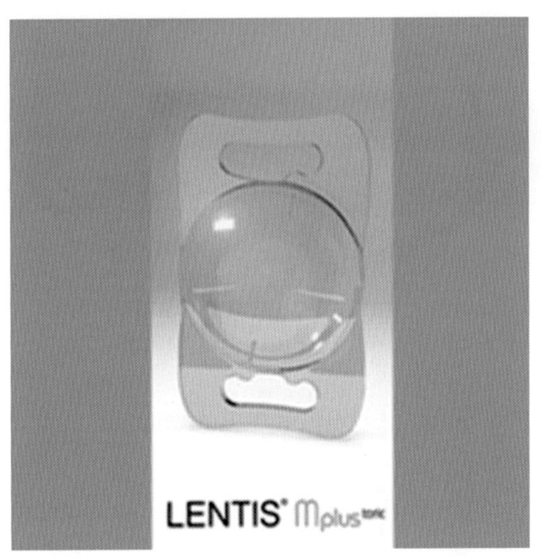

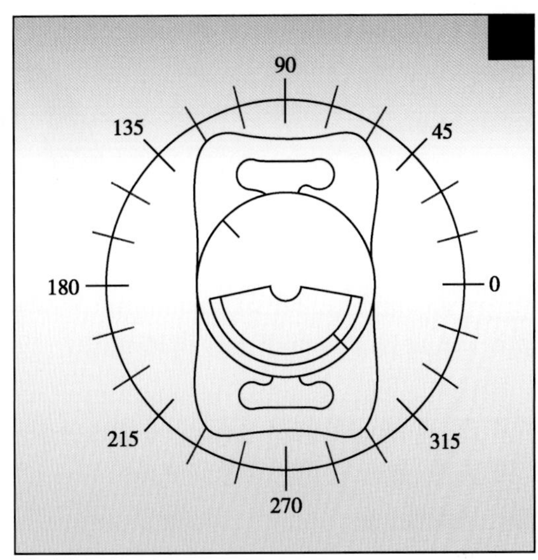

图 8.47　LENTIS Mplus Toric LU-313 MFT 和 LU-313 MTFY（Oculentis，Topcon）

类型：单片式多焦点环曲面丙烯酸酯人工晶状体
光学面：双凸面，非球面，环曲面后表面，+3.0D 扇形近附加设计
瞳孔依赖性：否
对比敏感度：不影响
材料：HydroSmart 丙烯酸酯聚合物，疏水性表面
滤过：紫外线（LU-313 MFT）或紫外线和紫光（LU-313 MTFY）
总直径：11.0mm
光学直径：6.0mm
脚襻角度：0°
植入位置：囊袋内
边缘设计：光学面和脚襻均为 360° 直角方边形
折射率：1.46
屈光力范围：+0.0D～+36.0D
　柱镜度：+0.25D～+12.0D
　球镜度 + 柱镜度 < 40.0D
人工晶状体平面近附加：+3.0D
眼镜平面近附加：+2.5D
推荐切口大小：2.6mm

表 8.19　**注射系统推荐**

推荐注射系统（可重复使用）	注射器
	Viscoject-1-hand：L1604205
	Viscoject-2-hand：L1604215
	装载器
	Viscoject 2.2 装载装置：LP604240M
推荐注射器系统（一次性使用）	Viscoject 注射器 + Viscoglide 2.2 装载器
	LP604340

表 8.20　**预计 A 常数（IOLMaster）**

制造商建议 A 常数：118.0/ 前房深度：4.97		
Hoffer Q	理论前房深度	5.11
Holladay I	主刀因素	1.33
SRK II	A	118.2
SRK/T	A	118.2
Haigis	a0	0.87
	a1	0.40
	a2	0.10

公司地址：

Oculentis GmbH
Am Borsigturm 58
13507 Berlin（Germany）

32. M-flex 630-F 和 580-F(Rayner)[31]

图 8.48 M-flex 630-F 和 580-F (Rayner)

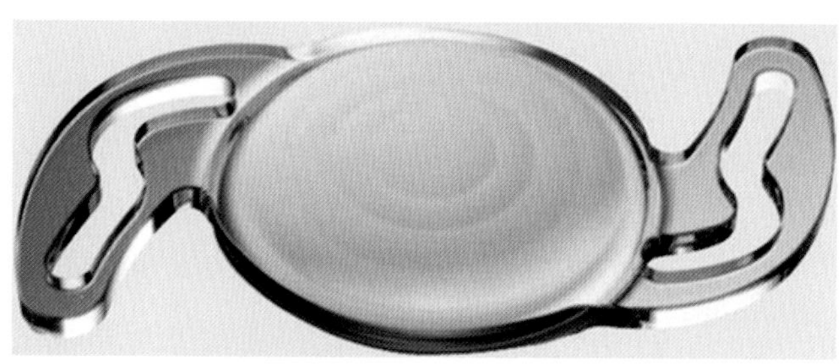

类型：单片式多焦点亲水性丙烯酸酯人工晶状体

光学面：非球面折射型多焦点，4 或 5 个环形区带（取决于 IOL 基础屈光度）

瞳孔依赖性：是

对比敏感度：不影响

材料：亲水性丙烯酸酯

滤过：紫外线

表 8.21

	M-flex 630 F	M-flex 580 F
光学直径	6.25mm	5.75mm
总直径	12.50mm	12.0mm

脚襻角度：0°

边缘设计：增强型直角方边形

植入位置：囊袋内

折射率：1.46

表 8.22

	M-flex 630 F	M-flex 580 F	人工晶状体平面近附加	眼镜平面近附加
屈光力范围	+14.0D～+25.0D（以 0.5D 递增）	–	+3.0D	+2.25D
	+14.0D～+25.0D（以 0.5D 递增）	+25.5D～+30.0D（以 0.5D 递增）	+4.0D	+3.0D

推荐切口大小：1.8mm

注射器推荐：Rayner soft-tipped 注射器，一次性使用

表 8.23 **预计 A 常数**

		M-flex 630 F	M-flex 580 F
Hoffer Q	理论前房深度	4.97	4.97
SRK/T	A	118.6	118.6

33. M-flex Toric 638-F 和 588-F(Rayner)[32]

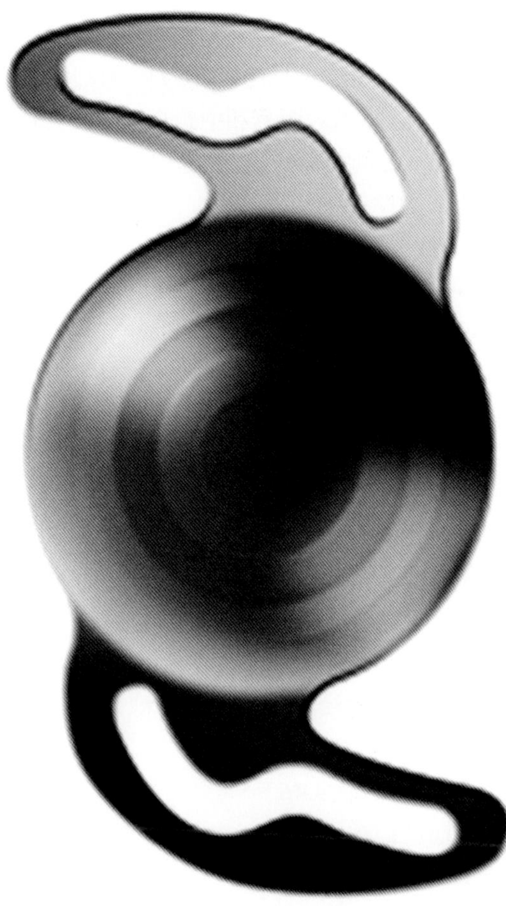

图 8.49 M-flex Toric 638-F 和 588-F（Rayner）

类型：单片式多焦点环曲面亲水性丙烯酸酯人工晶状体

光学面：多焦点环曲面非球面人工晶状体，4 或 5 个环形区带（取决于 IOL 基础屈光度数）

瞳孔依赖性：是

对比敏感度：不影响

材料：亲水性丙烯酸酯

滤过：紫外线

表 8.24

	M-flex 638 F 基础屈光度 ≤25D	M-flex 588 F 基础屈光度 >25D
光学直径	6.25mm	5.75mm
总直径	12.50mm	12.0mm

脚襻角度：0°

植入位置：囊袋内

边缘设计：amon-apple 增强型直角方边形

折射率：1.46

表 8.25

	标准屈光力范围	额外屈光力范围
等效球镜度 *	+14.0D～+32.0D（以 0.5D 递增）	+14.0D～+32.0D（以 0.5D 递增）
柱镜度	+1.0D，+2.0D，+3.0D	+1.0D～+6.0D（以 0.5D 递增）
近附加	+3.0 或 4.0D	+3.0 或 4.0D

* 等效球镜度 = 球镜 +0.5 × 柱镜

推荐切口大小：1.8mm

注射器推荐：Rayner soft-tipped 注射器，一次性使用

表 8.26 **预计 A 常数**

		M-flex 638 F	M-flex 588 F
Hoffer Q	理论前房深度	4.97	4.97
SRK/T	A	118.6	118.6

公司地址：

Rayner Intraocular Lenses Ltd.
Sackville Road，Hove，East Sussex，BN3，7AN（England）

34. OptiVis multifocal(AarenScientific)

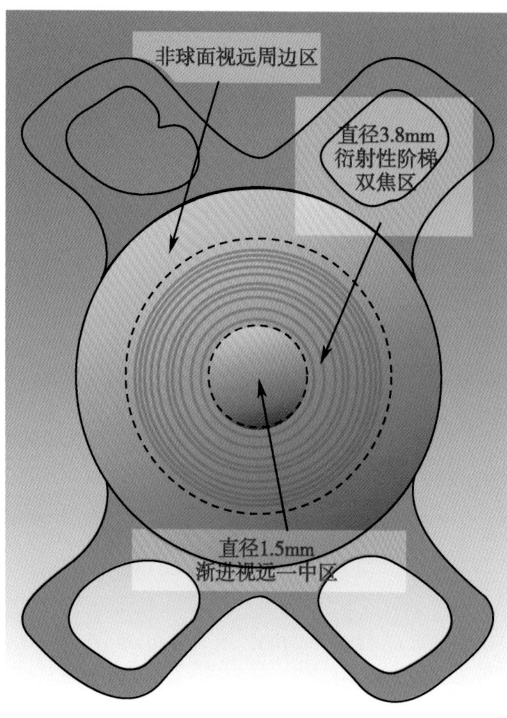

图 8.50 OptiVis multifocal（Aaren Scientific）

类型：单片式衍射 - 折射多焦点人工晶状体

光学面：双凸面，非球面多焦点，中央区 1.5mm 折射区（提供远距离和中距离视力），1.5～3.8mm 之间衍射区（提供远视力和近视力）

瞳孔依赖性：否

对比敏感度：降低

材料：亲水性丙烯酸酯

滤过：紫外线

总直径：11.0mm

光学直径：6.0mm

脚襻角度：5°

植入位置：囊袋内

折射率：1.46

屈光力范围：+10.0D～+30.0D（以 0.5D 递增）

切口大小：≥2.2mm

注射系统：R28 型人工晶状体注射系统（可重复使用的钛螺旋形手术器械）

预计 A 常数：118.1

理论前房深度：4.46

公司地址：

Aaren Scientific Inc.
1040 South Vintage Avenue，Bldg. A
Ontario，CA 91761–3631（USA）

35. PreciSAL M302A，M302AC，PM302A 和 PM302AC（MBI，Millennium Biomedical，Inc.）[33]

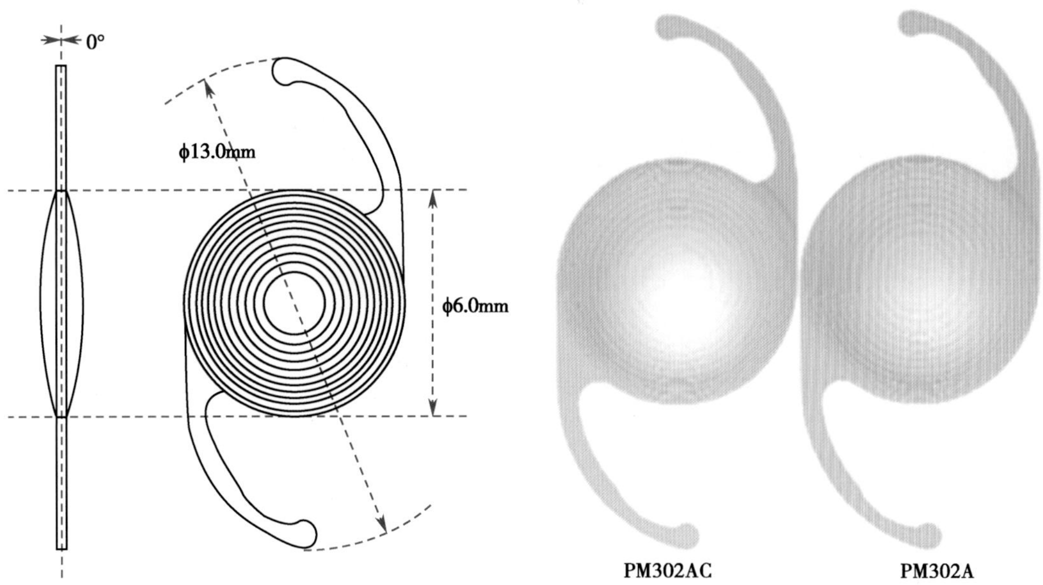

图 8.51 PreciSAL M302A，M302AC，PM302A 和 PM302AC（MBI，Millennium Biomedical，Inc.）

类型：单片式疏水性非球面衍射型多焦点人工晶状体
光学面：衍射型双凸面
材料：疏水性丙烯酸酯
滤过：紫外线（M302AC，PM302AC），紫外线和蓝光（M302A，PM302A）
总直径：13.0m
光学直径：6.0mm
脚襻角度：0°
脚襻设计：改良 C 形
边缘设计：360° 直角方边形
植入位置：囊袋内
折射率：1.5
屈光力范围：+0.0D～+10.0D（以 1.0D 递增），+10.0D～+30.0D（以 0.5D 递增）
切口大小：≥2.2mm
注射器系统：预装式注射系统 P302A 和 P302AC

表 8.27 **预计 A 常数**

制造商建议 A 常数：118.7/ 前房深度，5.51		
Holladay I	主刀因素	1.75
SRK II	A	119.2
SRK/T	A	118.9
Haigis	a0	1.32
	a1	0.40
	a2	0.10

仅为预计值，建议主刀医师根据自身经验优化该值

公司地址：

Millennium Biomedical Inc.
360 E. Bonita Ave. Pomona
CA. 91767（USA）

36. Presbysmart Crystal Evolution（Micro TechnologieOphtalmique，MTO）[34]

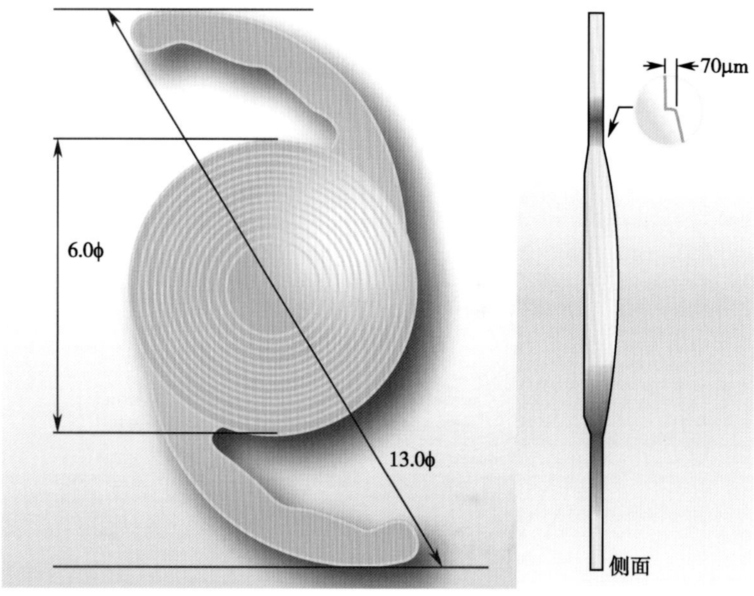

图 8.52　Presbysmart Crystal Evolution（Micro Technologie Ophtalmique，MTO）

类型：单片式疏水性丙烯酸酯多焦点人工晶状体
光学面：双凸面多焦点
瞳孔依赖性：是
对比敏感度：不影响
材料：疏水性丙烯酸酯
滤过：紫外线和蓝光
总直径：13.0m
光学直径：6.0mm
脚襻角度：0°
脚襻设计：改良环形 C
边缘设计：360° 直角方边形
植入位置：囊袋内
折射率：1.49
屈光力范围：+10.0D～+30.0D（以 0.1D 递增）
人工晶状体平面近附加：+3.0D/+3.5D
切口大小：2.2mm
注射器系统：2.2mm 的 Injector Medicel Viscojet/2.2mm 的 MTO Smartjet MICS

表 8.28　**预计 A 常数**

制造商建议 A 常数：超声 118.5/IOL-Master 119.0/前房深度，4.96		
Hoffer Q	术后前房深度	5.514
Holladay I	主刀因素	1.739
SRK II	A	119.5
SRK/T	A	119.4
Haigis	a0	1.302
	a1	0.40
	a2	0.10

仅为预计值，建议主刀医师根据自身经验优化该值

公司地址：
MTO Micro Technologie
Ophtalmique SA
Place de la gare 2
1950 Sion，Switzerland

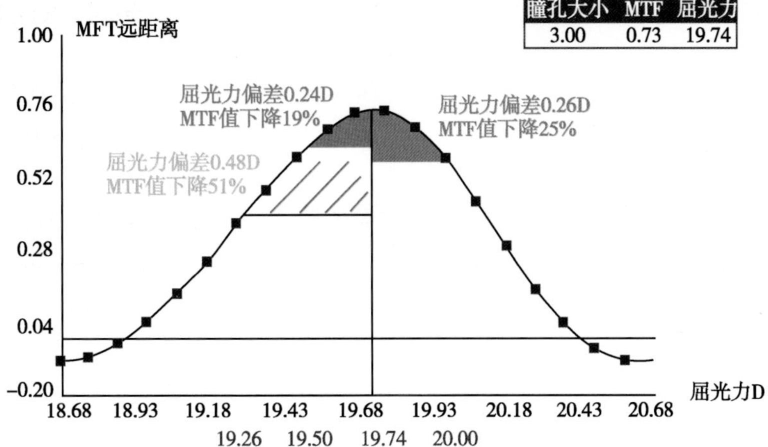
瞳孔大小 MTF 屈光力
3.00 0.73 19.74
1.00 MFT远距离
0.76
0.52
0.28
0.04
−0.20
屈光力偏差0.24D
MTF值下降19%
屈光力偏差0.26D
MTF值下降25%
屈光力偏差0.48D
MTF值下降51%
18.68 18.93 19.18 19.43 19.68 19.93 20.18 20.43 20.68
19.26 19.50 19.74 20.00
屈光力D

图 8.53 MTF 图

37. Presbysmart Plus PSP0，PSP1 和 PSP2（Micro TechnologieOphtalmique，MTO）[34]

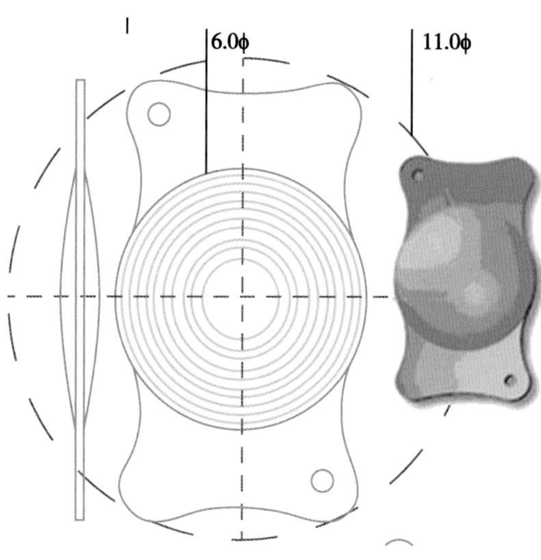
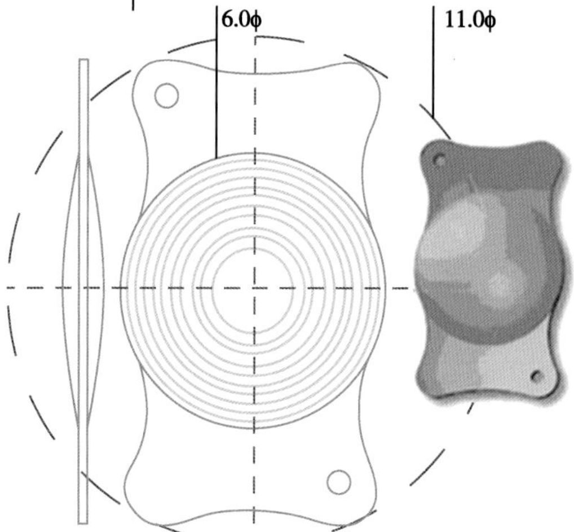

图 8.54 Presbysmart Plus PSP0，PSP1 和 PSP2（Micro Technologie Ophtalmique，MTO）

类型：单片式非球面衍射型亲水性丙烯酸酯多焦点人工晶状体

光学面：衍射型多焦点双凸面

瞳孔依赖性：否

对比敏感度：不影响

材料：26% 含水量的可折叠亲水性丙烯酸酯

滤过：紫外线

总直径：11.0m

光学直径：6.0mm

脚襻角度：0°

脚襻设计：板式

边缘设计：360° 直角方边形

植入位置：囊袋内

折射率：1.465

屈光力范围：+0.0D～+35.0D（以 0.01D 递增）

人工晶状体平面近附加：PSP0：+3.0D/ PSP1：+3.5D/ PSP2：+4.0D

切口大小：≥1.5mm

注射系统：1.8mm/2.2mm Medicel Viscojet 注射器，1.85mm/2.2mm MTO Smartjet MICS

表 8.29 **预计 A 常数**

制造商建议 A 常数：超声 118.2/IOL-Master 118.5/前房深度，4.8		
Hoffer Q	术后前房深度	5.17
Holladay I	主刀因素	1.39
SRK II	A	118.5
SRK/T	A	118.5
Haigis	a0	0.95
	a1	0.40
	a2	0.10

公司地址：

MTO Micro Technologie
Ophtalmique SA
Place de la gare 2
1950 Sion，Switzerland

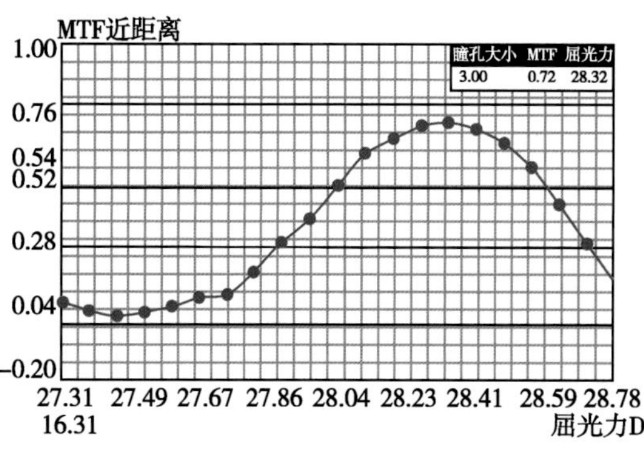

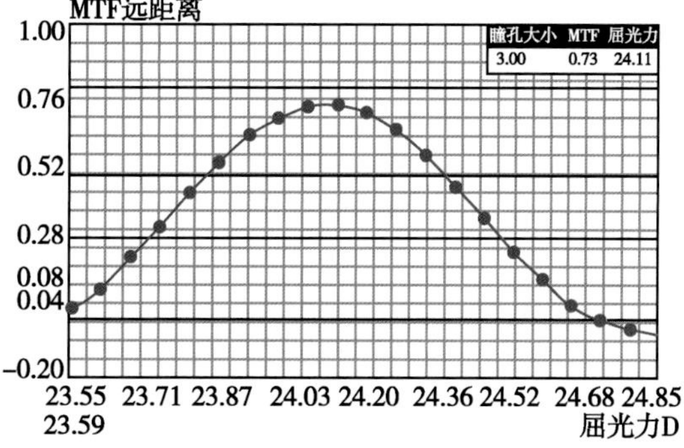

图 8.55 MTF 图

38. Preziol Multifocal Foldable（Care Group）[35]

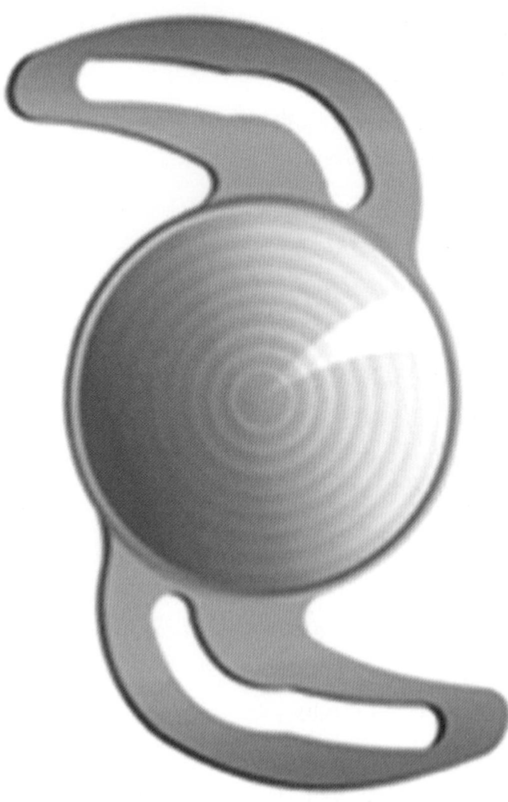

图 8.56 Preziol Multifocal Foldable（Care Group）

类型：单片式非球面折射型多焦点人工晶状体
光学面：中央区直径 1.5mm 用于视远，第二个区域直径 2.5mm 用于视近，外周区域用于中距离视物
瞳孔依赖性：否
对比敏感度：降低
材料：丙烯酸酯
滤过：紫外线
总直径：12.5mm
光学直径：6.0mm
脚襻角度：0°
边缘设计：360° 直角方边形
植入位置：囊袋内
折射率：1.467
人工晶状体平面近附加：近视力 +4.0D，中央区以外 +1.0D 用于中距离视力
切口大小：≥2.8mm
预计 A 常数：118.0
理论前房深度：5.10
公司地址：

Care Group India
Block No.310，Village Sim of Dabhasa，Tal. Padra，Dist. Vadodara – 391 440.
Gujarat，India

39. Preziol Multifocal PMMA(Care Group)[35]

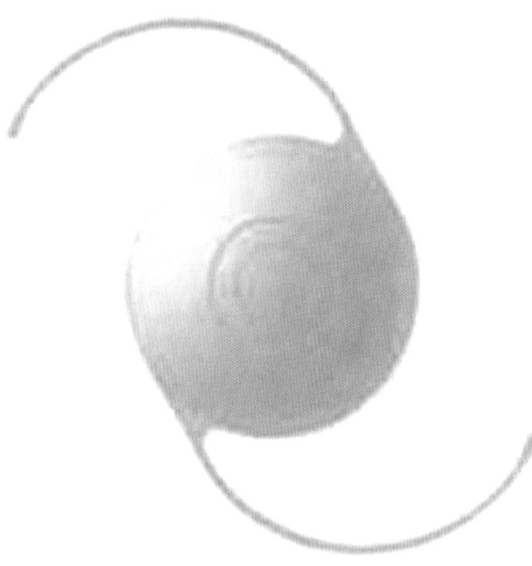

图 8.57 Preziol Multifocal PMMA(Care Group)

类型：单片式非球面折射型多焦点人工晶状体

光学面：中央区直径 1.5mm 用于视远，第二个区域直径 2.5mm 用于视近，外围区域用于中距离视物

瞳孔依赖性：否

对比敏感度：降低

材料：聚甲基丙烯酸甲酯

滤过：紫外线

总直径：12.5mm

光学直径：5.25/6.0mm

脚襻角度：0°

脚襻设计：改良 C 形

边缘设计：360° 直角方边形

植入位置：囊袋内

折射率：1.49

人工晶状体平面近附加：近视力 +4.0D，中央区以外 +1.0D 用于中距离视力

切口大小：≤2.8mm

预计 A 常数：118.2

公司地址：

Care Group India
Block No.310，Village Sim of Dabhasa，Tal. Padra，Dist. Vadodara – 391 440.
Gujarat，India

40. REVERSO（Cristalens）[36]

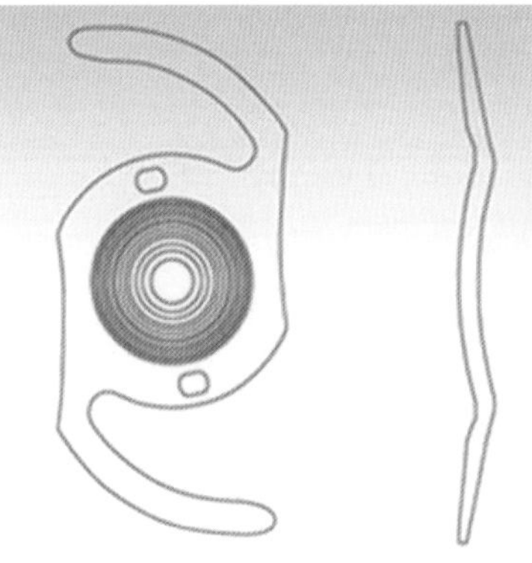
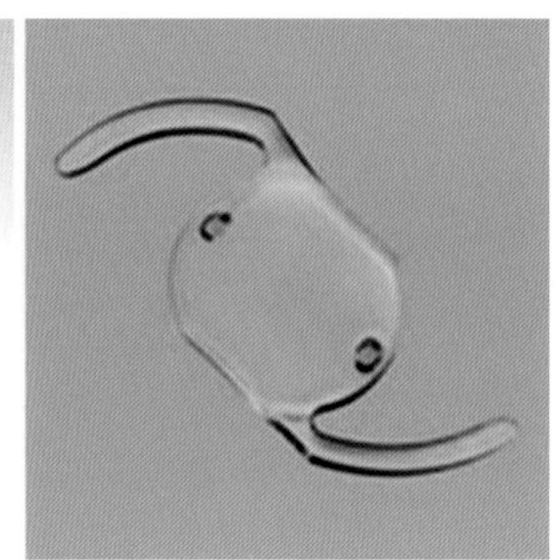

图 8.58 REVERSO（Cristalens）

类型：用于人工晶状体眼的单片式球面人工晶状体

光学面：前表面为凸面，后表面为衍射型多焦点凹面

材料：25% 含水量的亲水性丙烯酸酯

滤过：紫外线

总直径：13.8mm

光学直径：6.5mm

脚襻角度：10°

脚襻设计：开环式脚襻

边缘设计：360° 圆边

植入位置：睫状沟

折射率：1.46

屈光力范围：标准 0.0D

按需：−3.0D～+3.0D（以 0.5D 递增）

人工晶状体平面近附加：+3.0D

切口大小：1.8～2.0mm

预计 A 常数：不适用

公司地址：

Cristalens
Hyde park – Bât Westminster
12 allée Rosa Luxemburg
BP 50240 Eragny
95615 Cergy Pontoise Cedex（France）

41. Review FIL 611 PV(Soleko)[37]

图 8.59 Review FIL 611 PV（Soleko）

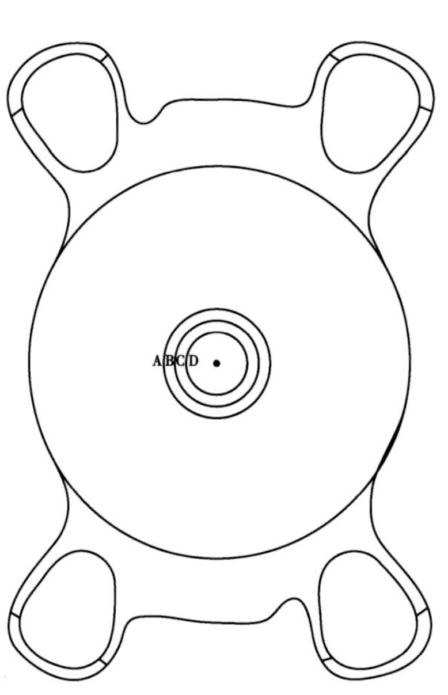

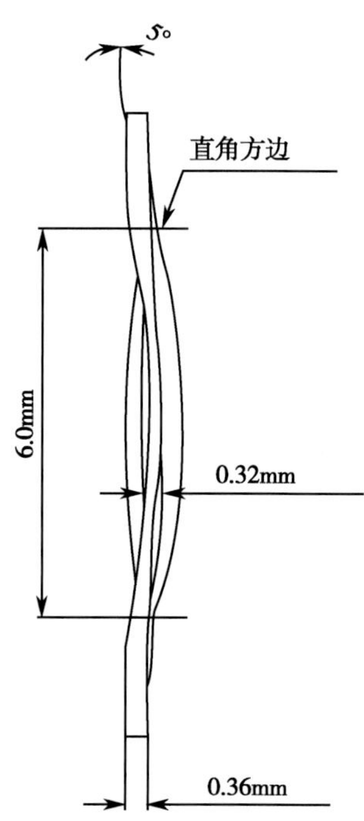

类型：单片式折射型多焦点亲水性丙烯酸酯人工晶状体

光学面：中央区阶梯状不同距离视力区带

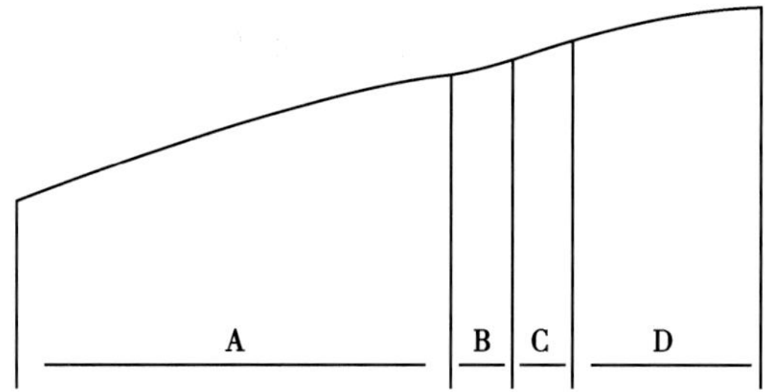

图 8.60 光学面：中央区阶梯状不同距离视力区带

瞳孔依赖性：否

材料：可折叠丙烯酸酯（25% 含水量）

滤过：紫外线

总直径：11.0mm

光学直径：6.0mm

脚襻角度：5°

边缘设计：360° 直角方边形

植入位置：囊袋内

折射率：1.461

屈光力范围：+9.0D～+26.0D（以 0.5D 递增）

人工晶状体平面近附加：+3.75D

切口大小：2.0～3.0mm

推荐注射系统：Medicel Viscojet 或类似注射系统（2.2 用于 2.0mm 的切口，2.0 用于 1.8mm 的切口）

表 8.30

区域	人工晶状体平面近附加	
A	0	远视力区
B	0.9	交汇区
C	2.1	中距离视力区
D	3.75	调节区

表 8.31

制造商建议 A 常数：118.5		
Hoffer Q	术后前房深度	5.26
Holladay I	主刀因素	1.73
SRK II/ SRK/T	A（IOL-Master/US）	118.5
Haigis	a0	1.044
	a1	0.40
	a2	0.10

公司地址：

Soleko IOL Division
Via Aniene，10
00198 Rome（Italy）

42. Review FIL 611 PVT(Soleko)[38]

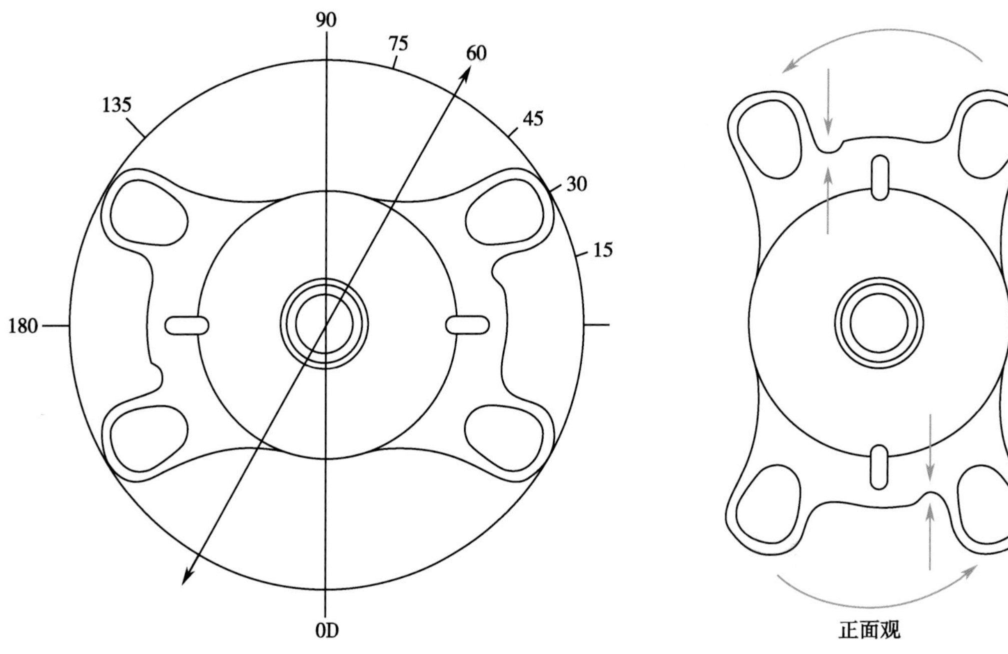

图 8.61 Review FIL 611 PVT(Soleko)

类型：定制单片式散光矫正型多焦点亲水性人工晶状体。柱镜的散光轴标记位于0°～180°。

光学面：折射环曲面型

瞳孔依赖性：否

材料：可折叠丙烯酸酯

滤过：紫外线

总直径：11.80mm

光学直径：6.0mm

脚襻角度：5°

边缘设计：360°直角方边形

植入位置：囊袋内

折射率：1.461

屈光力范围：+9.0D～+26.0D(以 0.5D 递增)

柱镜度范围：+1.0D～+6.0D

人工晶状体平面近附加：+3.75D

切口大小：2.0～3.0Dmm

推荐注射系统：Medicel Viscojet 或类似的注射系统(2.2 用于 2.05mm 的切口，1.8 用于 2.0mm 的切口)

表 8.32 **预计 A 常数**

制造商建议 A 常数：118.3		
Hoffer Q	术后前房深度	5.26
Holladay I	主刀因素	1.73
SRKII/SRK/T	A(IOL-Master/US)	118.9/118.8
Haigis	a0	1.044
	a1	0.40
	a2	0.10

公司地址：

Soleko IOL Division

Via Aniene，10

00198 Rome(Italy)

43. Review FIL 65 PVS(Soleko)[39]

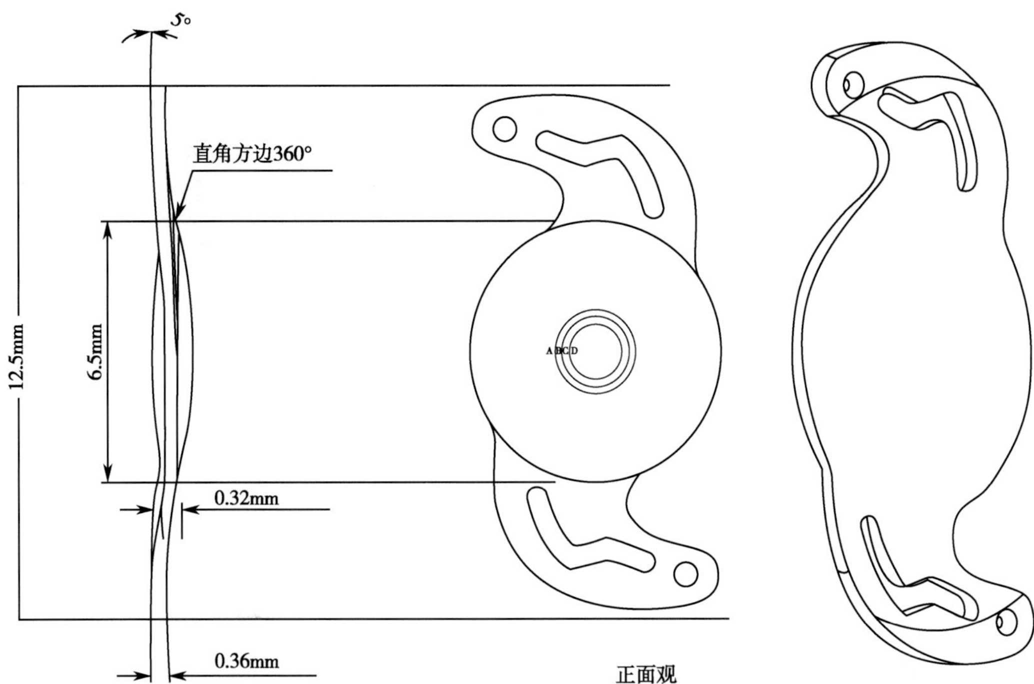

图 8.62 Review FIL 65 PVS（Soleko）

类型：用于儿童患者的单片式折射型多焦点亲水性丙烯酸酯人工晶状体

光学面：中央区阶梯状不同距离视力区带

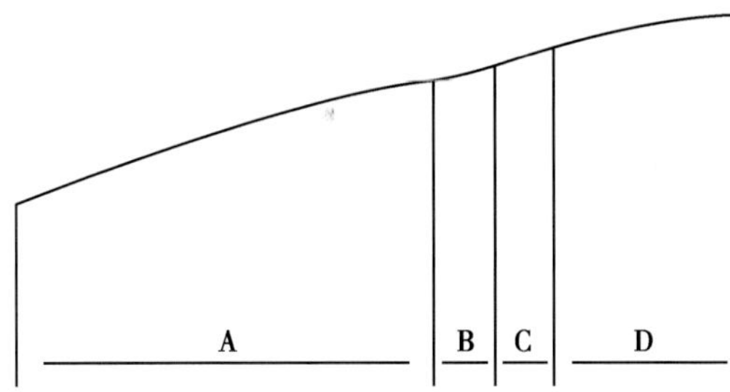

图 8.63 光学面：中央区阶梯状不同距离视力区带

瞳孔依赖性：是

材料：可折叠丙烯酸酯

滤过：紫外线

总直径：12.5mm

光学直径：6.5mm

脚襻角度：5°

边缘设计：360° 直角方边形

植入位置：囊袋内，睫状沟或巩膜固定

折射率：1.461

屈光力范围：+18.0D～+28.0D（以 0.5D 递增）

人工晶状体平面近附加：+3.0D

切口大小：2.0～3.0Dmm

推荐注射系统：Medicel Viscojet（2.7 用于 3.0mm 的切口）

表 8.33

区域	人工晶状体平面近附加	
A	0	远视力区
B	0.9	交汇区
C	2.1	中距离视力区
D	3.75	调节区

表 8.34 **预计 A 常数**

制造 A 常数：囊袋内 118.5/ 睫状沟 118.3/ 巩膜固定 117.5		
Hoffer Q	术后前房深度	5.26
Holladay I	主刀因素	1.73
SRKII/SRK/T	A（IOL-Master/US）	118.9/118.8
Haigis	a0	1.044
	a1	0.40
	a2	0.10

公司地址：

Soleko IOL Division
Via Aniene，10
00198 Rome（Italy）

44. Revive SQFL 600DF（Omni Lens）[40]

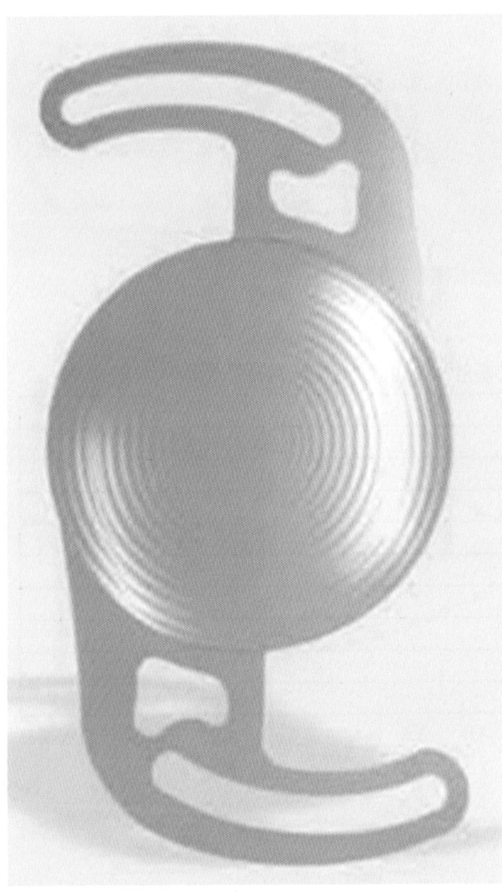

图 8.64 Revive SQFL 600DF（Omni Lens）

类型：单片式渐进性衍射型多焦点可折叠人工晶状体
光学面：非球面衍射型多焦点
瞳孔依赖性：是
对比敏感度：不影响
材料：高分子丙烯酸酯（HEMA + EOEMA 聚合物）
滤过：紫外线
总直径：12.5mm
光学直径：6.0mm
脚襻角度：5°
脚襻设计：弹性带状
边缘设计：360° 直角方边
植入位置：囊袋内
折射率：1.46
屈光力范围：
+8.0D～+15.0D，+25.0～30.0D（以 1.0D 递增）
+15.0～25.0D（以 0.5D 递增）
人工晶状体平面近附加：+3.5D
眼镜平面近附加：+2.8D
切口大小：2.2mm
推荐注射系统：Aquaject Plus
预计 A 常数：118.2
理论前房深度：5.08
公司地址：
Omni Lens Pvt. Ltd.
5 "Samruddhi", Opp.Sakar-III
Nr.Sattar Taluka Society，Navrangpura，Ahmedabad-380014.
Gujarat（India）

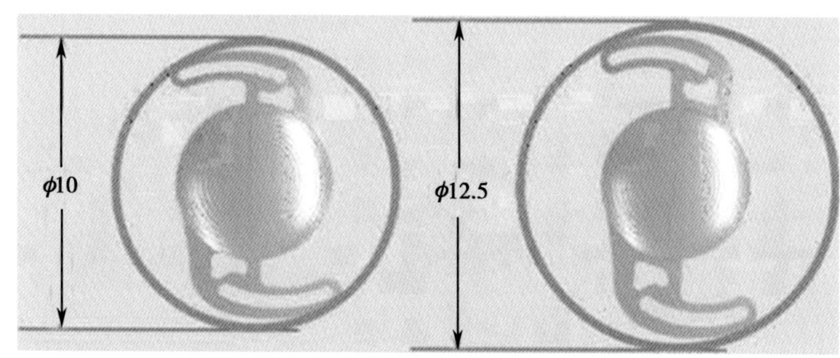

图 8.65　脚襻设计：弹性带状

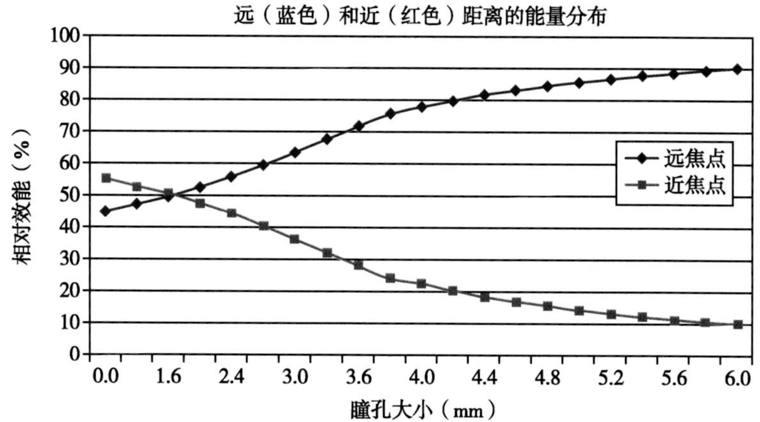

图 8.66　瞳孔依赖曲线

45. ReZoom NXG1（Abbott）[41]

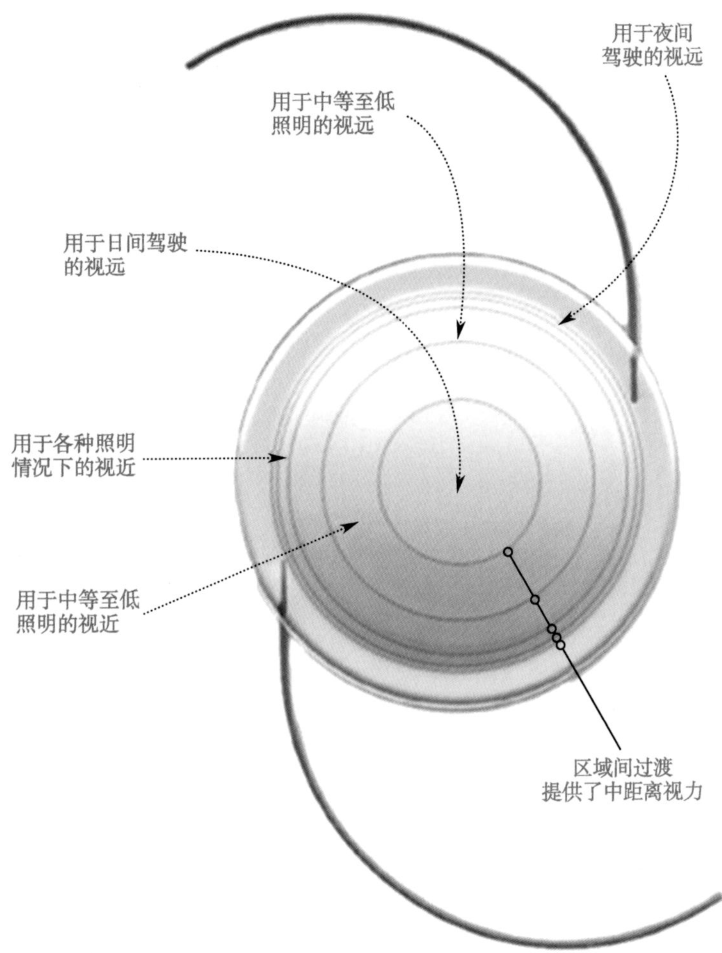

图 8.67　ReZoom NXG1（Abbott）

类型：三片式多焦点丙烯酸酯人工晶状体
光学面：双凸面，前表面区域性折射型
瞳孔依赖性：是
对比敏感度：降低
材料：
　光学区：可折叠丙烯酸酯
　脚襻：60% 蓝芯聚甲基丙烯酸甲酯单丝纤维
滤过：紫外线
总直径：13.0m
光学直径：6.0mm
脚襻角度：5°
脚设计襻：改良 C
边缘设计：OptiEdge 直角方边设计
植入位置：囊袋内
折射率：1.47
屈光力范围：+6.0D～+30.0D（以 0.5D 递增）
人工晶状体平面近附加：+3.5D
眼镜平面近附加：+2.4D～+2.8D
切口大小：≥3.2mm
推荐注射系统：
　UNFOLDER Emerald 系列手柄（EmeraldT）
　UNFOLDER Emerald 系列装载器（EmeraldC）

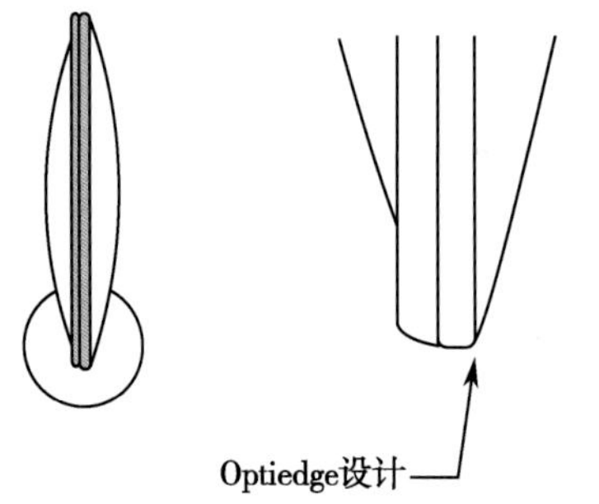

图 8.68 光学面边缘设计：Optiedge 方边设计

公司地址：

Abbott Laboratories
100 Abbott Park Road
Abbott Park，Illinois 60064
3500，USA

表 8.35 **预计 A 常数**

Hoffer Q	前房深度	5.2
Holladay I	主刀因素	1.45
SRK/T	A	118.4

46. SeeLens Multifocal(Hanita Lenses)[42]

图 8.69 SeeLens Multifocal (Hanita Lenses)

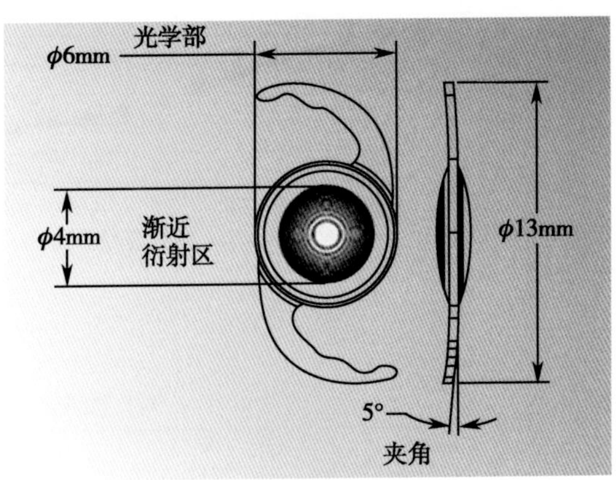

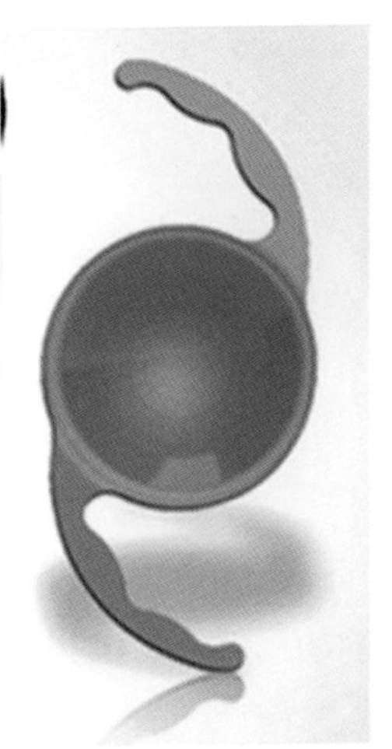

类型：用于微切口的单片式可折叠多焦点人工晶状体
光学面：多焦点，衍射型，渐进非球面
瞳孔依赖性：是
对比敏感度：降低
材料：亲水性丙烯酸酯 HEMA/EOEMA 聚合物
滤过：紫外线和紫光
总直径：13.0mm
光学直径：6.0mm
脚襻角度：5°
植入位置：囊袋内
边缘设计：360° 双层直角方边
折射率：1.46
屈光力范围：+10.0D～+30.0D（以 0.5D 递增）；+31.0D～+35.0D（以 1.0D 递增）
人工晶状体平面近附加：+3.0D
眼镜平面近附加：+2.4D
切口大小：1.8mm
注射系统：SoftJect 1.8 注射系统，一次性使用

表 8.36 **预计 A 常数**

		IOL-Master	超声生物测量
Hoffer Q	理论前房深度	5.26	5.05
Holladay I	主刀因素	1.48	1.27
SRK II	A	118.9	118.48
SRK/T	A	118.6	118.26
Haigis	a0	1.044	0.819
	a1	0.4	0.40
	a2	0.1	0.10

仅为预计值，建议主刀医师根据自身经验优化该值

公司地址：
Hanita Lenses R.C.A Ltd. Kibbutz Hanita, 22885

图8.70　瞳孔依赖曲线

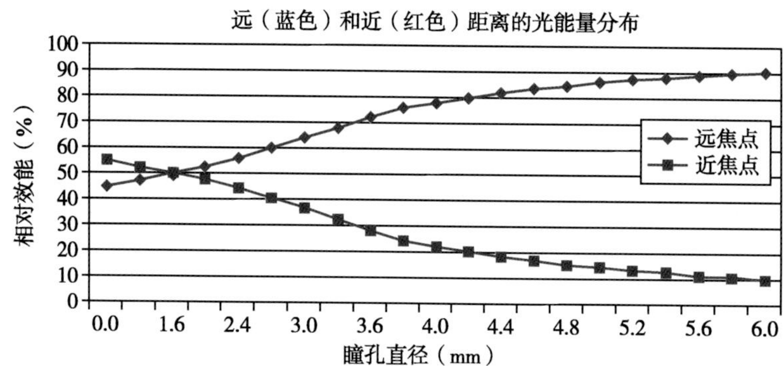

图8.71　对比敏感度曲线

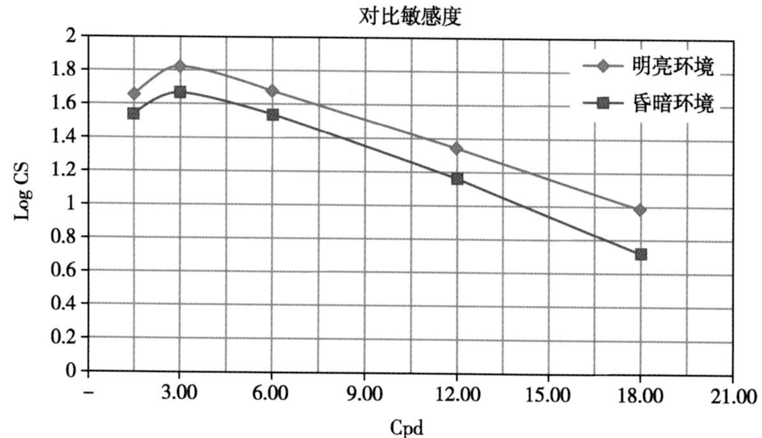

47. Sulcoflex Multifocal 653 F(Rayner)[43]

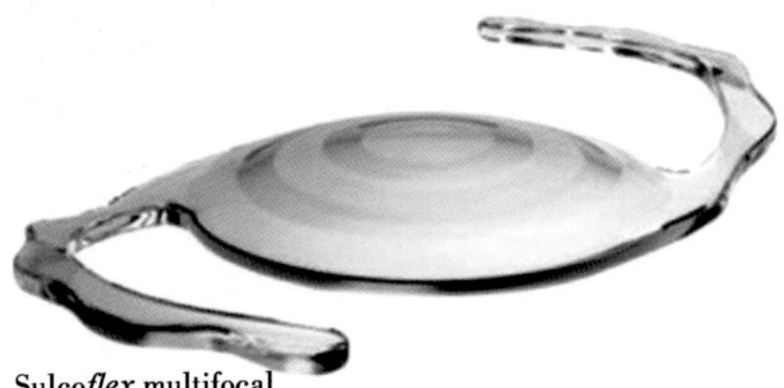

图 8.72 Sulcoflex Multifocal 653 F（Rayner）

类型：用睫状沟固定于人工晶状体眼的单片式亲水性丙烯酸酯多焦点人工晶状体

光学面：前表面凸，后表面凹

瞳孔依赖性：是

对比敏感度：不影响

材料：疏水性 Rayacryl

滤过：紫外线

总直径：14.0mm

光学直径：6.5mm

脚襻角度：10°

脚襻设计：波浪状脚襻

植入位置：睫状沟

屈光力范围：+3.0D～−3.0D（以 0.5D 递增）

人工晶状体平面近附加：+3.5D

眼镜平面近附加：+3.0D

推荐切口大小：3.0mm

预计 A 常数：118.9

注射器系统：Rayner soft-tipped 注射器，一次性使用

* 尚未批准销售

公司地址：

Rayner Intraocular Lenses Ltd.
Sackville Road，Hove，East Sussex，BN3 7AN（England）

48. Sulcoflex Multifocal Toric 653 T(Rayner)[43]

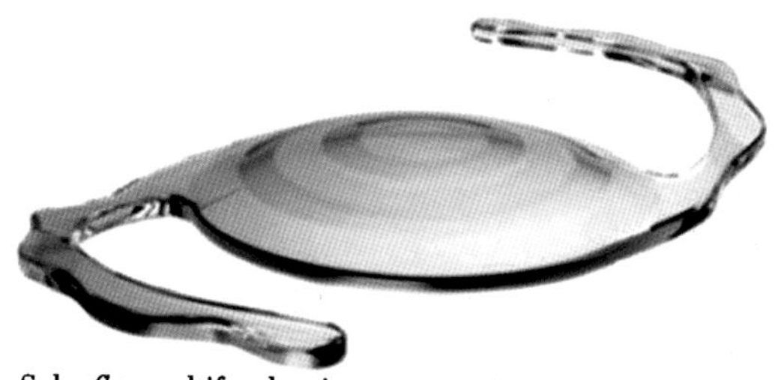

图 8.73 Sulcoflex Multifocal Toric 653 T(Rayner)

类型：用睫状沟固定于人工晶状体眼的单片式环曲面型亲水性丙烯酸酯多焦点人工晶状体

光学面：前表面凸，后表面凹

瞳孔依赖性：是

对比敏感度：不影响

材料：疏水性 Rayacryl

滤过：紫外线

总直径：14.0mm

光学直径：6.5mm

脚襻角度：10°

脚襻设计：波浪状脚襻

植入位置：睫状沟

屈光力范围：

标准范围：

表 8.37

等效球镜度：−3.0D～+3.0D（以 0.5D 递增）			
柱镜度（以 1.0D 递增）	+1.0D	+2.0D	+3.0D
最小球镜度	−3.5D	−4.0D	−4.5D
最大球镜度	+2.5D	+2.0D	+1.5D

定制范围：

人工晶状体平面近附加：+3.5D

眼镜平面近附加：+3.0D

切口大小：3.0mm

预计 A 常数：118.9

注射系统：Rayner soft-tipped 注射器，一次性使用

* 尚未批准销售

公司地址：

Rayner Intraocular Lenses Ltd.
Sackville Road，Hove，East Sussex，BN3 7AN（England）

表 8.38

等效球镜度：−3.0D～+3.0D（以 0.5D 递增）											
柱镜度（以 1.0D 递增）	1.0D	1.05D	2.0D	2.5D	3.0D	3.5D	4.0D	4.5D	5.0D	5.5D	6.0D
最小球镜度	−6.5	−6.5	−7.0	−7.0	−7.5	−7.5	−8.0	−8.0	−8.5	−8.5	−9.0
最大球镜度	+5.5	+5.0	+5.0	+4.5	+4.5	+4.0	+4.0	+3.5	+3.5	+3.0	+3.0

49. TECNIS MF ZKB00，TECNIS MF ZLB00 和 TECNIS MF ZMB00（Abbott）[44]

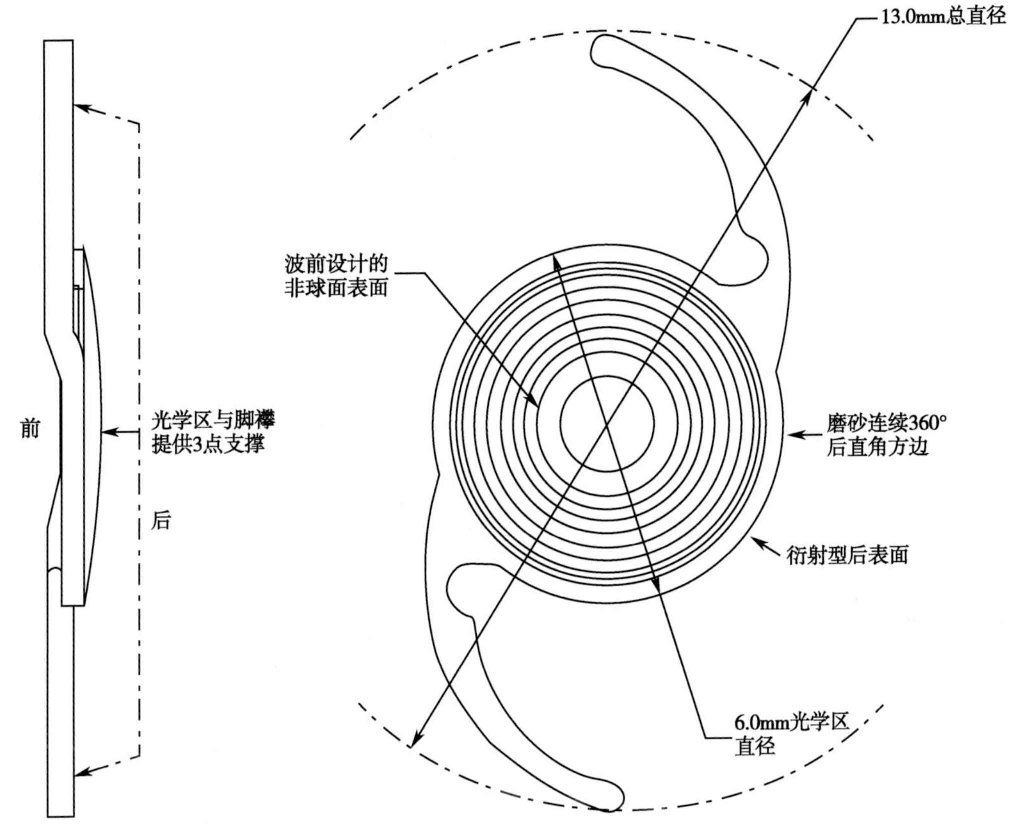

图 8.74 TECNIS MF ZKB00，TECNIS MF ZLB00 和 TECNIS MF ZMB00（Abbott）

类型：单片式可折叠衍射型疏水性丙烯酸酯人工晶状体
光学面：双凸，前表面非球面，后表面衍射型
瞳孔依赖性：否
对比敏感度：降低
材料：疏水性丙烯酸酯
滤过：紫外线
总直径：13.0mm
光学直径：6.0mm
脚襻角度：0°
脚襻设计：改良 C 形
边缘设计：360° ProTEC 磨砂后连续方边设计
植入位置：囊袋内
折射率：1.47
屈光力范围：+5D 至 +34D（以 0.5D 递增）

表 8.39

	ZKB00	ZLB 00	ZMB 00
人工晶状体平面近附加	+2.75	+3.25	+4.0
眼镜平面近附加	+2.01	+2.37	+3.0
理论阅读距离	50cm	42cm	33cm

切口大小：≥2.2mm
推荐注射系统：UNFOLDER Platinum set 1 螺纹注射器（DK 7796）
UNFOLDER Platinum set 1 装载器（1 MTEC 30）

One 系列 Ultra 针筒式注射器（DK 7786）
One 系列 Ultra 螺纹注射器（DK 7791）
One 系列 Ultra 装载器（1 VIPR 30）

表 8.40 **预计 A 常数**

		IOLMaster	超声生物测量
Hoffer Q	tACD	5.72	5.40
Holladay I	SF	1.96	1.68
SRK II/SRK/T	A	119.3[a]	118.8[a]

[a] 由 20D 得出的理论值，AMO 公司建议手术医生根据手术技术、团队以及这类人工晶状体的使用经验和术后结果适当优化 A 常数

公司地址：

Abbott Laboratories
100 Abbott Park Road
Abbott Park，Illinois 60064
3500，USA

（赵云娥 译）

参考文献

1. Care Group India. http://www.caregroupindia.com/acridiff.pdf. Revised 17 Aug 2011. Accessed 27 Mar 2014.
2. VSY Biotechnology. http://www.vsybiotechnology.com/Products/Intraocular-Lenses/IOL-Type/Multifocal/Clear/AcrivaUD-Reviol-MF-613.aspx. Copyright 2009 VSY Biyoteknoloji ve İlaç San. A.Ş. Accessed 27 Mar 2014.
3. VSY Biotechnology. http://www.vsybiotechnology.com/Products/Intraocular-Lenses/IOL-Type/Multifocal/Blue-Filter/BB-MF-613.aspx. Copyright 2009 VSY Biyoteknoloji ve İlaç San. A.Ş. Accessed 27 Mar 2014.
4. VSY Biotechnology. http://www.vsybiotechnology.com/Products/Intraocular-Lenses/IOL-Type/Multifocal/Clear/AcrivaUD-Reviol-MFB-625.aspx. Copyright 2009 VSY Biyoteknoloji ve İlaç San. A.Ş. Accessed 27 Mar 2014.
5. VSY Biotechnology. http://www.vsybiotechnology.com/Products/Intraocular-Lenses/IOL-Type/Multifocal/Clear/AcrivaUD-Reviol-MFM-611.aspx. Copyright 2009 VSY Biyoteknoloji ve İlaç San. A.Ş. Accessed 27 Mar 2014.
6. VSY Biotechnology. http://www.vsybiotechnology.com/Products/Intraocular-Lenses/IOL-Type/Multifocal/Blue-Filter/BB-MFM-611-%28MICS%29.aspx. Copyright 2009 VSY Biyoteknoloji ve İlaç San. A.Ş. Accessed 27 Mar 2014.
7. VSY Biotechnology. http://www.vsybiotechnology.com/Products/Intraocular-Lenses/IOL-Type/Multifocal-Toric/BB-T-MFM-611-%28MICS%29.aspx. VSY Biyoteknoloji ve İlaç San. A.Ş. Accessed 27 Mar 2014.
8. Alcon Laboratories Inc. http://ecatalog.alcon.com/iol_dfu/40-500-133-001_us_en.pdf. 2008–2009, 2011 Alcon, Inc. Accessed 27 Mar 2014.
9. Alcon Laboratories Inc. http://ecatalog.alcon.com/iol_dfu/40-500-092-004_us_en.pdf. 2008–2009, 2011 Alcon, Inc. Accessed 27 Mar 2014.
10. Alcon Laboratories Inc. http://ecatalog.alcon.com/iol_dfu/40-500-085-NEW_us_en.pdf. 2007 Alcon Inc. Accessed March 27, 2014
11. http://www.humanoptics.com/images/mediathek/datenblatt/DiffsPB_Y.pdf
12. 1st Q. http://www.1stq.de/media/raw/Datenblatt_EN_AddOnprogr.pdf. Accessed 27 Mar 2014.
13. Hoya Surgical Optics. http://hoyasurgicaloptics.com/us/professionals/products/. Accessed 27 Mar 2014.
14. Alsanza. http://www.alsanza.com/cataract-surgery/iols/advanced-iols/alsiol-3d. Accessed 27 Mar 2014.
15. Alsanza. http://www.alsanza.com/cataract-surgery/iols/advanced-iols/alsiol-3d-toric. Accessed 27 Mar 2014.
16. Carl Zeiss Meditec AG. http://meditec.zeiss.com/meditec/en_de/products---solutions/ophthalmology/cataract/iol-implantation/mics-platform/mics-preloaded-multifocal-iol/at-lisa-809m-mp.html. Accessed 27 Mar 2014.
17. Carl Zeiss Meditec AG. http://meditec.zeiss.com/meditec/en_de/products---solutions/ophthalmology/cataract/iol-implantation/mics-platform/mics-preloaded-toric-multifocal-iol/at-lisa-toric-909m-mp.html. Accessed 27 Mar 2014.
18. Carl Zeiss Meditec AG. http://meditec.zeiss.com/meditec/en_de/products---solutions/ophthalmology/cataract/iol-implantation/mics-platform/mics-preloaded-trifocal-iol/at-lisa-tri-family/at-lisa-tri-family-product-details.html#Highlights. Accessed 27 Mar 2014.
19. Carl Zeiss Meditec AG. http://meditec.zeiss.com/meditec/en_de/products---solutions/ophthalmology/cataract/iol-implantation/mics-platform/mics-preloaded-trifocal-iol/at-lisa-tri-family/at-lisa-tri-family-product-details.html#Highlights. 27 Mar 2014.
20. 1st Q. http://www.1stq.de/media/raw/Datenblatt_EN_BasisZprogr.pdf. Accessed 27 Mar 2014.
21. Medicontur. http://www.medicontur.com/multifocal_aspheric_diffractive_lenses. Copyright 2013. Accessed 27 Mar 2014.
22. Hanita lenses. http://www.hanitalenses.com/blog/product/bunnylens-mf/. Copyright 2007–2010. Accessed 27 Mar 2014.
23. http://www.humanoptics.com/images/mediathek/datenblatt/DiffaA_Y.pdf

24. Biotech Visioncare. http://www.biotechvisioncare.com/home/ophthalmic/cataract_products/intraocular_lenses/eyecryl.shtml. Copyright 2009. Accessed 27 Mar 2014.
25. Biotech Visioncare. http://www.biotechvisioncare.com/home/ophthalmic/cataract_products/intraocular_lenses/eyecryl.shtml. Accessed 27 Mar 2014.
26. PhysIOL. http://www.physiol.eu/en/multifocal-iol/finevision/. Accessed 27 Mar 2014.
27. Care Group India. http://www.caregroupindia.com/idiffplus.pdf. Revised 30 Dec 2009. Accessed 27 Mar 2014.
28. Oculentis. http://www.oculentis.com/lentis-comfort.html#. Copyright 2011. Accessed 27 Mar 2014.
29. Oculentis. http://www.oculentis.com/lentis-mplus-x.html. Copyright 2011. Accessed 27 Mar 2014.
30. Oculentis. http://www.oculentis.com/lentis-mplus-x-toric.html. Copyright 2011. Accessed 27 Mar 2014.
31. Rayner. http://www.rayner.com/products/m-flex. Copyright 2013. Accessed 27 Mar 2014.
32. Rayner. http://www.rayner.com/products/m-flex-t. Copyright 2013. Accessed 27 Mar 2014.
33. MBI Millennium Biochemical Inc. http://www.mbius.com/en/pdf/SAL%20M302A,%20M302AC,%20PM302A%20,%20PM302AC.pdf. Accessed 27 Mar 2014.
34. MTO Intraocular Lenses. http://www.mto-ophtalmo.ch/intraocular-lenses/#mto_product. Accessed 27 Mar 2014.
35. Care Group India. http://www.caregroupindia.com/multifocal.pdf. Accessed 27 Mar 2014.
36. Cristalens. http://cristalens.fr/index.php?page=produits&rub=1&srub=4&ssrub=1. Accessed 27 Mar 2014.
37. Soleko. http://www.soleko-iol.it/wp-content/materiale/schedetecniche/FIL611PV.pdf. Accessed 27 Mar 2014.
38. Soleko. http://www.soleko-iol.it/wp-content/materiale/schedetecniche/FIL611PVT.pdf. Accessed 27 Mar 2014.
39. Soleko. http://www.soleko-iol.it/wp-content/materiale/schedetecniche/FIL65PVS.pdf. Accessed 27 Mar 2014.
40. Omni Lens. http://www.omnilens.in/revive.html. Copyright 2013. Accessed 27 Mar 2014.
41. Abbott Laboratories Inc. http://www.amo-inc.com/products/cataract/refractive-iols/rezoom-multifocal-iol#Specifications. Copyright 2014. Accessed 27 Mar 2014.
42. Hanita Lenses. http://www.hanitalenses.com/blog/product/seelensmf/. Copyright 2007–2010. Accessed 27 Mar 2014.
43. Rayner. http://www.rayner.com/sites/default/files/pdfs/Sulcoflex_Datasheet.pdf. Accessed 27 Mar 2014.
44. Abbott Laboratories Inc. http://www.tecnismultifocal.com/us/healthcare-professionals/index.php. Copyright 2014. Accessed 27 Mar 2014.

9 多焦点人工晶状体：结果的分析和评价

Jorge L. Alió, Joseph Pikkel

9.1 介绍

由于多焦点人工晶状体的优缺点体现在是否符合患者的需求及其临床表现，因此清楚各种人工晶状体的不同特性至关重要。没有哪一种多焦点人工晶状体是完美的，因此在选择植入多焦点人工晶状体时必须有一些妥协，但每个人对某些妥协感受不一。本章节并不是多焦点人工晶状体的最佳使用指南，我们仅仅从不同的来源收集一些有用的信息，在医师们选择使用多焦点人工晶状体时提供一些帮助。手术医师的个人经验是无可替代的，不断的实践摸索才是获得真知的最佳途径。

9.2 方法

如前所述，在周密的术前准备和充分的医患沟通后，医师要选择合适的人工晶状体了。选择合适的多焦点人工晶状体，最有影响的五个因素包括：

1. 患者年龄，需求，生活方式，心理状态。
2. 患者的眼部情况。
3. 不同照明环境下的瞳孔反应及大小。
4. 独立于商业利益以外的同类综述文献所提供的植入多焦点人工晶状体的实验数据，特别是人工晶状体的离焦曲线。
5. 术者以往的经验。

患者的职业、爱好、术后优先视觉选择（阅读、看电视、旅行等）都应该纳入讨论范畴。选择的人工晶状体必须符合患者的需要。举个例子，对于晚间驾驶多的患者，医师要尽量选择较低对比敏感度以及产生眩光、光晕较少的人工晶状体，而对于在家居多的患者，人工晶状体的这些特性就不太重要，主要需要讨论他们日间活动的需求。另外，患者的性格也有影响。

在选择多焦点人工晶状体时，患者的眼部情况是主要的影响因素。已经有对比敏感度下降的患者，术后降得可能比别人更多，并且适应得更慢。对于已经有对比敏感度下降的青光眼患者或需要对比敏感度来提高阅读能力的 AMD 患者，这显得更加重要，因为对比敏感度的作用在于提高阅读能力。这些患者如果植入多焦点人工晶状体，在神经适应和视功能上会感觉到“负担太多”。伴有 AMD 的白内障患者，术后轻微的近视漂移会带来较好的阅读近附加效果，犹如放大镜，而对其他患者的术后屈光目标还是正视为好。对这些患者的治疗和晶状体选择要格外警惕。

另一个问题是术者使用多焦点人工晶状体的经验和信心。这不仅仅关乎个性化多焦人工晶状体度数计算，还有术者对意外结果的处理能力和以往使用这些晶状体的信心。

一方面，有许多因素会影响医师的决定；另一方面，市场上各种各样的人工晶状体令人眼花缭乱。本章节我们会总结一下目前市场上常用几种多焦点人工晶状体的特点，并尝试给读者在选择多焦点人工晶状体时提供一点简单的方法和指导。

比较多焦点人工晶状体的质量，首先我们要知道比什么，以及用什么指标来衡量。广为接受的观点是远、中、近视力都要舒适。远视力是指看 6m 远的视力，远视力好是指视力为 20/20～20/25，小数视力为 0.8～1.0，LogMAR 视力为 0.1。中间视力的测量依据不同的研究有不同的方法，与研究对象的爱好和生活习惯关系大。基于生活质量的研究，我们对中间视力的定义为 80cm 距离的视力，使我们能够做办公室或室内的事情，如电脑前的工作。大多数的研究采用这个距离作为中间视力的测量距离。我们定义中间视力好为视力 20/30，或小数视力为 0.7，LogMAR 视力为 0.2。近视力是指 40cm 距离的视力，这是所有研究都认可的标准。好视力定义为 Jaeger2 或 Radner20/25，对应小数视力为 0.8，LogMAR 视力为 0.2。

我们从患者的满意度调查和生活质量问卷收集了对比敏感度、夜间视力、视觉干扰的情况。这些数据同样是通过出版的文献收集的。根据这些研究并结合自己的经验，我们做了一些总结。我们把市面上常见的多焦点人工晶状体汇总在表 9.1。除了人工晶状体的技术参数外，我们还把术后的远视力、近视力、中间视力、对比敏感度、夜间眩光等作为评价指标。这些评价指标都是根据英文的出版物和我们的实践经验得出的。最后一行是补充阅读指南。在每一种人工晶状体名字下面的纵栏里，还会找到阅读材料及其出处的数字。这些数字是本章节后面的参考文献的编码。如果我们没有找到某种人工晶状体的相关材料，那么就用 NA 表示没有可用信息。

9.3 离焦曲线

另一种比较晶状体性能的方法是利用离焦曲线。离焦曲线是一种被广泛接受的用于评估老视矫正技术（调节和多焦人工晶状体）中主观明视范围的测量方法。通过在综合验光仪上添加正负镜片，改变远视力视标的视角，测出离焦曲线，这可以提示患者可能达到的不同距离的视力水平。绘制离焦曲线的第一步是测量患者远距的屈光力，这样可以避免由于残留的屈光不正带来的一些变异。接着就改变镜片的屈光度，以 0.5D 间距，从最小的正度数（+1.00D 或 +2.00D）到 -4.00D。每一次屈光力改变时都要测量。离焦曲线是体现镜片聚散力和远处焦点关系的曲线图。通常，最主要的三个关键点是无限远距离、80cm 的中间距离、40cm 的近距离视力。这三个视力代表了人工晶状体的视觉效果以及患者日常生活的视觉质量。

如果患者的视力峰值（最佳矫正视力）的屈光度是 0.00D，意味着该人工晶状体提供了很好的远视力。如果第二个峰值出现在 −2.50D 附近，意味着人工晶状体提供了很好的近视力（100/2.5 = 40cm），非常舒服的阅读距离。曲线的高度代表 LogMAR 视力，水平方向是附加镜片的度数。简言之，离焦曲线就是找出视力峰值及其相匹配的屈光度数和曲线的平坦程度。视力峰值应该出现在远距离（0.00D）、中间距离（80cm 或 −1.25D）、近距离（40cm 或 −2.5D）这几个是我们所期待的点上。曲线的平坦部意味在对应的每个矫正点上的视力都相似。理想的镜片应该在 LogMAR0.0 的高度形成一条直线，但是这是不能达到的。下面就是典型的离焦曲线示图（图 9.1）。

最近，在西班牙阿里坎特的 VISSUM

表 9.1 各种多焦点人工晶状体的比较

	Manfect									
品牌	Oculentis GmbH		Alcon 爱尔康			Hanita Lenses		Physiol	Aaren	Abbott medical optics
晶状体型号	LENTIS Mplus	LENTIS Mplus T	ReS～R 2.5	ReS～R 3	ReS～R 4	SeeLens	Bunny-Lens	FineVision	OptiVis	Tecnis
材料	疏水丙烯酸	疏水丙烯酸	疏水丙烯酸	疏水丙烯酸	疏水丙烯酸	疏水丙烯酸	亲水丙烯酸	亲水丙烯酸	亲水丙烯酸	疏水丙烯酸
设计	折射 近处扇形	折射 近处扇形	9 阶衍射	衍射+ 折射	衍射+ 折射	衍射	衍射	衍射 三焦点	衍射	衍射
光学直径	6mm	6mm	6mm	6mm	6mm	6mm	6mm	6.15mm	6mm	6mm
总直径	11mm	11mm	13mm	13mm	13mm	13mm	11mm	10.75mm	11mm	13mm
植入位置	囊袋	囊袋	囊袋	囊袋	囊袋	囊袋	囊袋	囊袋	囊袋	囊袋
A constant	118.1	118.1	118.9	118.9	118.9	118.6	118.5	118.59	118.1	118.8
屈光范围	0～ +36	0～ +36	+6.0～ +34.0	+6.0～ +34.0	+6.0～ +34.0	+7.5～ +30.0	+10.0～ +30.0	+10～ +35	+10～ +30	+5.0～ +34.0
近附加	+1.50, +3.00	+3.00	+2.50	+3.00	+4.00	+3.00	+3.00	+1.75 +3.50	+2.80	+4.00
对比敏感度	不影响	不影响	下降	下降	下降	下降	下降	无明显下降	下降	下降
切口大小	2.2～ 2.6mm	2.2～ 2.6mm	2.2mm	2.2mm	2.2mm	2mm	2mm	1.8～ 2.2mm	2.2mm	2.2mm
非球面	否	否	是	是	是	是	是	是	是	是
瞳孔依赖	否	否	是	是	是	是	是	是	是	否
远视力	好	好	好	好	好	好	好	好	好	好
近视力	+3 好 +1.5 受限	好	受限	受限	受限	受限	受限	好	受限	受限
中间视力	好	好	好	好	好	下降	下降	好	下降	不好
环曲面	否	是	是?	是	否	否	否	否	否	否
夜间视力	扇形光晕	扇形光晕	光晕	光晕	光晕	光晕+ 眩光	光晕+ 眩光	光晕	光晕	光晕 +++
阅读附加	11～27		1～10			28		29～35	36	37～52

续表

	Dr. Schmidt	Human	Hoya	Rayner			Carl Zeiss Meditec			Care group
ReZOOM	MS	Diffrac-tive	iSii IOL	Mflex	Mflex T	SulcoFlex	Acrilisa Bi，Tri，T	AT Lisa	Gradiol	i衍射
Acrylic UV protect	亲水丙烯酸	亲水丙烯酸	亲水丙烯酸	亲水丙烯酸	亲水丙烯酸	亲水丙烯酸	亲水丙烯酸	亲水丙烯酸		亲水丙烯酸
衍射+折射	衍射附加	衍射	衍射	折射	折射	折射附加	衍射+折射 T-衍射	衍射		折射+衍射+非球面表面
6mm	6mm	6mm	6mm	6.25mm	6.25mm	6.5mm	6mm	6mm		6mm
13mm	11/06/13	12.5mm	12.5mm	12.5mm	12.5mm	14mm	11mm	809.909～11mm 801，802～12.5mm		1-P：11mm 1-R：12.5mm
囊袋	睫状沟	囊袋	囊袋	囊袋	囊袋	睫状沟	囊袋	囊袋		囊袋
118.4	118.6	118.4	118.4	118.6	118.6	118.9	117.8 T－118.3 & cyl. +1～+12	809～117.8 909～118.3 801～118 802～118.1		
+6.00～+30.0	−3.0～+31.0	+10～+34	+14.0～+27.0	+14.0～+25	+14.0～+32.0	Toricity −3.00～+3.00	−10.0～+32 & cyl. +1～+12	0.0～+30.0		+10.0～+34.0
+3.50	+3.50	+3.50	+3.00	+3.00，+4.00	+3.00，+4.00	+3.00 +4.00	+3.75	+3.75		+3.50
减少	减少	NA	NA	无影响	无影响	无影响	减少	减少		NA
3.2mm		2.2mm	2.5mm	1.8mm	1.8mm	2.6mm	1.5mm	801–2.2mm 802–2.8mm 809，909–1.5mm		?
否	是	是	是	是	是	否	是	是		是
是	是	是	是	是	是	是	否			?
好	好	NA	NA	好	好	好	好	好		NA
受限	受限	NA	NA	好	好	好	好	好		NA
下降	下降	NA	NA	下降	下降	下降	好	好		NA
否	否	否	NA	否	是	是	是	是		否
光晕+眩光	光晕	NA	NA	光晕+眩光	光晕+眩光	光晕+眩光	光晕+眩光	光晕		NA
78～85	53～55	56，57	58，59	60～65			66～77			NA

的一项研究中，对三种多焦点人工晶状体和两种拟调节人工晶状体进行检测。这三种多焦点人工晶状体分别是：AT LISA tri 839 MP，三焦点全程视力，单片式，可折叠非球面人工晶状体；双焦点人工晶状体 AcrySof ReSTOR SN6AD1（Alcon，Fort Worth，USA）和 HanitaSeeLens 多焦点人工晶状体。这些多焦点人工晶状体的离焦曲线如图 9.2 所示。

正如我们所看到的，四种晶状体的峰值接近 0，说明有很好的远视力。其中有两个晶状体的第二峰值在接近 −2.50D 的位置上，意味着 40cm 的近视力很好。有两个晶状体的最好近视力在 50cm。依照常识，曲线越平坦，人工晶状体的表现越好。平坦的曲线表示不同距离的视力都差不多。但视力也是很关键的，曲线的峰值越高说明视力越好。图中有一条曲线最高说明视力最好。离焦曲线是评价某种特定的人工晶状体的视觉效能非常有效的一种方法。

离焦曲线的问题在于检查的时候没有标准化的检查流程，评价时要按不同的晶状体度数来分类；但离焦曲线对比较多焦点人工晶状体的优劣是有用的。我们对目前市场上的大部分多焦点人工晶状体都做了离焦曲线的研究。不同的研究有不同的添加步骤，但不同的研究对晶状体总体的视觉效果没有明显的不同。我们推荐用表格

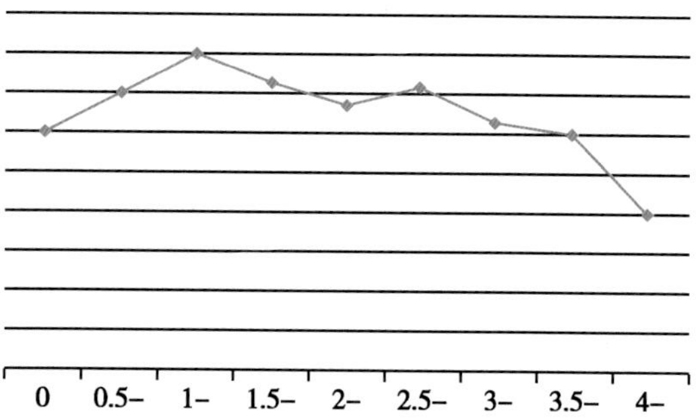

图 9.1 典型的离焦曲线：最高峰是远视力，第二峰值是近视力

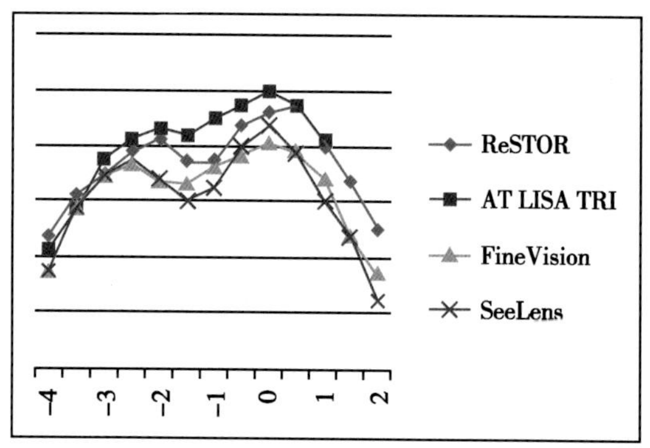

图 9.2 四种多焦点人工晶状体的离焦曲线，此曲线可以快速比较人工晶状体的性能

和离焦曲线作为比较不同多焦点人工晶状体性能的有效工具，但不能替代人工晶状体植入者的经验体会，并从中进一步提高。

（黄 芳 译）

衍射型多焦点人工晶状体：Acriva UD Reviol MFM 611 IOL 和 Acriva UD Reviol MF 613 IOL

10

Minoru Tomita

10.1 介绍

植入多焦点人工晶状体可以获得好的远近视力，这个观念在 20 多年前就介绍过了，并有了一个普及的过程[1，2]。总的来说，在设计上多焦点人工晶状体有三种类型：折射型、衍射型、折射 + 衍射型[3，4]。已经证明，衍射型多焦点人工晶状体比折射型多焦点人工晶状体和单焦点人工晶状体有更好的近视力和阅读功能[5]。以往的研究发现，+3.75D 近附加的衍射多焦点人工晶状体能获得好的中距离视力[6，7]。在这个章节，我们将汇报我们的实践经验以及两个最新的研究结果，其中之一报告了两个新一代的多焦点人工晶状体的术后视力和光学性能，并对两者进行了比较。这两种人工晶状体的近附加同为 +3.75D，但脚襻的设计有所不同。另外一个研究比较了这两个多焦点人工晶状体与其他不同近附加度数的多焦点人工晶状体的性能。

10.2 Acriva UD Reviol 多焦点人工晶状体

本研究涉及的盘状衍射型多焦点人工晶状体是 Acriva UD Reviol MFM 611 IOL（VSY Biotechnology，Amsterdam，Netherlands）（图 10.1，左）。制造商声称，这款衍射多焦点 IOL 有 +3.75D 近附加，能提供高品质的远、中、近视力；光滑的衍射环过渡边缘可以提高视网膜成像质量；360° 连续的光学区及脚襻方形边缘可以减少 PCO 的形成。Acriva UD Reviol MF 613 IOL（VSY Biotechnology，Amsterdam，Netherlands）有着和 Acriva UD Reviol MFM611 IOL 相同的光学区设计，但在脚襻上进行了改变（图 10.1，右）。C 型脚襻长 13mm，0° 夹角。两种多焦点人工晶状体都是疏水丙烯酸酯表面的亲水丙烯酸酯设计。光能量分布为 60% 看远，40% 看近。

10.3 Acriva UD Reviol MF 613 IOL 和 Acriva UD Reviol MFM 611 IOL 比较

日本东京品川 LASIK 中心进行了一项单中心前瞻性研究，其研究对象是 2012 年 6 月到 2013 年 3 月间施行白内障手术并植入多焦点人工晶状体白内障患者，共有 107 例患者 158 只眼被纳入研究（图 10.2～图 10.5）。

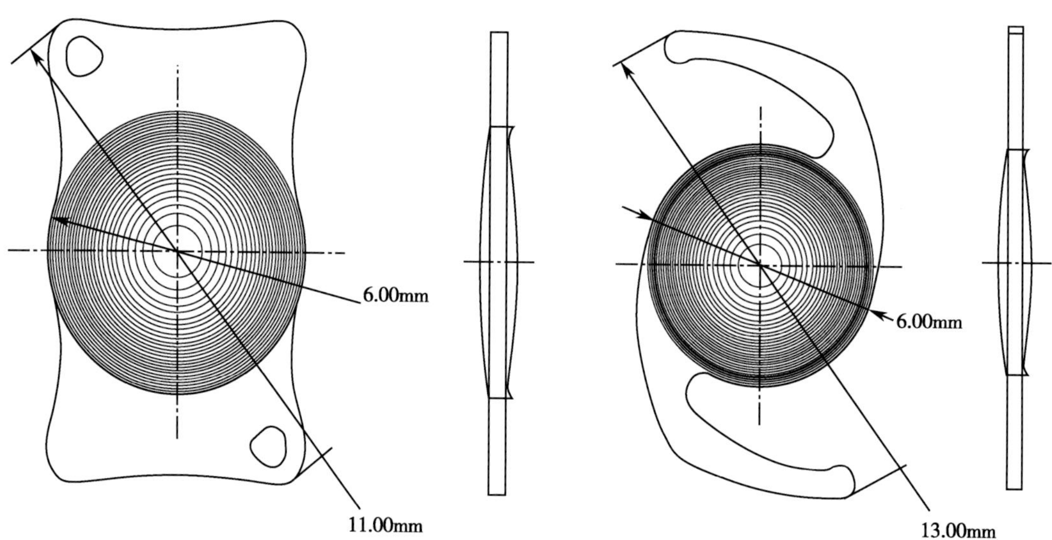

图 10.1 Acriva UD Reviol MFM 611 多焦点人工晶状体（左）和 the Acriva UD Reviol MF 613 IOL 多焦点人工晶状体（右）

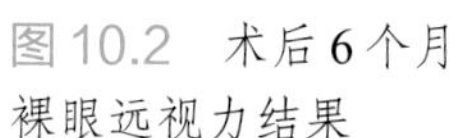

图 10.2 术后 6 个月裸眼远视力结果

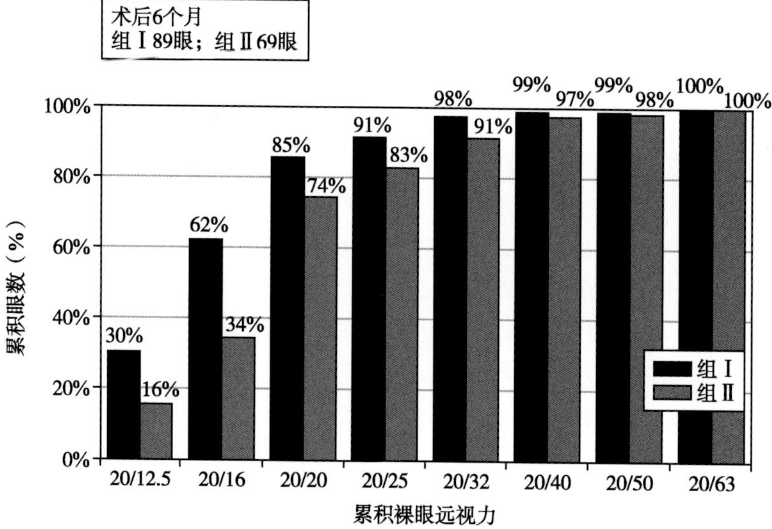

这些术眼被随机分为两组，组Ⅰ植入 Acriva UD Reviol MFM 611，组Ⅱ植入 Acriva UD Reviol MF 613。组Ⅰ 62 例 89 眼，年龄在 47～76 岁（平均年龄 60.74 岁 ±5.92 岁），组Ⅱ 45 例 69 眼，年龄在 45～73 岁（平均年龄 61.13 岁 ± 5.64 岁）。所有手术由同一个医师（M.T.）施行。手术方式为飞秒激光辅助的超声乳化白内障摘除术 [8]。表面麻醉和充分散瞳后，采用飞秒激光（Catalys TM Precision Laser System，OptiMedicaCorp.，Sunnyvale，California，United States）进行连续环形撕囊及碎核。切口位置在最陡的角膜子午线上。前房注入黏弹剂（ProVisc TM，Alcon Corp.，Fort Worth，Texas，United States），并取

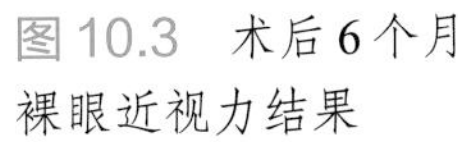
图 10.3　术后 6 个月裸眼近视力结果

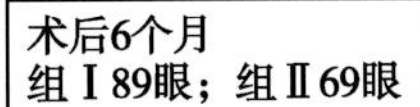

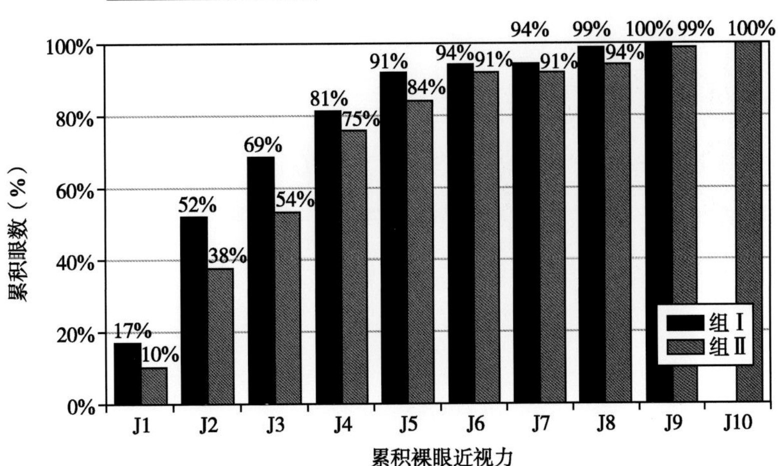

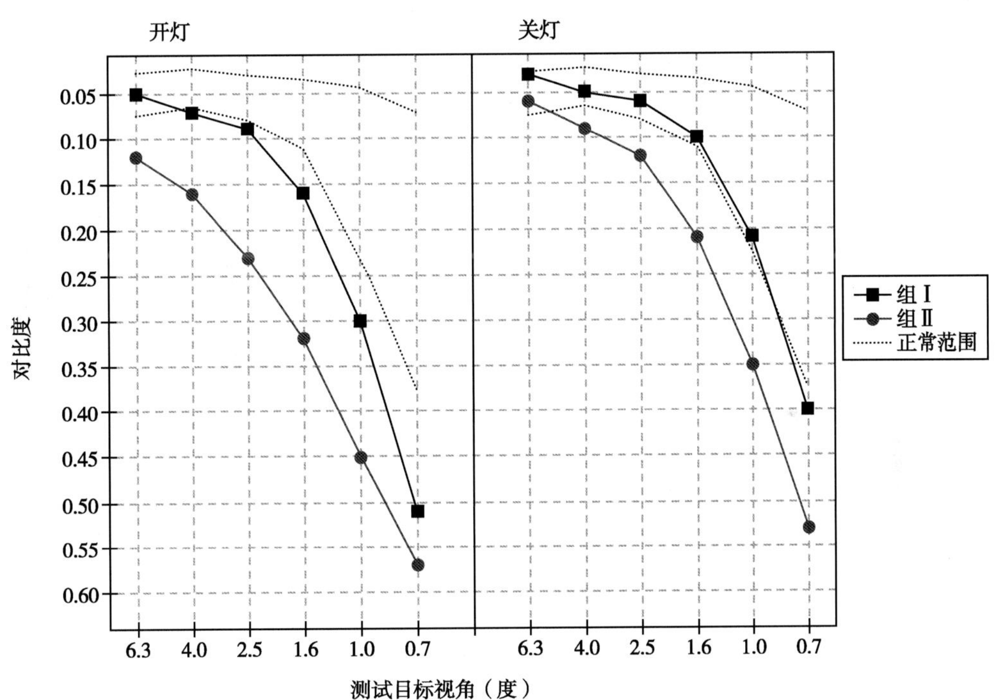

图 10.4　对比敏感度

出已切下的前囊膜。应用 INFINITI® Vision System（Alcon Corp.，FortWorth，Texas，United States）进行超声乳化。注射可折叠多焦点人工晶状体，并旋转至囊袋内。用灌注 / 吸引头彻底吸除黏弹剂。切口不缝合。

术前两组患者的年龄、视力、屈光状态没有显著的统计学差异。术后 6 个月，两组的裸眼远视力、最佳矫正远视力、主觉验光等效球镜、裸眼近视力、矫正近视力都有明显提高（$P<0.05$）。比较两组，盘状袢的

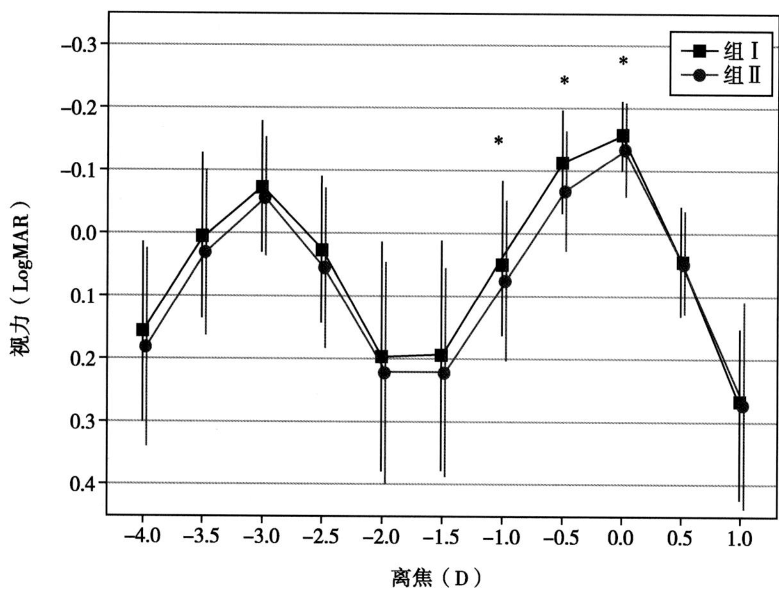

图 10.5　离焦曲线

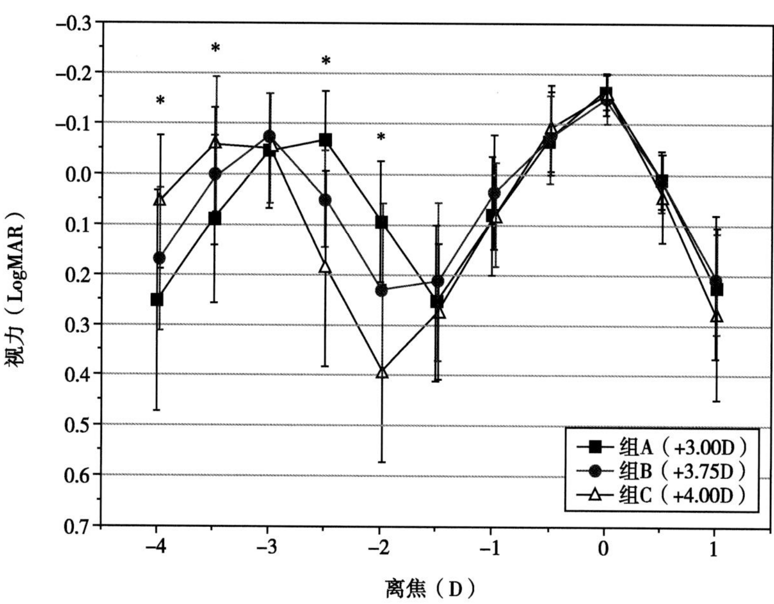

图 10.6　近矫视力的离焦曲线

多焦点人工晶状体（组Ⅰ）在裸眼远视力、矫正远视力、矫正近视力方面更好，有统计学意义（$P<0.05$）。

我们认为，两组之间的差异可能是两者在囊袋内的位置稳定性不同所致。不同于单焦或折射型多焦点人工晶状体，即便有一点点的中心偏移，也会使衍射型多焦点人工晶状体的效果大打折扣[9~13]。

10.4　三种不同近附加的衍射型多焦点人工晶状体的视力及其光学性能的比较

近年来出现了多种不同近附加的衍射型多焦点人工晶状体，包括 +3.00D，+3.50D，+3.75D，+4.00D[5, 14]，等等。AcrySof® ReSTOR®

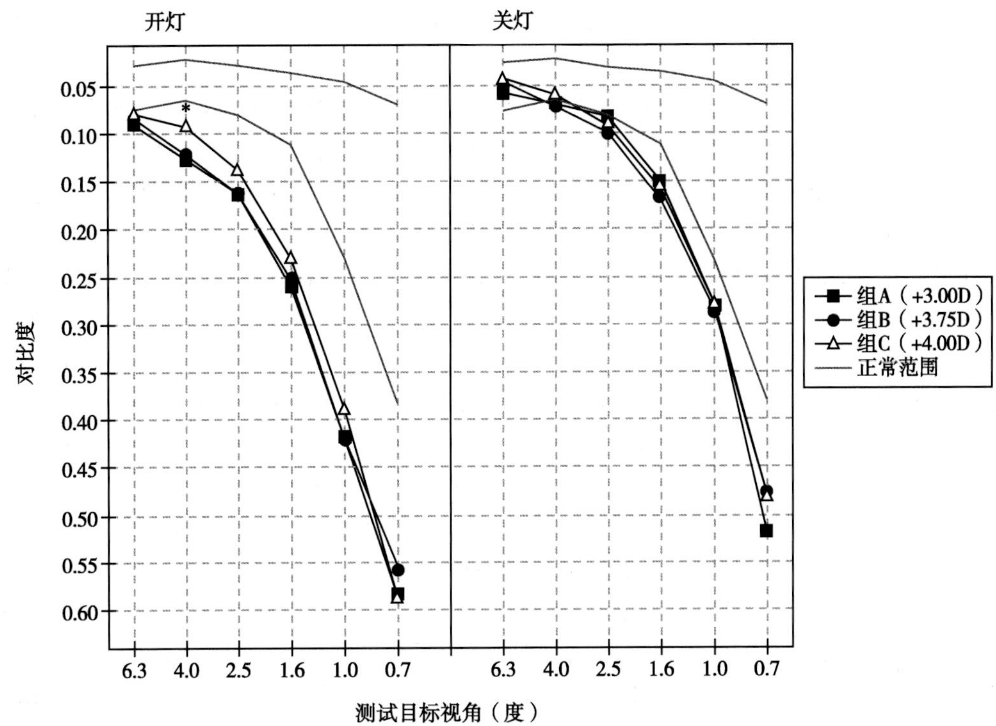

图 10.7 对比敏感度

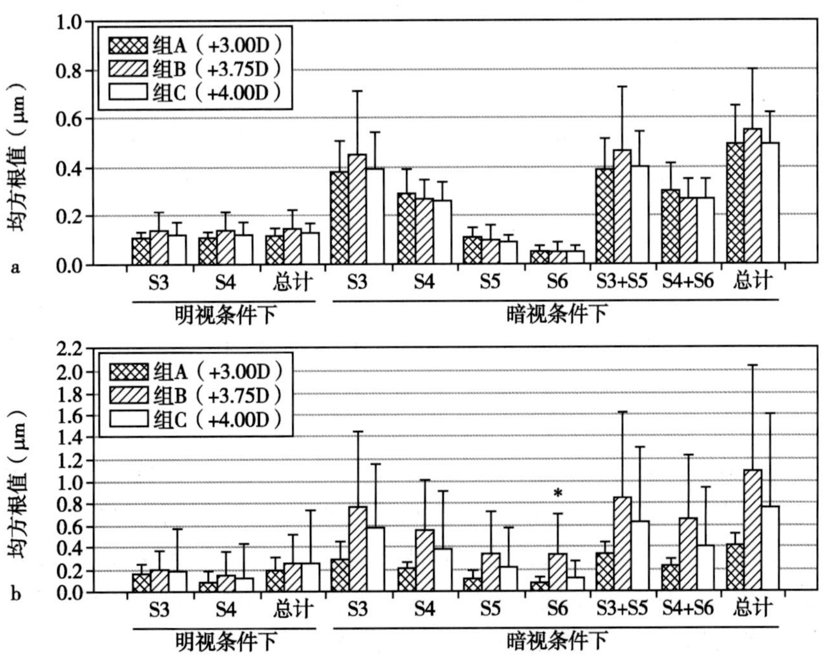

图 10.8 明视与暗视功能比较

SN6AD1 IOL（Alcon Corp., Fort Worth, Texas, United States）和 AcrySof® ReSTOR® SN6AD3 IOL（Alcon Corp., Fort Worth, Texas, UnitedStates）就是在以前的研究中被证实有效的两种不同近附加的非球面多焦点人工晶状体，近附加度数分别为+3.00D和+4.00D[15, 16]。Acriva UD Reviol 系列是更新型的衍射型多焦点人工晶状体，它有两种型号：BB MF 613 和 BB MFM 611，近附加同为+3.75D。两种型号的光学设计相同，据称都能获得满意的远、中、近视力；BB MFM 611 已被证实能提供有效的视力和对比敏感度[6]。接下来，我们要评价及比较一下这四种不同近附加的多焦点人工晶状体在植入人眼后的视力和光学性能，+3.00D（AcrySof® ReSTOR® SN6AD1），+3.75D（Acriva Reviol UD BB MF 613 和 BB MFM611）和 +4.00D（AcrySof® ReSTOR® SN6AD3）。

10.4.1 AcrySof® ReSTOR® SN6AD1 和 SN6AD3

AcrySof® ReSTOR® SN6AD1 和 SN6AD3 的光学面都由周边的折射区带和中央 3.6mm 的变轨衍射区域构成。变轨衍射区域位于人工晶状体中央 3.6mm 的光学区。AcrySof® ReSTOR® SN6AD1 和 SN6AD3 分别通过 9 环和 12 环的变轨衍射带产生 +3.00D 和 +4.00D 的近附加。

10.4.2 Acriva Reviol BB MF 613 和 BB MFM 611

Acriva Reviol BB MF 613 和 BB MFM 611 同是 +3.75D 近附加的多焦点人工晶状体，有不同的衍射环分配，都能够带来满意的远、中、近视力。晶状体表面的有效衍射区域经特殊抛光后能使散射和光晕减少到最小，从而使患者即使在夜间也能获得高对比敏感度。

日本东京品川 LASIK 中心进行了一项单中心前瞻性研究，其研究对象包含了 2009 年 1 月到 2012 年 12 月间施行白内障超声乳化手术并植入多焦点人工晶状体的 88 例患者的 133 只眼（图 10.6～图 10.8）。这些眼被随机分成 3 组：A 组植入 AcrySof® ReSTOR® SN6AD1 IOLs（+3.00D），B 组植入 Acriva UD Reviol BB MF 613 或 BB MFM611 IOLs（+3.75D）；C 组植入 AcrySof® ReSTOR® SN6AD3 IOLs（+4.00D）。

手术方法和术后处理与本章节前面所介绍的相同。

术前三组在性别、年龄、人工晶状体度数、裸眼远视力、球镜、柱镜、主觉验光等效球镜、裸眼近视力、眼内压、有效前房深度方面无统计学差异（$P>0.05$）。在最佳矫正远视力和近视力均值上，B 组好于 C 组，有显著的统计学差异（分别为 $P=0.0258$ 和 $P=0.0266$）。

在裸眼远视力、矫正远视力、球镜、柱镜、主觉验光等效球镜、眼内压、角膜内皮细胞计数方面，三组没有显著的统计学差异（$P>0.05$）。在裸眼近视力和最佳矫正近视力的均值上，C 组显著优于 A 组（分别为 $P=0.0284$ 和 $P=0.0062$）。

结论

Acriva UD Reviol BB MFM611 IOL and BB MF 613 IOL 有以下优点：

- 理想的近附加值（+3.75D）
  研究中发现，Acriva UD Reviol BB MFM 611 IOL 和 BB MF 613 IOL 的近视力峰值在 33cm（−3.00D）。这个距离是近距离工作的理想距离，比如阅读、看手机、看腕表等。
- 能提供优秀的远、中、近视力

在这些多焦点人工晶状体中，Acriva UD Reviol 系列能保持较少的视觉畸变和大范围的调节，完全可以达到脱镜目的。

- 高质量的视觉效果

  Acriva UD Reviol 系列展示出高对比敏感度，即使是夜间视力。它的非球面结构以及像差控制技术，术语称之为“超清”技术，很好地矫正了角膜正球差。

- 非瞳孔依赖

  光学区的衍射设计，不必依赖瞳孔大小也能获得高质量的视力。

- 优越的材料

  Acriva UD Reviol 系列采用超纯的丙烯酸酯单体材料。它含 25% 水分和疏水表面。疏水表面使后发性白内障的风险降至最低。

（黄 芳 译）

参考文献

1. Ale JB. Intraocular lens tilt and decentration: a concern for contemporary IOL designs. Nepal J Ophthalmol. 2011;3(1):68–77.
2. Knorz MC. Multifocal intraocular lenses: overview of their capabilities, limitations, and clinical benefits. J Refract Surg. 2008;24(3):215–7.
3. Alió JL, Piñero DP, Plaza-Puche AB, Chan MJ. Visual outcomes and optical performance of a monofocal intraocular lens and a new-generation multifocal intraocular lens. J Cataract Refract Surg. 2011;37(2):241–50.
4. Lane SS, Morris M, Nordan L, Packer M, Tarantino N, Wallace 3rd RB. Multifocal intraocular lenses. Ophthalmol Clin North Am. 2006;19(1):89–105.
5. Alió JL, Grabner G, Plaza-Puche AB, et al. Postoperative bilateral reading performance with 4 intraocular lens models: six-month results. J Cataract Refract Surg. 2011;37(5):842–52.
6. Can I, Bostancı Ceran B, Soyugelen G, Takmaz T. Comparison of clinical outcomes with 2 small-incision diffractive multifocal intraocular lenses. J Cataract Refract Surg. 2012;38(1):60–7.
7. Alió JL, Piñero DP, Plaza-Puche AB, et al. Visual and optical performance with two different diffractive multifocal intraocular lenses compared to a monofocal lens. J Refract Surg. 2011;27(8):570–81.
8. Conrad-Hengerer I, Hengerer FH, Schultz T, Dick HB. Effect of femtosecond laser fragmentation of the nucleus with different softening grid sizes on effective phaco time in cataract surgery. J Cataract Refract Surg. 2012;38(11):1888–94.
9. van der Linden JW, van der Meulen IJ, Mourits MP, Lapid-Gortzak R. In-the-bag decentration of a hydrophilic radially asymmetric multifocal intraocular lens secondary to capsule contraction. J Cataract Refract Surg. 2013;39(4):642–4.
10. Altmann GE, Nichamin LD, Lane SS, Pepose JS. Optical performance of 3 intraocular lens designs in the presence of decentration. J Cataract Refract Surg. 2005;31(3):574–85.
11. Baumeister M, Bühren J, Kohnen T. Tilt and decentration of spherical and aspheric intraocular lenses: effect on higher-order aberrations. J Cataract Refract Surg. 2009;35(6):1006–12.
12. Mester U, Sauer T, Kaymak H. Decentration and tilt of a single-piece aspheric intraocular lens compared with the lens position in young phakic eyes. J Cataract Refract Surg. 2009;35(3):485–90.
13. Crnej A, Hirnschall N, Nishi Y, et al. Impact of intraocular lens haptic design and orientation on decentration and tilt. J Cataract Refract Surg. 2011;37(10):1768–74.
14. Rabsilber TM, Rudalevicius P, Jasinskas V, Holzer MP, Auffarth GU. Influence of +3.00 D and +4.00 D near addition on functional outcomes of a refractive multifocal intraocular lens model. J Cataract Refract Surg. 2013;39(3):350–7.
15. de Vries NE, Webers CA, Montés-Micó R, Ferrer-Blasco T, Nuijts RM. Visual outcomes after cataract surgery with implantation of a +3.00 D or +4.00 D aspheric diffractive multifocal intraocular lens: Comparative study. J Cataract Refract Surg. 2010;36(8):1316–22.
16. Toto L, Carpineto P, Falconio G, et al. Comparative study of Acrysof ReSTOR multifocal intraocular lenses +4.00 D and +3.00 D: visual performance and wavefront error. Clin Exp Optom. 2013;96(3):295–302.

11 渐进衍射型多焦点人工晶状体：AcrySof ReSTOR

Ana Belén Plaza-Puche, Jorge L. Alió, Esperanza Sala Pomares

11.1 前言

衍射型人工晶状体的设计源于惠更斯-菲涅尔原理，在不依赖于瞳孔大小的情况下，光线经过晶状体中央多个衍射环形成干涉图形进而产生两个聚焦点[1]。难以避免地，相较于单焦人工晶状体，这种类型的多焦人工晶状体会对对比敏感度产生一定的影响。而渐进衍射型人工晶状体则可避免这种不良反应，在这种设计中，从中央到周边的衍射环的阶梯跃度是递减的[1]。虽然能减弱对对比敏感度的影响，但它同样也不能避免眩光等不良视觉症状。球面型AcrySof ReSTOR SN6AD3的设计则是融合了渐进衍射-折射结构来产生两个焦点。而这种设计的非球面性多焦人工晶状体目前有三种型号：拥有4.00 diopters（D）近附加的AcrySof ReSTOR SN6AD3，3.00D近附加的AcrySof ReSTOR SN6AD1和2.5D近附加的AcrySof ReSTOR SV25T0。非球面设计的人工晶状体通过负球差[2]来提高对比敏感度[3]，而球面型的晶状体反而会增加原本角膜产生的正球差。图11.1是AcrySof ReSTOR SN6AD3的平面图。3.00D近附加的设计则能在不损害近视力及远视力的前提下提供较好的中距离视力。De Vries等的研究显示，AcrySof ReSTOR SN6AD1比SN6AD3有更佳的中距离视力，并且保留较好的近视力、远视力和对比敏感度[4]。因此，4.00D近附加晶状体适合对近距离工作有高要求而对中距离视力期望不高的患者。近来，AcrySof ReSTOR SV25T0已经开始在临床应用，这个型号提供2.50D近附加，主要是为了提高中距离视力[4~6]。

11.2 AcrySof ReSTOR SN6AD3（+4.0D近附加）

AcrySof ReSTOR SN6AD3多焦人工晶状体（晶状体平面4D近附加）结合渐进衍射-折射设计，以提供较好的近视力和远视力[7~10]。这种人工晶状体的中央是一个渐进衍射镜片（3.6mm直径），将远处的光线聚焦在近处。其折射区域是非球面设计，将光线折射后聚焦于视网膜平面。

11.2.1 结果

11.2.1.1 视力及验光结果

在一项纳入20例双眼白内障患者（40眼，年龄49～80岁）的研究中，患者术后裸眼远视力（UDVA）和最佳矫正远视力（CDVA）均比术前显著提高（Wilcoxon检测；UDVA $P<0.01$，CDVA $P=0.05$）；同时术后裸眼近视力（UNVA）也较术前显著提

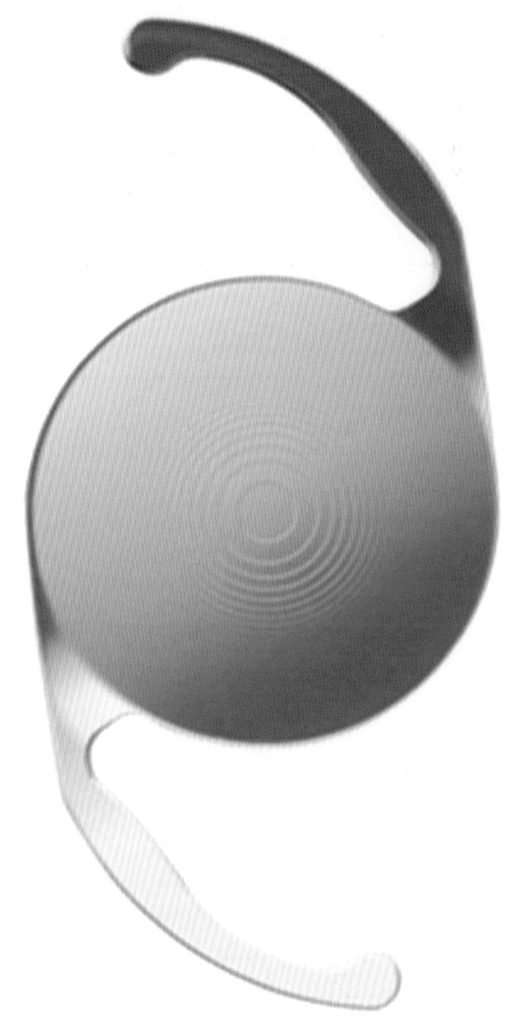

图 11.1 AcrySof ReSTOR SN6AD3 焦人工晶状体平面图

高（Wilcoxon 检测，$P<0.01$）；而术后最佳矫正近视力则与术前无显著差异（Wilcoxon 检测，$P=0.65$）。主觉验光结果显示，术后柱镜度数的变化不明显（Wilcoxon 检测；$P=0.95$），而球镜度则被有效矫正（Wilcoxon 检测，$P=0.03$）。与我们预期的一样，在植入 ReSTOR + 4.0D 人工晶状体后，患者远视力也有明显的改善，这个结果也在其他诸多研究中被证实[4~6, 10~13]。

11.2.1.2 对比敏感度结果

图 11.2 是白内障患者植入 ReSTOR SN6AD3 后的对比敏感度与正常人群比较的结果，显示术后所有条栅频率下明视和暗视对比敏感度均在同年龄正常人群的正常范围中。有一项研究结果显示，植入 SN6AD3 和另一种衍射型多焦人工晶状体后两者的对比敏感度无明显差异，但与单焦人工晶状体相比，后者的对比敏感度更高[14]。

11.2.1.3 离焦曲线结果

图 11.3 是植入 ReSTOR SN6AD3 后的平均离焦曲线结果，显示这个型号人工晶状体有两个最佳视力的峰值，而其间 -1.0D 离焦状态下的中距离视力相对较差。之前的一项研究比较了植入 ReSTOR SN6AD3 和另一种衍射型多焦人工晶状体后，两者的离焦曲线无差异[13]；而与一种区域折射型多焦人工晶状体对比后，后者在中距离离焦状态下的视力较为优越[14]。

11.2.1.4 光学性能结果

用 OQAS 系统检测出的术后光学性能结果显示，Strehl 比为 0.13 ± 0.03，MTF 截止频率为 20.68 ± 5.39 周 / 度。Santhiago 等的研究显示，SN6AD3 和 SN6AD1 在这两个参数上的结果无差异。我们之前的研究也显示，SN6AD3 与一种区域折射型多焦人工晶状体在这些结果上也没有显著差异[15]。但也有研究显示 SN6AD3 在这些性能上显著低于全衍射型双焦点人工晶状体[14]。

为反映术后眼内光学性能的变化，图 11.4 显示了植入 ReSTOR SN6AD3 后眼内像差的结果，可见与单焦人工晶状体相比，SN6AD3 提供更高的总 RMS 和斜向 RMS 值，以及较低的球差 RMS 和球差样 RMS[14]。此外，SN6AD3 植入后眼内 Strehl 比为 0.32 ±

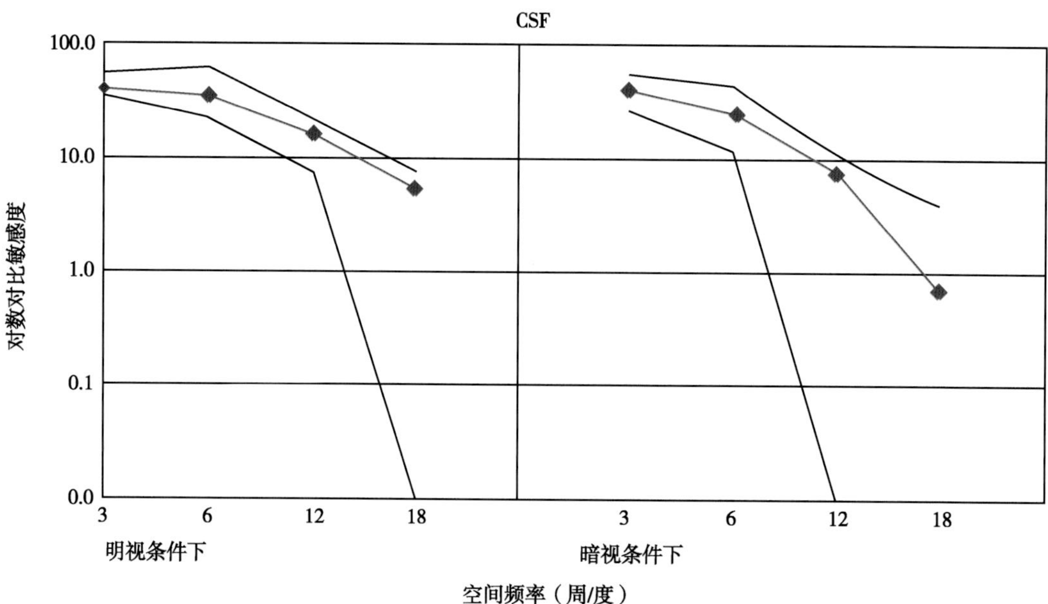

图 11.2 植入 ReSTOR SN6AD3 后的平均明视和低中光对比敏感度。明视和低中光对比敏感度均在同年龄正常人群范围中。橙色：SN6AD3 组；灰色：正常组

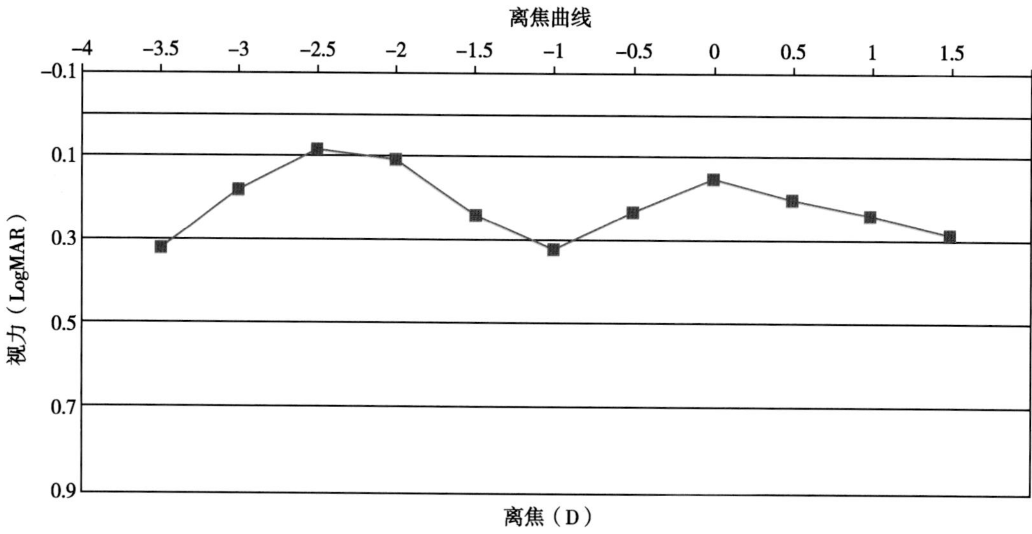

图 11.3 植入 ReSTOR SN6AD3 后的平均离焦曲线。显示其远视力及近视力较好，但中距离视力较差

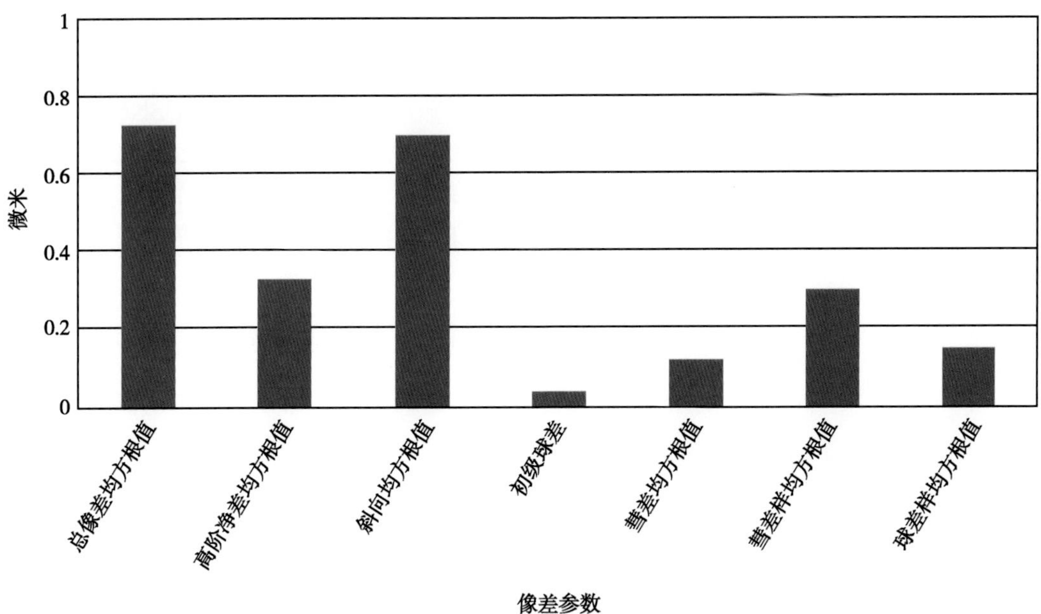

图 11.4 ReSTOR SN6AD3 植入术后的眼内平均像差（VOL-CT 软件计算），总 RMS 和斜向 RMS 值增大

0.05，与全衍射型人工晶状体无差异[14]。图 11.5 显示一例植入 SN6AD3 后在 5.0mm 直径瞳孔状态下眼内光学性能的分析图。

11.3 AcrySof ReSTOR SN6AD1（+3.0D 近附加）

AcrySof ReSTOR SN6AD1 多焦人工晶状体（晶状体平面 +3.0D 近附加）同样结合渐进衍射 - 折射设计，以提供较好的近到远全程视力。这种型号人工晶状体的中央也是一个渐进衍射镜片（3.6mm 直径），将远处的光线聚焦在近处。其折射区域是非球面设计，将光线折射后聚焦于视网膜平面。晶状体外环围绕渐进折射区域，用于远距离视力。

11.3.1 结果

11.3.1.1 视力及验光结果

在一纳入 37 例白内障患者（62 眼，年龄 48～86 岁）的研究中，患者术后 1 个月裸眼远视力（UDVA）、最佳矫正远视力（CDVA）和裸眼近视力（UNVA）均比术前显著提高（Wilcoxon 检测，$P \leqslant 0.03$）；但最佳矫正近视力（CNVA）与术前无显著差异（$P = 0.18$）。验光结果显示术后 1 个月球镜度和等效球镜度显著降低（Wilcoxon 检测，$P = 0.01$）；而柱镜度数的变化不明显（Wilcoxon 检测；$P = 0.46$）。与我们预期一样，在植入 ReSTOR +3.0D 人工晶状体后，患者远视力结果和裸眼近视力都明显提高，这个结果也在其他使用这一晶状体的研究中被证实[4~6, 16~21]。

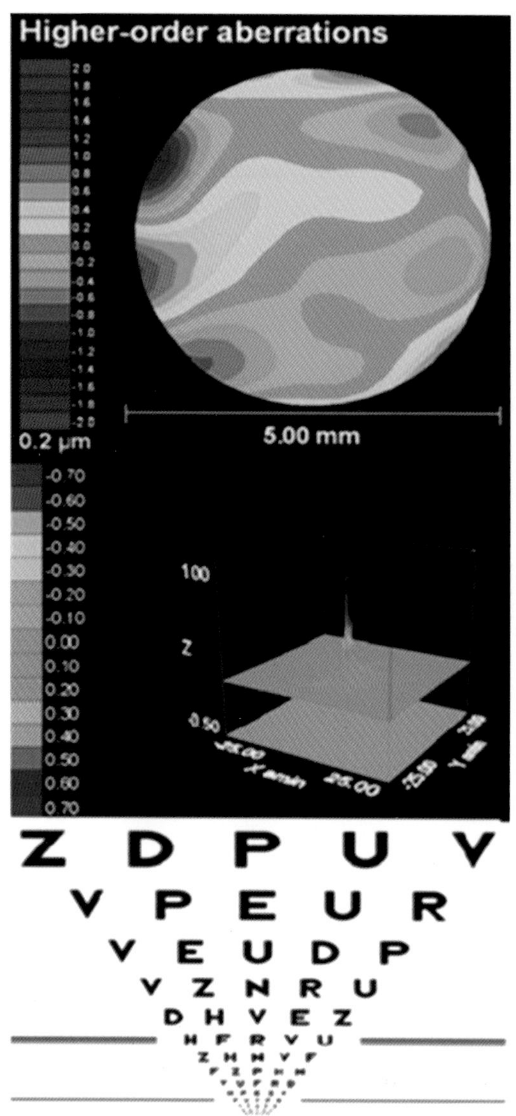

图 11.5 植入 SN6AD3 后 5.0mm 直径瞳孔状态下活体眼内光学性能的分析图。上：眼内高阶波前像差；中：3-DPSF（点扩散性能）；下：仅考虑高阶相差的 Snellen 验光视标模拟

11.3.1.2 对比敏感度结果

图 11.6 是植入 ReSTOR SN6AD1 术后 3 个月的明视和低中光状态下的对比敏感度的对数值结果，显示术后所有条栅频率下明视和低中光对比敏感度均在同年龄正常人群的范围内。

11.3.1.3 离焦曲线结果

图 11.7 是患者术后的平均离焦曲线的分析结果，显示这个型号人工晶状体有两个最佳视力的峰值，分别位于远距离（0D 离焦状态）和近距离（−2.5D 离焦状态），在这两峰之间仍有接受度高的中距离视力。Alfonso 等比较了 SN6AD1 和 SN6AD3 术后的中距离视力，发现前者结果明显优于后者。

11.3.1.4 光学性能结果

图 11.8 显示了术后 3 个月光学性能的变化，包括角膜、眼内和全眼球波前像差结果，可见，ReSTOR SN6AD1 植入后这些像差均未明显增大。Toto 等的研究显示，ReSTOR +3D 型号比 ReSTOR +4D 产生更小的球差 [22]。

结论

AcrySof ReSTOR SN6AD3 和 AcrySof ReSTOR SN6AD1 为白内障术后患者提供了优越的视力效果，并在保持正常范围内的对比敏感度的同时，兼顾了良好的远视力和近视力。而比较这两款晶状体，SN6AD1 能实现更理想的中距离视力，并产生更小的球差。

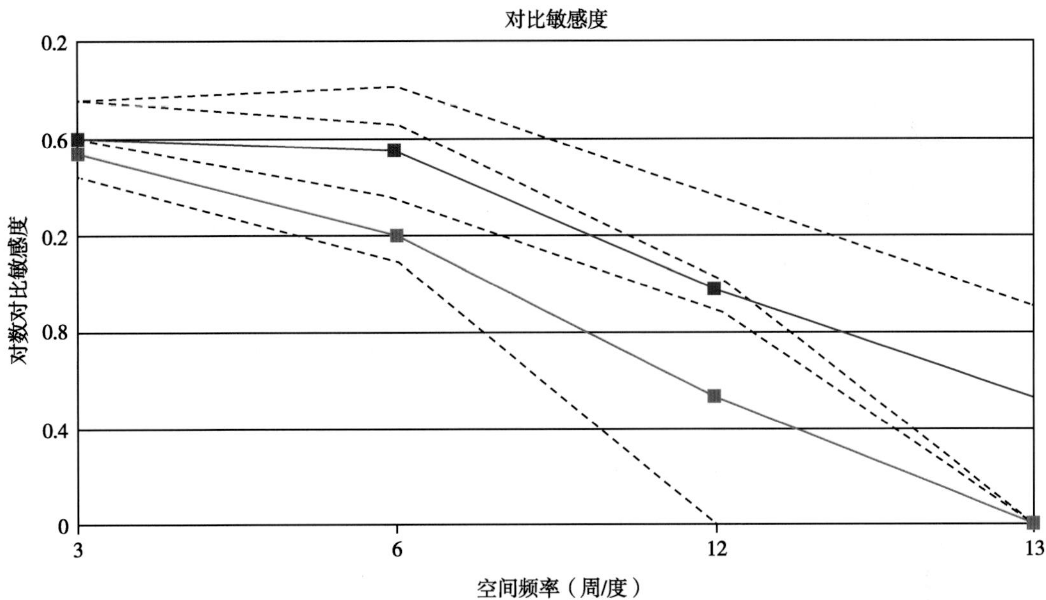

图 11.6 植入 ReSTOR SN6AD1 后的平均明视和低中光对比敏感度。明视和低中光对比敏感度均在同年龄正常人群范围中。蓝色：明视对比敏感度；橙色：低中光对比敏感度；黑色间断：同年龄正常组明视对比敏感度；灰色间断：同年龄正常组低中光对比敏感度

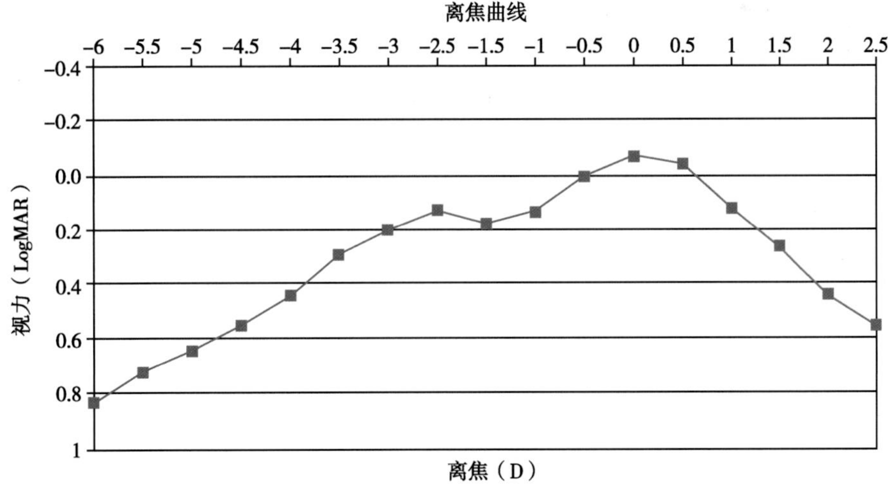

图 11.7 植入 ReSTOR SN6AD1 后的平均离焦曲线。此曲线显示其较好的远视力、近视力，及优越的中距离视力

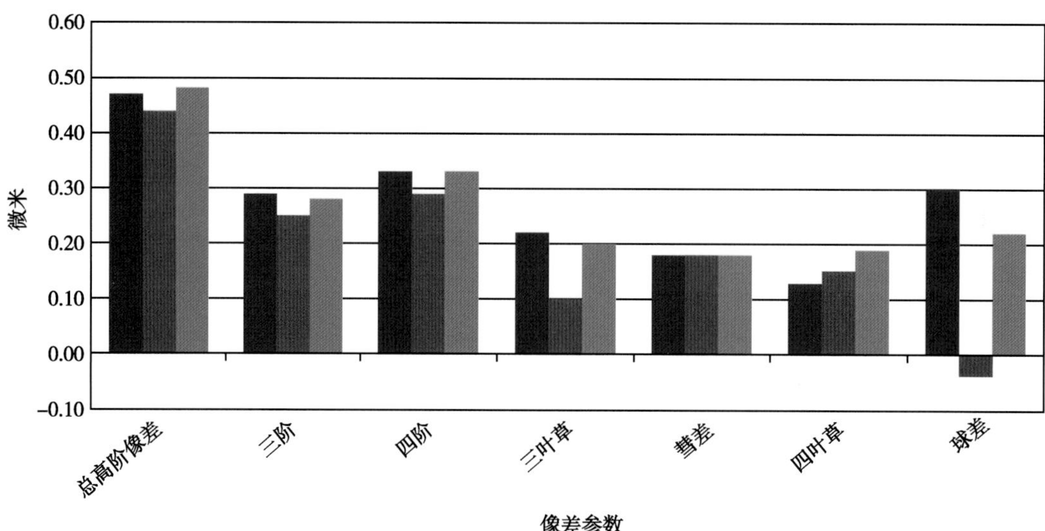

图 11.8 AcrySof ReSTOR SN6AD3 植入后，KR-1 W 像差仪测量的平均术后像差。蓝柱：角膜像差；橙柱：眼内像差；绿柱：全眼球像差

（宫贤惠 译）

参考文献

1. Pallikaris I, Plainis S, Charman W. Presbyopia: origins, effects, and treatment neil. ed 1. Slack Incorporated. 2012; New Jersey: USA ISBN: 9781617110269.
2. Sandoval HP, Fernández de Castro LE, Vroman DT, Solomon KD. Comparison of visual outcomes, photopic contrast sensitivity, wavefront analysis, and patient satisfaction following cataract extraction and IOL implantation: aspheric vs spherical acrylic lenses. Eye (Lond). 2008;22:1469–75.
3. Mencucci R, Menchini U, Volpe R, Vannoni M, Molesini G. Intraocular lenses with surface aspherization: interferometric study. J Cataract Refract Surg. 2007;33:1624–30.
4. De Vries NE, Webers CA, Montés-Micó R, Ferrer-Blasco T, Nuijts RM. Visual outcomes after cataract surgery with implantation of a +3.00 D or +4.00 D aspheric diffractive multifocal intraocular lens: comparative study. J Cataract Refract Surg. 2010;36: 1316–22.
5. Alfonso JF, Fernández-Vega L, Puchades C, Montés-Micó R. Intermediate visual function with different multifocal intraocular lens models. J Cataract Refract Surg. 2010;36:733–9.
6. Santhiago MR, Wilson SE, Netto MV, et al. Modulation transfer function and optical quality after bilateral implantation of a +3.00 D versus a +4.00 D multifocal intraocular lens. J Cataract Refract Surg. 2012;38:215–20.
7. Kohnen T, Allen D, Boureau C, Dublineau P, Hartmann C, Mehdorn E, Rozot P, Tassinari G. European multicenter study of the Acrysof ReSTOR apodized diffractive intraocular lens. Ophthalmology. 2006;113:584.
8. Hofman T, Zuberbuhler B, Cervino A, Montés-Micó R, Haefliger E. Retinal straylight and complaint scores 18 months after implantation of the AcrySof monofocal and ReSTOR diffractive intraocular lenses. J Refract Surg. 2009;25:485–92.
9. Cochener B, Arnould B, Viala M, Roborel de Climens A, Berdeaux G. Corrected and uncorrected near and distance vision with ReSTOR compared to monofocal intraocular lens implantation after cataract surgery: a pooled analysis. Ophthalmologica. 2009;223: 128–35.
10. Chang DF. Prospective functional and clinical comparison of bilateral ReZoom and ReSTOR intraocular lenses in patients 70 years or younger. J Cataract Refract Surg. 2008;34:934–41.
11. Zelichowska B, Rekas M, Stankiewicz A, Cerviño A, Montés-Micó R. Apodized diffractive versus refractive multifocal intraocular lenses: optical and visual evaluation. J Cataract Refract Surg. 2008;34: 2036–42.
12. Pepose JS, Qazi MA, Davies J, Doane JF, Loden JC, Sivalingham V, Mahmoud AM. Visual performance of patients with bilateral vs combination Crystalens, ReZoom, and ReSTOR intraocular lens implants. Am J Ophthalmol. 2007;144:347–57.
13. Alfonso JF, Puchades C, Fernández-Vega L, Montés-Micó R, Valcárcel B, Ferrer-Blasco T. Visual acuity comparison of 2 models of bifocal aspheric intraocu-

lar lenses. J Cataract Refract Surg. 2009;35:672–6.
14. Alió JL, Piñero DP, Plaza-Puche AB, Amparo F, Jiménez R, Rodríguez-Prats JL, Javaloy J. Visual and optical performance with two different diffractive multifocal intraocular lenses compared to a monofocal lens. J Refract Surg. 2011;27:570–81.
15. Alió JL, Plaza-Puche AB, Javaloy J, Ayala MJ. Comparison of the visual and intraocular optical performance of a refractive multifocal IOL with rotational asymmetry and an apodized diffractive multifocal IOL. J Refract Surg. 2012;28:100–5.
16. Maxwell WA, Cionni RJ, Lehmann RP, Modi SS. Functional outcomes after bilateral implantation of apodized diffractive aspheric acrylic intraocular lenses with a +3.0 or +4.0 diopter addition power; randomized multicenter clinical study. J Cataract Refract Surg. 2009;35:2054–61.
17. Alfonso JF, Fernandez-Vega L, Amhaz H, Montes-Mico R, Valcarcel B, Ferrer-Blasco T. Visual function after implantation of an aspheric bifocal intraocular lens. J Cataract Refract Surg. 2009;35:885–92.
18. Kohnen T, Nuijts R, Levy P, Haefliger E, Alfonso JF. Visual function after bilateral implantation of apodized diffractive aspheric multifocal intraocular lenses with a +3.0 D addition. J Cataract Refract Surg. 2009;35:2062–9.
19. Hayashi K, Manabe S-I, Hayashi H. Visual acuity from far to near and contrast sensitivity in eyes with a diffractive multifocal intraocular lens with a low addition power. J Cataract Refract Surg. 2009;35:2070–6.
20. Santhiago MR, Netto MV, Espindola RF, Mazurek MG, Gomes BAF, Parede TRR, Harooni H, Kara-Junior N. Reading performance after bilateral implantation of multifocal intraocular lenses with +3.00 or +4.00 diopter addition. J Cataract Refract Surg. 2010;36:1874–9.
21. Lane SS, Javitt JC, Nethery DA, Waycaster C. Improvements in patient-reported outcomes and visual acuity after bilateral implantation of multifocal intraocular lenses with +3.0 diopter addition: multicenter clinical trial. J Cataract Refract Surg. 2010;36:1887–96.
22. Toto L, Carpineto P, Falconio G, Agnifili L, Di Nicola M, Mastropasqua A, Mastropasqua L. Comparative study of Acrysof ReSTOR multifocal intraocular lenses +4.00 D and +3.00 D: visual performance and wavefront error. Clin Exp Optom. 2013;96:295–302.

12 渐进衍射型多焦点人工晶状体：AcrySof ReSTOR SN6AD2 +2.5

Rodolfo Mastropasqua, Emilio Pedrotti, Giorgio Marchini

12.1 前言

多焦点人工晶状体 AcrySof ReSTOR 系列（Alcon）是结合了三个不同但互补的光学原理设计（折射、衍射和渐进）而成的，以实现全程的最佳视力。此系列晶状体折射（外围）区域类似于标准的单焦晶状体，主要用于远视力，并改善因夜间瞳孔扩大而引起的视觉干扰。渐进衍射区域位于晶状体中央，由数个衍射环组成，且其阶梯跃度从中央到周边递减。这使得通过的光线重新分布并形成两个焦点：一个近焦点和一个远焦点。当瞳孔扩大时，用于形成近焦点的光线比例降低而形成远焦点的部分增加[1, 2]。

ReSTOR® SN6AD2 +2.5 diopters（+2.5D）（图 12.1 和表 12.1）于 2012 年在欧洲获得 CE 许可，但至今仍未被 FDA 认可，也未在美国使用。这款晶状体可视为 ReSTOR® SN6AD1 +3D 的替代选择，主要适用于对中距离（0.4～0.7m）视力需求较高的患者。SN6AD2 中央 3.4mm 渐变衍射区域由 7 个同心圆环组成，其环环之间的距离比 SN6AD1 的 9 个圆环结构的距离大，并且提供 +2.5D 的近附加。晶状体中心环单焦区域和外围区域分别比 SN6AD1 大 9.6%（0.938mm/0.856mm）和 8.3%（2.6mm/2.4mm）。这些区别能降低光线的散射，使得用于远视力的光线量增加。因此，这款晶状体的同心环数量较少且间距增大，远 / 近光线量配比的提高能改善视觉质量并降低眩光等不良反应（图 12.1 和表 12.1）。

12.2 对 ReSTOR® +2.5D 的研究

目前由于 ReSTOR® SN6AD2 +2.5D 这款晶状体上市时间仍较短，故对其术后视力及视觉质量等方面的研究还较少。Gudersen 和 Potvin[3] 对植入 ReSTOR® +2.5D 的 64 眼进行调查，发现其最佳阅读距离为 50cm，但在 40cm 时视力已有明显下降。这款晶状体较大的中心光学区域使患者能获得较好的低对比度远视力，虽然结果并无统计学差异，但其效果明显优于 ReSTOR® +3D，甚至接近单焦晶状体。而在视觉质量的评估方面，+2.5D 和 +3D 两者之间的区别不大，并且患者视觉质量问卷调查结果也显示它们对视觉干扰的效果类似。鉴于这些结果，他们建议将这些晶状体的特点及不良视觉症状充分准确地告知患者后，将最终的选择权交给患者，这样会提高其术后的满意度和容受性。

Costa 等对三款不同多焦点晶状体（ReSTOR® +3D，ReSTOR® +2.5D 和一款三焦点晶状体 Zeiss AT LISA tri 839 MP）的光

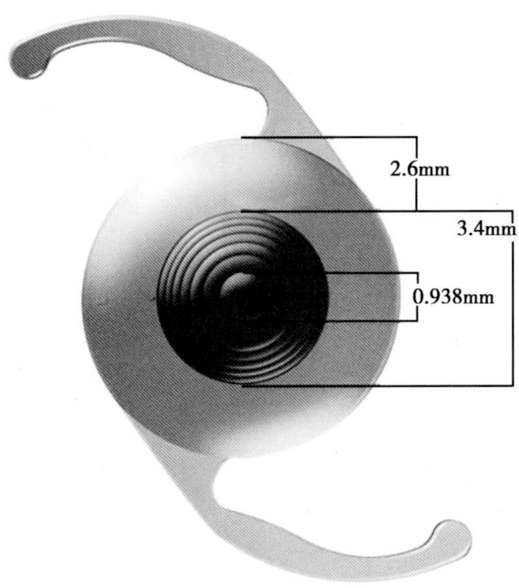

图 12.1　ReSTOR® +2.5D 人工晶状体的平面结构图

表 12.1　**ReSTOR®SN6AD2 +2.5D 人工晶状体的技术参数**

材料	疏水性丙烯酸酯
非球度(microns)	−0.2
近附加(D)	+2.5
角膜平面近附加(D)	+2.0
同心环数量	7
中心区直径(mm)	0.938
光学区域直径(mm)	6.0
中央衍射区域直径(mm)	3.4
外围折射区域直径(mm)	2.6
折射率	1.55

学质量，主要是在不同聚焦点的调制传递函数(MTF)的结果进行比较研究[4]。MTF 是对比敏感度的客观评价指标，反映了眼球光学系统对正弦光栅空间频率下对比度的损失[5]。他们的结果显示，+2.5D 晶状体的远视力最好，这与其以增加远用光线量设计初衷也是一致的。而对中距离视力，+2.5D 晶状体虽然优于 +3D 晶状体，但劣于三焦点晶状体。故最终他们建议 ReSTOR® +2.5D 适用于对远用光学亮度和视力效果要求较高同时兼顾中近视力的患者。

12.3　我们对 ReSTOR® +2.5D 的临床应用经验

目前对 ReSTOR® +2.5D 晶状体临床效果的研究不多，故我们将这款晶状体的视觉效果与之前的 SN6AD1 +3D 进行了比较。为此我们设计了这个前瞻性的临床研究(Pedrotti E 等，2013，尚未发表)，主要针对这两款多焦点人工晶状体的视力、对比敏感度和高阶像差等结果进行对比研究，以下是我们对患者术后 6 个月的随访结果。

12.4　术前诊疗计划和手术方式

术前我们依据 SRK-T 公式用 IOL-Master 对晶状体度数进行计算(A 常数：119.2)，并会同时参考自动角膜曲率计和角膜地形图的检查结果。对所有患者我们的术后屈光状态目标均为正视。为保证患者术后最高的满意度，角膜散光高于 1.0D 者均被排除植入这种多焦点人工晶状体。而在入选的患者中，对于角膜散光在 0.5D～1.0D 者，我们会常规行角膜缘松解或尽可能做高散光轴位的切口。

ReSTOR® +2.5 这款晶状体是用于超声乳化后植入囊袋内的可折叠人工晶状体。在本研究中，这款晶状体均通过匹配的注射器经透明角膜切口植入。术中连续环形撕囊直径应略小于人工晶状体光学面直径(理想状态为撕囊边覆盖晶状体光学面边缘 0.5mm)，以尽可能地减少术后晶状体倾斜或偏中心的几率，从而尽量降低患者术后眩光、光晕等主观不适的发生率。当然最理想的莫过于，应用飞秒激光撕囊来辅助多焦点人工晶状体中心定位，毕竟这项技术被证明是最精确、最具可复制性的撕囊术[6]。

12.5 视力结果评估

ReSTOR® 多焦点人工晶状体前两款为 SN6AD3 +4D 和 SN6AD1 +3D，分别于 2005 年和 2008 年正式开始在临床应用，它们的最近阅读距离分别为 32cm 和 40cm[7,8]。一些研究也已说明，角膜平面近附加的降低是如何加大最佳阅读距离的[8~10]。这些不同型号的晶状体是主刀医师能根据患者需求和期望值进行个体化选择的前提。在本研究中，我们检测了患者术后 30cm、40cm、50cm、60cm 和 70cm 的视力状态。与我们预期的一样，ReSTOR® +2.5D 在所有中距离视力中均显示其优越性，而在 30cm 最近工作距离，ReSTOR® +3D 显示具有最佳裸眼视力。图 12.2 和表 12.2 显示 +2.5D 和 +3D 的裸眼视力和最佳矫正视力均在 45cm 处发生反转。此外，我们也检测了双眼离焦曲线和双眼视功能，结果解释了为何 ReSTOR® +2.5D 会在中距离产生最佳的视力，并也提示如何为另一眼搭配不同近附加的晶状体以尽可能地为患者提供最大的工作距离范围，减少其框架眼镜的需求（图 12.3）。另一方面，我们初步的研究结果也提示 ReSTOR® +2.5D 并不适合近距离工作需求高的患者，但事实上，几乎所有的患者在 30cm 和 40cm 要想获得舒适的阅读效果，均需要佩戴一定度数的近用框架眼镜（图 12.2、图 12.3 和表 12.2）。

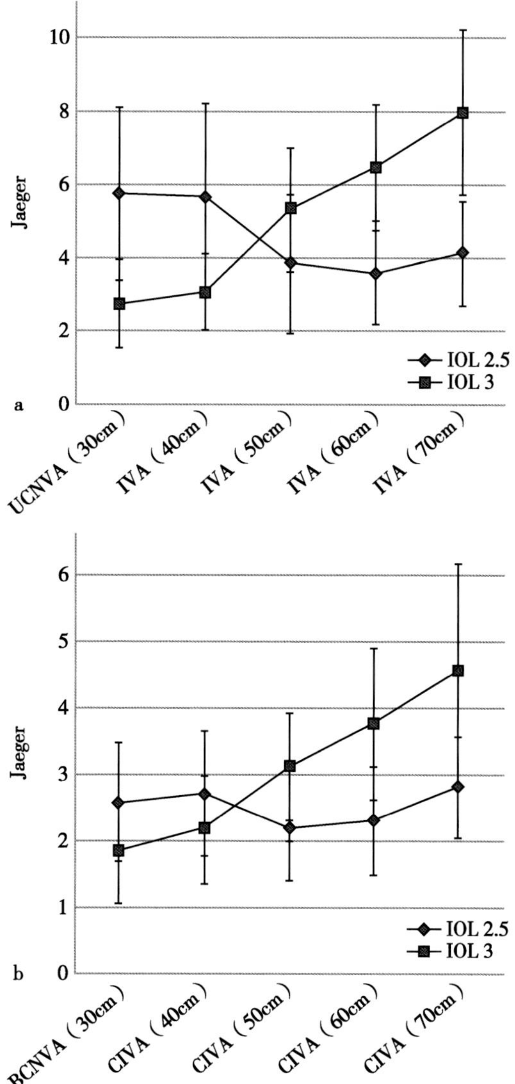

图 12.2 ReSTOR® SN6AD2 +2.5D（菱形）和 SN6AD1 +3D（方形）植入术后 6 个月的裸眼视力（a）和最佳矫正视力（b），以平均值 ± 标准差表示（N=25 人 / 组）。统计方法为非配对 t 检验（Bonferroni 校正）。（UCNVA 裸眼视力；IVA 中距离视力；BCNVA 最佳矫正视力；CIVA 最佳中距离视力）

表 12.2 **ReSTOR® SN6AD2 +2.5D 和 SN6AD1 +3D 多焦点人工晶状体植入后裸眼视力和最佳矫正视力（Jaeger，平均值 ± 标准差）**

	ReSTOR® +2.5D	ReSTOR® +3.0D	*P*
裸眼近视力 30cm	5.74 ± 2.352	2.74 ± 1.21	< 0.001
中距离视力 40cm	5.68 ± 2.495	3.06 ± 1.031	< 0.001
中距离视力 50cm	3.84 ± 1.899	5.29 ± 1.697	0.002
中距离视力 60cm	3.58 ± 1.409	6.45 ± 1.729	< 0.001
中距离视力 70cm	4.1 ± 1.423	7.97 ± 2.258	< 0.001
矫正近视力 30cm	2.58 ± 0.886	1.84 ± 0.779	0.001
矫正中视力 40cm	2.71 ± 0.938	2.16 ± 0.82	0.017
矫正中视力 50cm	2.19 ± 0.792	3.13 ± 0.806	< 0.001
矫正中视力 60cm	2.29 ± 0.824	3.77 ± 1.146	< 0.001
矫正中视力 70cm	2.81 ± 0.749	4.58 ± 1.587	< 0.001

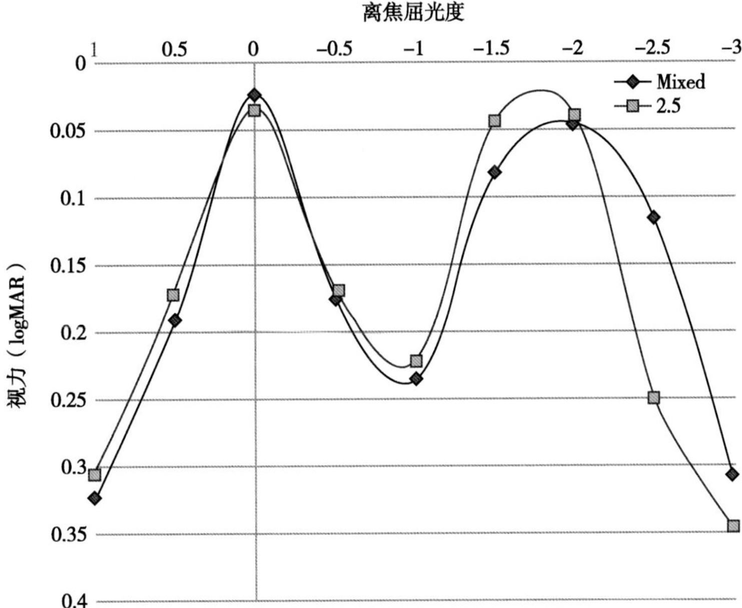

图 12.3 15 例双眼植入 ReSTOR® +2.5D 的患者（方形）和 15 例一眼植入 ReSTOR® +2.5D 对侧眼植入 ReSTOR® +3D 的患者（菱形）术后 6 个月的离焦曲线对比图

12.6 视觉质量评估

术后视觉质量是评估一种多焦点人工晶状体的重要指标，主要包括暗视力和对比敏感度，而这两者往往在植入多焦点人工晶状体后会出现下降。由于多焦点人工晶状体本身的结构导致的像差的增大也会影响术后视觉质量。因此，术后患者均会出现一定程度的主观视觉干扰症状，如眩光、光晕、模糊感等[11, 12]。

12.7 对比敏感度和波前像差结果分析

我们的结果显示，用 CSV-1000 表检测的植入 +2.5D 和 +3D ReSTOR® 多焦点人工晶状体术后 6 个月双眼对比敏感度无明显差异（图 12.4）。此外，我们应用基于 Hartmann-Shack 波阵面传感技术的拓普康波阵面分析仪 KR-1W 分析患者波前像差情况。这个分析仪[13]能排除角膜像差干扰，计算仅由人工晶状体产生的眼内高阶像差，由均方根（RMS，单位 μm）来表示，代表波前误差平方根的均值。MTF 也是应用此设备测量，只是 MTF 用来反映双眼对比敏感度结果（图 12.5）。我们发现这两种型号的多焦点晶状体产生的眼内 RMS 值有显著差异，其中 ReSTOR® +2.5D 产生的像差明显低于 +3D 人工晶状体。这两款人工晶状体均是非球面晶状体且结构设计相似，故 +2.5D 较小的眼内高阶像差结果可能是由于较小和较宽的阶梯频度所造成的随瞳孔大小变化的远近用光线分配比例的不同[8, 14]（图 12.4 和图 12.5）。

12.8 不良视觉反应

不良的主观视觉症状是多焦点人工晶状体植入术后导致患者不满意的最主要的原因。与 Gudersen 和 Potvin[3]的研究结果一致，我们的结果也说明，基于患者切实的期望值和需求进行谨慎的患者选择，和合理的术前咨询沟通，是帮助患者术后 6 个月内实现视觉适应的重要因素[3]。在本研究中，

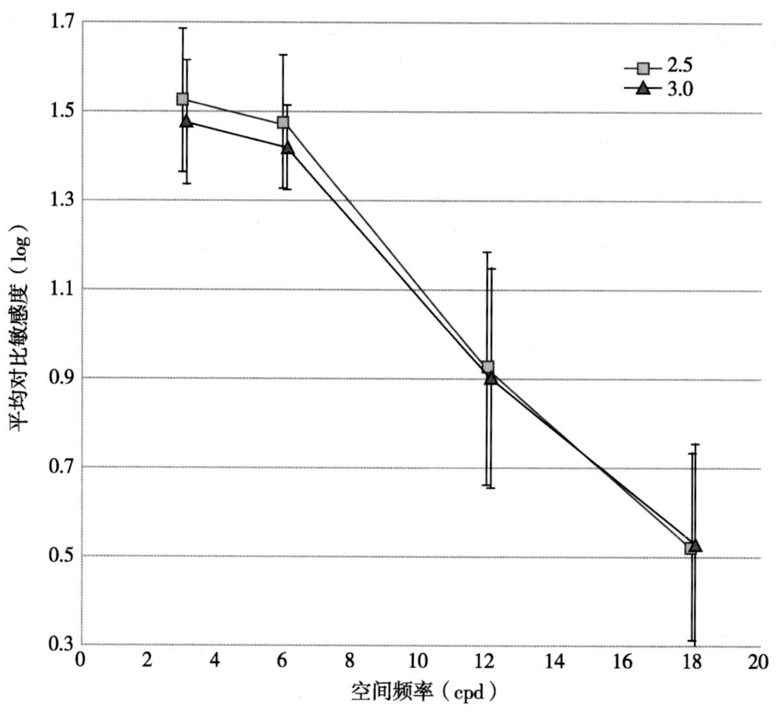

图 12.4 15 例双眼植入 ReSTOR® +2.5D 的患者（方形）和 15 例双眼植入 ReSTOR® +3D 的患者（三角形）术后 6 个月的双眼对比敏感度对比图（平均值 ± 标准差）。两组间差异均无统计学意义，Mean contrast sensitivity：平均对比敏感度

70% 的植入 ReSTOR® +2.5D 晶状体的患者未诉有任何的视觉干扰症状，剩下的 30% 的患者也无一人要求置换人工晶状体。图 12.6 显示植入这些多焦点人工晶状体后，产生不良视觉症状（包括眩光、光晕和高光等）的频率、严重度和总不适度的人群比例分布。

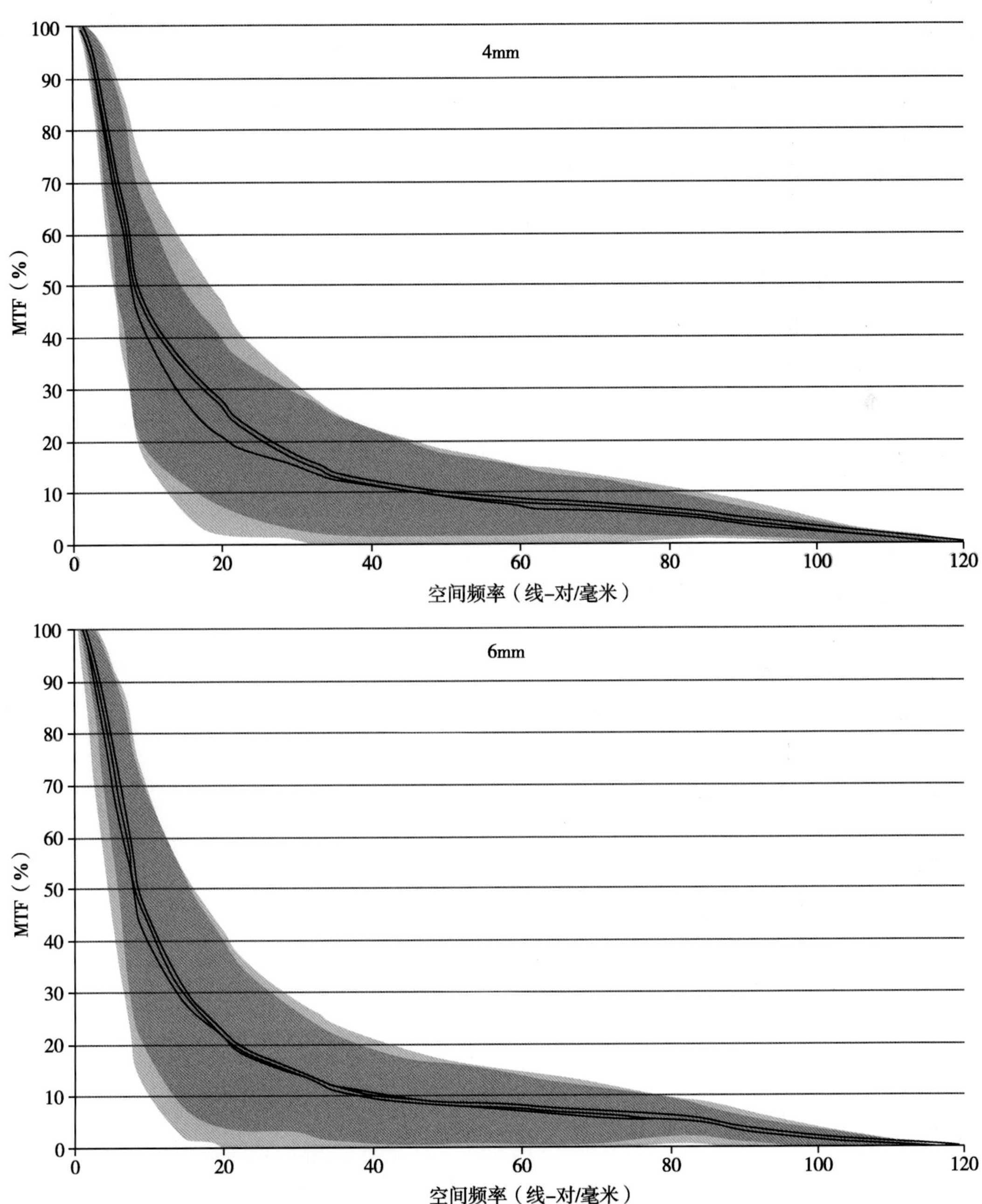

图 12.5　25 例植入 ReSTOR® +2.5D 的患者（双线）和 25 例植入 ReSTOR® +3D 的患者（单线）术后 6 个月时的调制传递函数（MTF，4mm 和 6mm 瞳孔直径大小）的对比。浅灰和中灰色区域分别代表两组的标准差（深灰色区域是重叠区）。两组间均无统计学差异

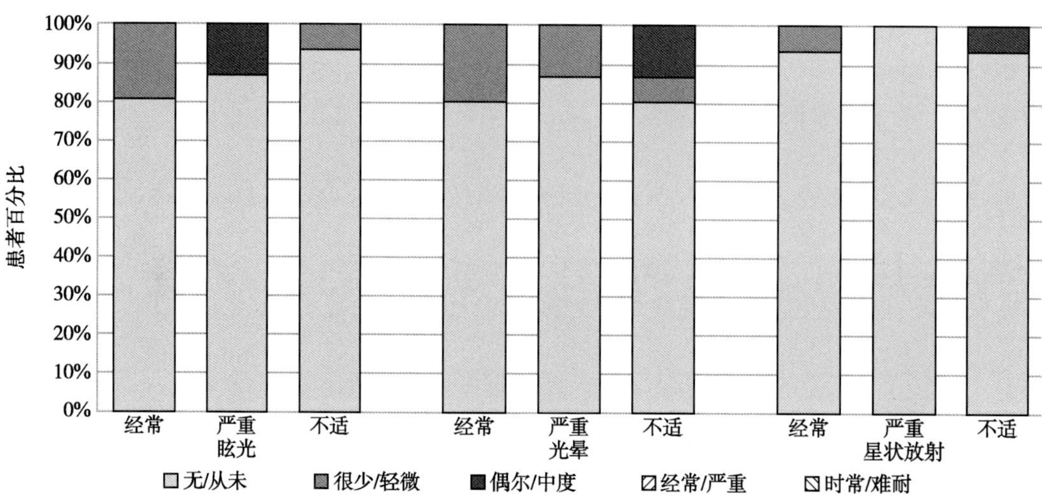

图 12.6 15 例双眼植入 ReSTOR® +2.5D 晶状体的患者术后产生不良视觉症状（包括眩光、光晕和高光等）的频率、严重度和总不适度的比例分布图

结论

ReSTOR® +2.5D 为患者提供较为优越的中距离视力和满意的视觉质量。它尤其适用于阅读距离大于传统的 30～40cm 距离的患者，比如电脑工作、阅读报纸或看手表等需求为主的人群。尤为重要的是，术前需与患者进行充分的沟通，使其理解此晶状体虽然具有更佳的远用视觉质量和较好的中距离视力等优势，但不可避免地，也有近用时可能仍需借助框架眼镜的劣势。这款晶状体的出现能扩大欲摆脱框架眼镜的白内障患者的晶状体选择，从而提高多焦点人工晶状体的使用率。

（宫贤惠 译）

参考文献

1. Kohnen T, Nuijts R, Levy P, Haefliger E, Alfonso JF. Visual function after bilateral implantation of apodized diffractive aspheric multifocal intraocular lenses with a +3.0 D addition. J Cataract Refract Surg. 2009;35:2062–9.
2. Alfonso JF, Fernàndez-Vega L, Puchades C, Montés-Micò R. Intermediate visual function with different multifocal intraocular lens models. J Cataract Refract Surg. 2010;36:733–9.
3. Gundersen KG, Potvin R. Comparative visual performance with monofocal and multifocal intraocular lenses. Clin Ophthalmol. 2013;7:1979–85.
4. Costa DM, Ruiz-Alcocer J, Ferrer Blasco T, Garcìa Làzaro S, Monthes-Mico R. Optical quality differences between three multifocal intraocular lenses: bifocal low add, bifocal moderate add, and trifocal. J Refract Surg. 2013;29:749–54.
5. Prieto PM, Vargas-Martín F, Goelz S, Artal P. Analysis of the performance of the Hartmann-Shack sensor in the human eye. J Opt Soc Am A Opt Image Sci Vis. 2000;17:1388–98.
6. Nagy ZZ, Kránitz K, Takacs AI, Mihaltz K, Kovács I, Knorz MC. Comparison of intraocular lens decentration parameters after femtosecond and manual capsulotomies. J Refract Surg. 2011;27:564–9.
7. Sun Y, Zheng D, Song T, Liu Y. Visual function after bilateral implantation of apodized diffractive multifocal IOL with a+3.0 or+4.0 D addition. Ophthalmic Surg Lasers Imaging. 2011;42:302–7.
8. Santhiago MR, Wilson SE, Netto MV, Ghanen RC, Monteiro ML, Bechara SJ, Espana EM, Mello GR, Kara Jr N. Modulation transfer function and optical quality after bilateral implantation of a +3.00 D versus a +4.00 D multifocal intraocular lens. J Cataract Refract Surg. 2012;38:215–20.
9. Maxwell WA, Cionni RJ, Lehmann RP, Modi SS. Functional outcomes after bilateral implantation of apodized diffractive aspheric acrylic intraocular lenses with a +3.0 or +4.0 diopter addition power. Randomized multicenter clinical study. J Cataract

Refract Surg. 2009;35:2054–61.
10. Toto L, Carpineto P, Falconio G, Agnifili L, Di Nicola M, Mastropasqua A, Mastropasqua L. Comparative study of Acrysof ReSTOR multifocal intraocular lenses +4.00 D and +3.00 D: visual performance and wavefront error. Clin Exp Optom. 2013;96:295–302.
11. Zelichowska B, Rekas M, Stankiewicz A, Cerviño A, Monte's-Micò R. Apodized diffractive versus refractive multifocal intraocular lenses: optical and visual evaluation. J Cataract Refract Surg. 2008;34:2036–42.
12. Alio JL, Piñero DP, Plaza-Puche AB. Visual outcomes and optical performance with a monofocal intraocular lens and a new-generation single-optic accommodating intraocular lens. J Cataract Refract Surg. 2010;36:1656–64.
13. Dìaz-Doutòn F, Benito A, Pujol J, Arjona M, Güell JL, Artal J. Comparison of the retinal image quality with a Hartmann-Shack wavefront sensor and a double-pass instrument. Invest Ophthalmol Vis Sci. 2006;47:1710–6.
14. Vega F, Alba-Bueno F, Millán MS. Energy distribution between distance and near images in apodized diffractive multifocal intraocular lenses. Invest Ophthalmol Vis Sci. 2011;52:5695–701.

13 衍射型双焦点人工晶状体：Acri.Lisa 366D

Esperanza Sala Pomares, Ana Belén Plaza-Puche, Jorge L. Alió

13.1 引言

多焦点人工晶状体的设计是基于衍射和折射的光学原理[1~3]，用以提高晶状体或白内障摘除术后的不戴镜远、近视力[4]。衍射型人工晶状体是基于惠更斯 - 菲涅耳原理的一种特定类型的多焦点（双焦点）透镜。具体而言，衍射型人工晶状体后表面的同心圆可形成不依赖于瞳孔大小的两个主焦点[5]。透镜的这种光学特性保证了有效的远、近视觉重建。Acri.Lisa 366D 是一种基于该衍射原理的多焦点人工晶状体[6]。

Acri.Lisa 366D[6~9]（Carl Zeiss Meditec AG）是一种单片式、非球面、双凸形设计的折射 - 衍射型人工晶状体。光学区直径为 6.0mm，总直径为 11.0mm。其表面可分为主区域以及相位区域，相位区域承担了主区域的衍射力阶梯功能。负责远视力的人工晶状体屈光力由折射以及衍射共同形成。两个焦点由人工晶状体前表面的相位区产生。入射光线的 65% 分配到远距焦点，35% 分配到近距焦点。在远距屈光力的基础上，人工晶状体的近附加为 +3.75D[6]。关于该人工晶状体的技术细节见第 8 章（图 13.1）。

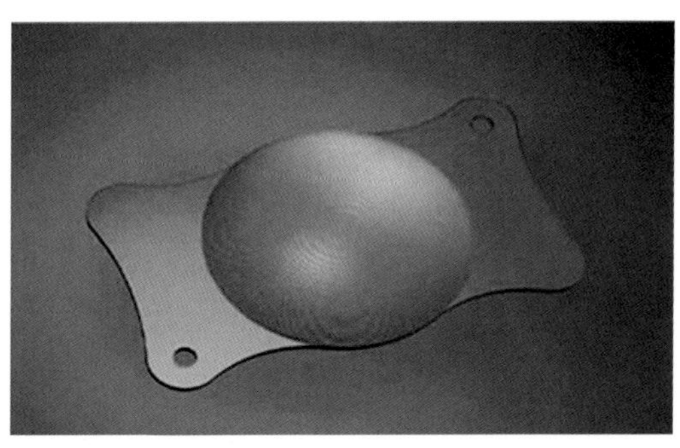

图 13.1　Acri.Lisa 366D 模型图

13.2 Acri.Lisa 366D 手术

手术方式为 1.8mm 无缝线同轴或双轴微切口超声乳化（MICS）。所有患者接受表面麻醉，前房内注射充分散大瞳孔。植入切口位于陡峭角膜子午线方向上。人工晶状体由特制的液压注射器（Acri.Glide，Zeiss）植入。术后治疗包括局部滴用抗生素和糖皮质激素复合制剂。所有的手术由同一术者完成（JLA）。

我们的经验基于 24 名（48 只眼，年龄为 47～77 岁）植入 Acri.Lisa 366D 的双眼白内障患者的临床效果[10~12]。

13.2.1 术前和术后检查

所有患者术前均进行全面的眼科检查，包括屈光状态的评估，远近视力，裂隙灯检查，眼压测量，以及眼底镜检查。远视力测量采用 Snellen 视力表，近视力测量采用

Radner 阅读视力表[13, 14]（西班牙语版本）。该视力表采用 logRAD（等同于 logMAR 记录法，但用于阅读绩效）评估阅读视力。除了上述临床检查外，还要进行其他专科检查：角膜地形图（CSO，Costruzione Research Institute），眼像差（COAS，Wavefront Sciences，Inc），生物测量（IOL Master，Zeiss），角膜内皮计数（Konan SP5500，Konan Camera Research Institute），对比敏感度（CST 1800，Vision Science Research），以及生存质量问卷（NEI VFQ 25 问卷，NEI VFQ 39 附录）。

采用西班牙语版本的调查问卷进行生存质量分析[15]。我们采用 National Eye Institute（NEI）研发的生存质量问卷，即"Native Visual Eye Institute Function Questionnaire（NEI VFQ）"。该问卷最初是用于评估视力对不同日常活动和生存质量的影响。NEI VFQ-25 由 25 个条目组成并附带 14 个补充条目，所有的条目均来自原始的 52 项 NEI VFQ。在 NEI VFQ-25 加上补充项的所有 39 项问题中，6 个项目要求患者对自身的一般健康状况及视力进行分级，20 项对不同的正常日常活动进行难度评分，13 个项目询问项目的描述与视力丧失相关的生活问题的严重程度之间的符合程度。涉及日常活动的困难程度的问题评分分为 1～6 级，回答选项包括无困难、轻度困难、中度困难、极度困难，由于视力的原因而停止该活动以及由于其他原因 / 不感兴趣而停止该活动。回答选项 6 则该项目按照缺失数据进行统计评分。项目的描述与视力丧失引起的生活限制之间的符合程度按照 5 个等级进行评分，从全部时间都符合到余下的八个项目都不符合分为 5 级。补充项中的两个问题对总体的健康状况及视力从 0（最差）到 10（最佳）进行评分。

术后，患者在术后 1 天、1 个月、3 个月、6 个月进行随访。术后 1、3、6 个月的检查方案与术前相同，并额外测量离焦曲线以及视觉质量，后者由 OQAS 系统（Optical Quality Analysis System，Visiometrics SL）测量。OQAS 仪器基于双通道技术并可进行视觉质量的客观光学评估。双通道技术的原理是记录点光源被视网膜反射后两次通过屈光介质所形成的图像。数据通过处理可得到眼点扩散函数（PSF）以及调制传递函数（MTF）。10% 去氧肾上腺素散瞳后，所有的测量均在 5mm 瞳孔大小下进行。分析并记录 MTF 截止频率。MTF 截止频率代表空间频率最高点，在理论上与视力存在相关性（假设黄斑及视神经功能良好）。此外，还分析了斯特列尔比，即有像差 PSF 与理想无像差 PSF 之间峰值聚焦光强的比值。

13.3 Acri.Lisa 366D 视力与屈光预后分析

表 13.1 示 Acri.Lisa 366D 植入术前与术后视力。结果显示术后 6 个月，裸眼远视力（UDVA），裸眼近视力（UNVA）以及远矫正近视力（DCNVA）均显著提高，差异有统计学意义（Wilcoxon test; $P<0.001$）。这些结果证实该人工晶状体可有效地提供良好的全程视力。术后 1 个月可见矫正近视力提高，差异有临界显著性（Wilcoxon test; $P=0.053$）。然而，在随访结束时矫正近视力显著下降（Wilcoxon test 3～6 months; $P<0.01$），矫正远视力（CDVA）无显著变化（Wilcoxon test; $P=0.72$）。术后等效球镜度数显著降低（术前 $+2.61\pm2.42$ vs. 6 个月 $+0.32\pm0.38$; Wilcoxon test; $P<0.001$）。柱镜度数手术后无显著变化（Wilcoxon test; $P=0.348$）。裸眼远近视力提高证实该人工晶状体在矫正患者无晶状体眼屈光不正时的有效性。这些结果与采用 Acri.Lisa 366D 的多个研究结

表 13.1 **术前与术后屈光状态、视力比较**

平均(SD)范围	术前	1个月	3个月	6个月	术前—6个月比较(P值)
LogMAR UDVA	0.61±0.39	0.11±0.11	0.09±0.11	0.12±0.16	<0.001
SPH(D)	2.61±2.42	0.13±0.48	0.16±0.56	0.32±0.38	<0.001
CYL(D)	−0.73±0.62	−0.60±0.40	−0.55±0.38	−0.55±0.36	0.35
LogMAR CDVA	0.03±0.09	0.02±0.06	0.01±0.03	0.03±0.09	0.75
LogMAR UNVA	0.82±0.33	0.12±0.11	0.09±0.11	0.16±0.13	<0.001
LogMAR DCNVA	0.59±0.21	0.08±0.10	0.11±0.10	0.14±0.13	<0.001
LogMAR CNVA	0.17±0.30	0.05±0.08	0.08±0.08	0.13±0.13	0.72

缩写：SD，标准差；D，屈光度；UDVA，裸眼远视力；CDVA，矫正远视力；UNVA，裸眼近视力；DCNVA，远矫正近视力；CNVA，矫正近视力

果一致[8, 9, 11, 16~18]。CNVA 最初显著提高，但在随访结束时显著下降。其原因可能是在 6 个月随访时，部分患者经检查发现后囊膜混浊，先前的研究同样有过报道[19](表 13.1)。

13.4 对比敏感度

术后 1 个月，明视条件以及暗视条件下的对比敏感度在所有空间频率均显著提高(Wilcoxon test；$P \leqslant 0.007$)。这个结果与预期相符，因为混浊的晶状体被摘除，取而代之的是新的透明的人工晶状体。在之后的随访中，只有明视条件下 3 周/度和 6 周/度空间频率下的对比敏感度(Wilcoxon test；$P \leqslant 0.38$)以及暗视条件下 3 周/度空间频率下的对比敏感度(Wilcoxon test；$P = 0.038$)在术后 3～6 个月这段时间的变化有显著性(图 13.2)。

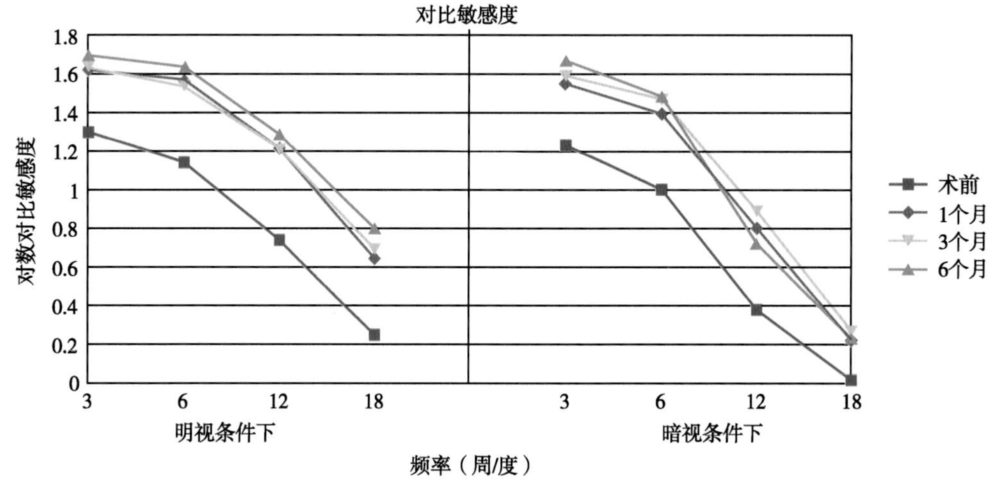

图 13.2 明视条件以及暗视条件下所有空间频率(3、6、12 以及 18 周/度)对比敏感度的变化(术前、1 个月、3 个月以及 6 个月)。我们观察到在明视以及暗视条件下，所有空间频率的对比敏感度均提高，蓝线代表术前值。橙线(1 个月)，黄线(3 个月)以及绿线(6 个月)代表术后值

13.5 离焦曲线

图 13.3 示眼内植入 Acri.Lisa 366D 后的平均离焦曲线。图中该曲线两个视力峰值位于远焦点以及近焦点，分别对应于离焦 0D 以及 −2.50D，中间距离视力下降。我们发现离焦 0D 的视力对应于矫正远视力（DCVA）。同样，离焦 −2.50D 的视力对应于远矫正近视力（DCNVA）。在 +1.25D 至 −3.50D 范围的平均视力为 0.3 logMar 或更好。logMar 视力 0.3 的临界点是多焦点人工晶状体研究中最常见的评判标准 [20]，且与欧洲的驾驶标准定义的视力水平相符 [21]（图 13.3）。

13.6 光学质量的分析

图 13.4 示术后眼像差平均值。总体上术后眼的像差显著减少，主要是由于矫正了球柱屈光不正。全眼均方根（RMS）在术后 1 个月显著减少（Wilcoxon test; $P<0.001$）。随后未见显著变化（Paired Student t 以及 Wilcoxon test; $P\geqslant0.060$）。术前，全眼 RMS 的平均值是 2.28±1.69μm。术后 1 个月该值减少（1.10±0.53μm）。术后 3 个月（1.06±0.43μm）以及 6 个月（1.06±0.32μm）随访中未发现变化。眼高阶像差（HOA）的 RMS 在随访中无显著变化（Paired Student t 以及 Wilcoxon tests; $P\geqslant0.15$）。术前，HOA 的 RMS 平均值为 0.43±0.39μm，术后保持不变：1 个月 0.45±0.21μm，3 个月 0.44±0.18μm 以及 6 个月 0.44±0.18μm（图 13.4）。术后 1 个月［0.16（0.04）］至 6 个月［0.13（0.04）］，斯特列尔比随之显著降低（Paired Student *t* test; $P<0.001$），尽管所有的值仍在正常范围内 [22]（图 13.5）。相应地，MTF 的截止空间频率从术后 1 个月［24.91（7.19）周 / 度］至术后 6 个月［18.38（6.43）周 / 度］显著降低（Paired Student *t* test，$P<0.001$）（图 13.6）（图 13.5，图 13.6）。

除了术后的眼内光学质量，术后的眼内像差未见显著变化。在先前的研究中 [10]，一种单焦人工晶状体与 Acri.Lisa 366D 相比有更高的球状 RMS 以及初级球差。Acri.Lisa

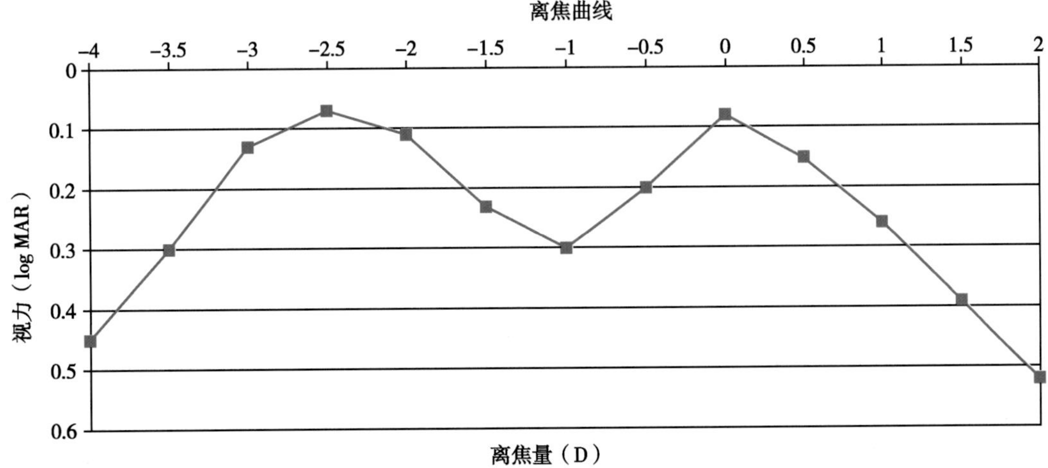

图 13.3 Acri.Lisa 366D 的平均离焦曲线。可见离焦 0D 以及 −2.50D 时视力最佳。最低峰值对应于 −1.00D 的离焦

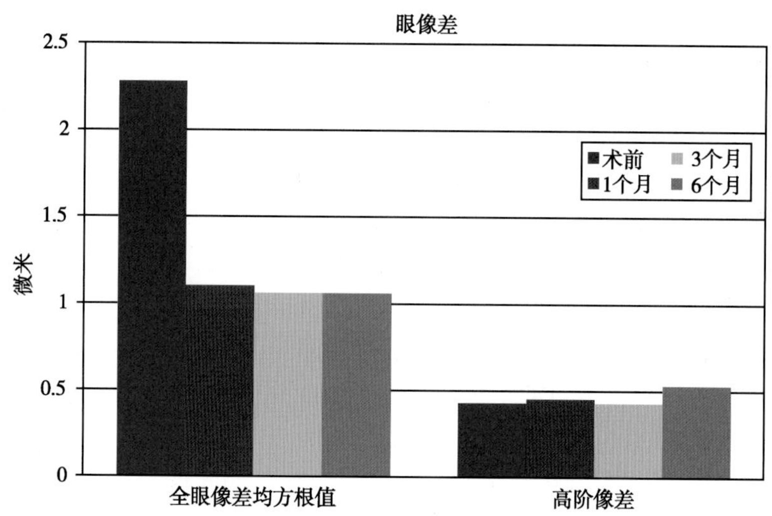

图 13.4　全眼像差均方根值（RMS total）以及眼高阶像差（HOA）的变化（蓝色，术前；橙色，术后 1 个月；黄色，术后 3 个月；绿色，术后 6 个月）。RMS total 值术后下降。另一方面，HOA 值术后无变化

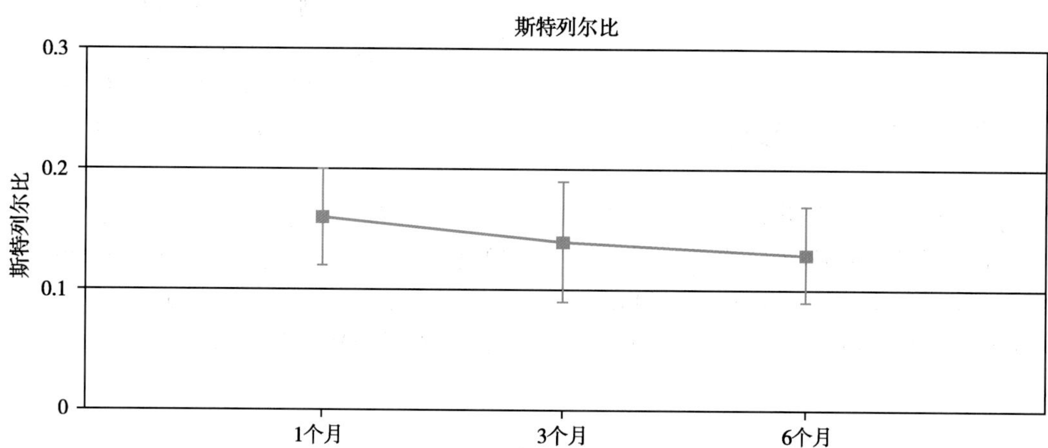

图 13.5　斯特列尔比的变化（1、3 以及 6 个月）。术后 1～6 个月观察到斯特列尔比下降

366D 与 ReSTOR SN6AD3 两者的眼内像差参数之间无差异（图 13.7）。

采用 VOL-CT 软件得到的眼内的斯特列尔比为 0.30±0.05。该参数与一种单焦人工晶状体以及 ReSTOR SN6AD3 人工晶状体相比，未发现显著性差异[10]。因此，Acri.Lisa 366D 可提供与单焦人工晶状体类似的光学质量；图 13.7 示一例植入 Acri.Lisa 366D 多焦点人工晶状体的病例在 5mm 瞳孔下眼内光学质量的图解分析。在我们研究团队进行的前期研究中[11]，我们比较了 Acri.Lisa 366D 联合 CTR 植入与单纯 Acri.Lisa 366D 植入术后的光学质量与临床预后。试验结果示 CTR 联合 Acri.Lisa 366D 可提供良好的有效性、可预测性以及安全性，并可提高眼内光学性能以及更好的 IOL 稳定性（图 13.8）。

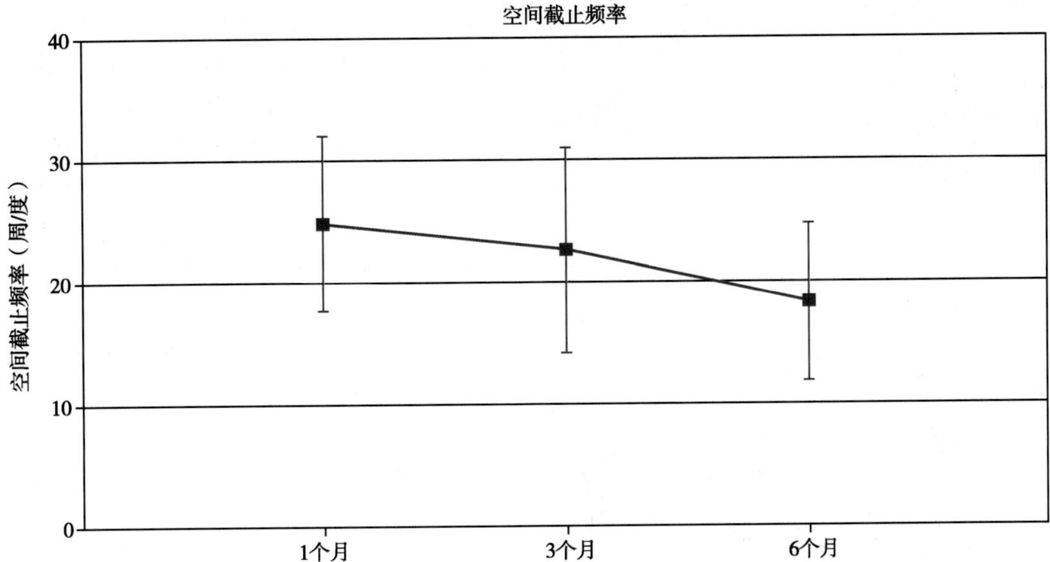

图 13.6 MTF 截止空间频率的变化(1、3 以及 6 个月)。从 1 个月至 6 个月，截止空间频率下降

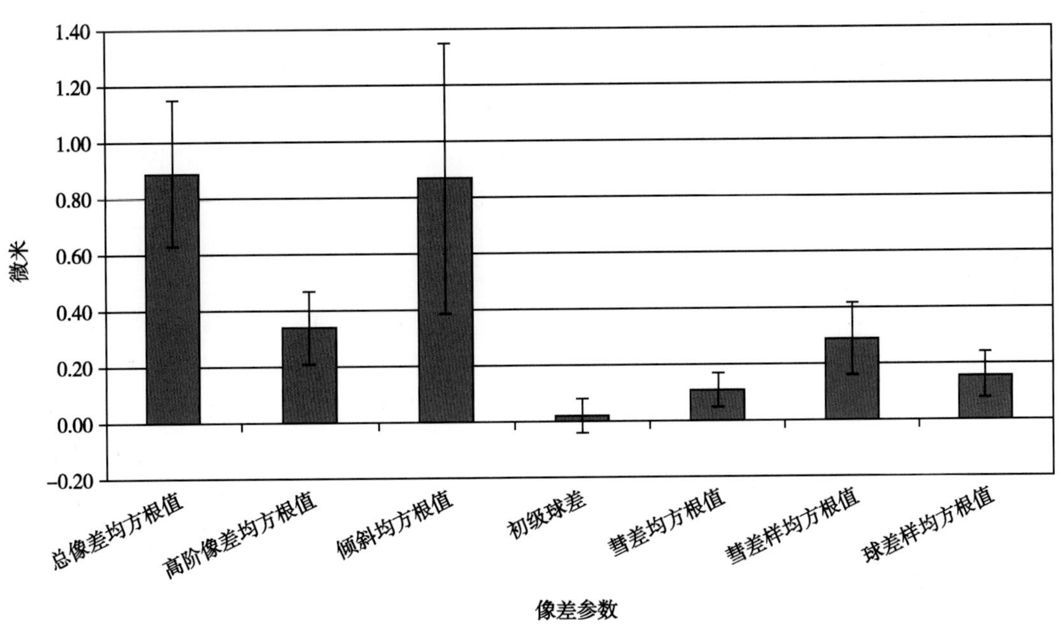

图 13.7 术后眼内像差平均值，由 Lentis Comfort 的 VOL-CT 软件计算得出。未见显著的眼内像差

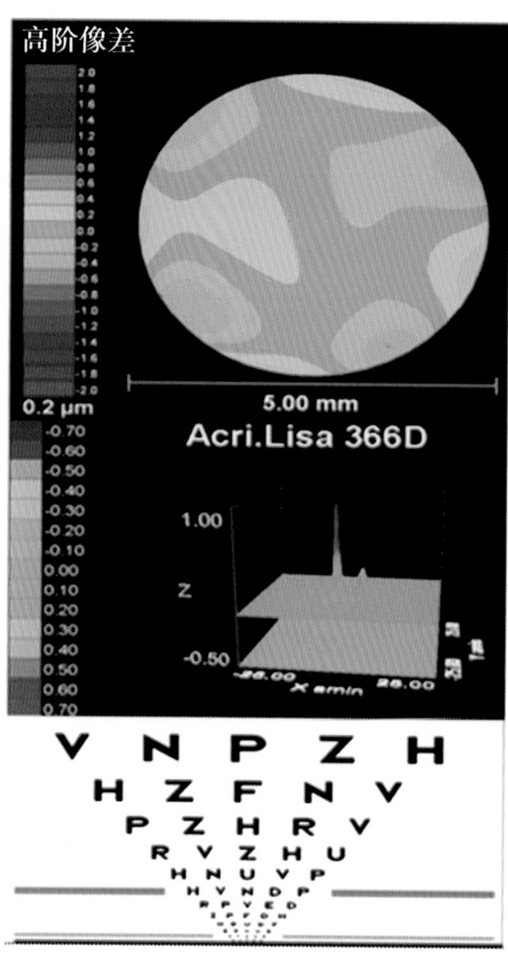

图 13.8 一例植入 Acri.Lisa 366D 多焦点人工晶状体的病例，在 5mm 瞳孔下眼内光学质量的分析。顶端行：眼内高阶波前像差。中间行：3-D PSF（点扩散函数）。底端行：Snellen 视力表模拟，只考虑高阶像差的影响

13.7 生存质量

我们观察到与阅读小字体的困难程度相关的生存质量（QOL）指数显著提高，从术前 1.43±0.59 至术后 3 个月的 1.05±0.22（Wilcoxon test，$P=0.030$）。困难程度分级的范围从 1（无困难）至 5（极度困难以致无法完成近距任务）。此外，数个 QOL 指数与临床参数之间存在若干相关性。表 13.2 总结了所得的 QOL 指数与临床数据之间的相关性。如表所示，一些阅读能力参数与 QOL 指数显著相关，对比敏感度的结果与驾驶的难易程度相关。与近距视力预后相一致，我们发现与阅读小字体相关的一项指数显著提高。另外，某些的近距或中距视觉任务如阅读报纸或烹调的难易程度与阅读参数如视力之间存在显著的负相关。此外，驾驶任务的难易程度与对比敏感度存在显著的负相关。驾驶中困难越少，对比敏感度越好。生存质量是一个多因素共同作用的过程，不仅仅取决于视觉功能[12]（表 13.2）。

13.8 术后并发症

随访过程中无严重不良事件。相关的，术后 6 个月发现后囊膜混浊（PCO）的发生率为 4%。所有 PCO 病例行 YAG 激光后囊膜切开，视力成功提高。

结论

Acri.Lisa 366D 多焦 IOL 在白内障术后可提供良好的视觉康复，同时提高明视与暗视对比敏感度。该 IOL 提供良好的远距与近距视力，以及完成全程视觉任务的最适视力。对于中间距离，视力下降至欧洲驾驶标准定义的临界值。

表 13.2 **QOL 指数与临床数据之间所得的相关性的总结**

	相关性.1	相关性.2	相关性.3	相关性.4	相关性.5	相关性.6	相关性.7
T5 阅读报纸的困难性（1. 无；5. 非常）	—	—	—	—	—	—	—
T15c 白天驾驶的困难性（1. 无；5. 非常）	CSF 暗视条件下 6 周 / 度 $r=-0.615$，$P=0.01$	—	—	—	—	—	—
T16 夜间驾驶的困难性（1. 无；5. 非常）	CSF 暗视条件下 6 周 / 度，$r=-0.632$，$P=0.009$	—	—	—	—	—	—
T16a 不利条件下驾驶的困难性（恶劣天气，高峰时间）（1. 无；5. 非常）	CSF 暗视条件下 6 周 / 度 $r=-0.646$，$P=0.007$	—	—	—	—	—	—
Ta2a 总体视力（1. 极好；5. 非常差劲）	UDVA $r=-0.659$，$P=0.002$	—	—	—	—	—	—
Ta3 阅读小字符的困难性（1. 从不；5. 总是）	UDVA $r=0.538$，$P=0.02$	UDVA $r=0.538$，$P=0.02$	UNVA $r=0.604$，$P=0.001$	DCNVA $r=0.548$，$P=0.03$	NCVA $r=0.620$，$P=0.01$	—	—
Ta6 识别他人的困难性		UNVA $r=0.540$，$P=0.03$	DCNVA $r=0.539$，$P=0.03$	UNVA $r=0.576$，$P=0.02$	—	—	—
Ta8 观看电视的困难性（1. 无；5. 非常）	全眼 RMS $r=0.523$，$P=0.03$	CSF 暗视条件下 12 周 / 度 $r=-0.515$，$P=0.054$	—	—	—	—	—

（俞阿勇 译）

参考文献

1. Lane SS, Morris M, Nordan L, Packer M, Tarantino N, Wallace III RB. Multifocal intraocular lenses. Ophthalmol Clin North Am. 2006;19(1):89–105.
2. Walkow T, Liekfeld A, Anders N, Pham DT, Hartmann C, Wollensak J. A prospective evaluation of a diffractive versus a refractive designed multifocal intraocular lens. Ophthalmology. 1997;104:1380–6.
3. Bellucci R. Multifocal intraocular lenses. Curr Opin Ophthalmol. 2005;16:33–7.
4. Hoffman RS, Fine IH, Packer M. Refractive lens exchange with a multifocal intraocular lens. Curr Opin Ophthalmol. 2003;14:24–30.
5. Richter-Mueksch S, Weghaupt H, Skorpik C, et al. Reading performance with a refractive multifocal and a diffractive bifocal intraocular lens. J Cataract Refract Surg. 2002;28:1957–63.
6. Alió JL, Elkady B, Ortiz D, Bernabeu G. Clinical outcomes and intraocular quality of a diffractive multifocal intraocular lens with asymmetrical light distribution. J Cataract Refract Surg. 2008;34:942–8.
7. Alfonso FJ, Fernández-Vega L, Señaris A, Montés-Micó R. Quality of vision with the Acri. Twin asymmetric diffractive bifocal intraocular lens system. J Cataract Refract Surg. 2007;33:197–202.
8. Fernández-Vega L, Alfonso JF, Baamonde MB, Montés-Micó R. Symmetric bilateral implantation of a distance dominance diffractive bifocal intraocular lens. J Cataract Refract Surg. 2007;33:1913–7.
9. Alfonso JF, Fernández-Vega L, Blazquez J, Montés-Micó R. Visual acuity comparison of 2 models of bifocal aspheric intraocular lenses. J Cataract Refract Surg. 2009;35:672–6.
10. Alió JL, Plaza A, Piñero D, Amparo F, Jimenez R, Rodriguez-Prats JL, Javaloy J, Pongo V. Optical analysis, reading performance and quality of life evaluation after implantation of the Acri. Lisa 366D diffractive multifocal intraocular lens. J Cataract Refract Surg. 2011;37:27–37.
11. Alió JL, Elkady B, Ortiz D, Bernabeu G. Microincision multifocal intraocular lens with and without a capsular tension ring: optical quality and clinical outcomes. J Cataract Refract Surg. 2008;34:1468–75.
12. Alió JL, Piñero DP, Plaza-Puche AB, Amparo F, Jiménez R, Rodríguez-Prats JL, Javaloy J. Visual and optical performance with two different diffractive multifocal intraocular lenses compared to a monofocal lens. J Refract Surg. 2011;27:570–81.
13. Alió JL, Radner W, Plaza-Puche AB, Ortiz D, Neipp MC, Quiles MJ, Rodríguez-Marín J. Design of short Spanish sentences for measuring reading performance: Radner Vissum test. J Cataract Refract Surg. 2008;34:638–42.
14. Radner W, Obermayer W, Richter-Müksch S, Willinger U, Velikay-Parel M, Eisenwort B. Reliability and validity of short german sentences for measuring reading speed. Graefes Arch Clin Exp Ophthalmol. 2002;240:461–7.
15. Baker RS, Bazargan M, Calderón JL, Hays RD. Psychometric performance of the national eye institute visual function questionnaire in latinos and non-latinos. Ophthalmology. 2006;113:1363–71.
16. Castillo-Gómez A, Carmona-González D, Martínez-de-la-Casa JM, et al. Evaluation of image quality after implantation of 2 diffractive multifocal intraocular lens models. J Cataract Refract Surg. 2009;35:1244–50.
17. Alfonso JF, Madrid-Costa D, Poo-López A, Montés-Micó R. Visual quality after diffractive intraocular lens implantation in eyes with previous myopic laser in situ keratomileusis. J Cataract Refract Surg. 2008;34:1848–54.
18. Alfonso JF, Fernández-Vega L, Señaris A, Montés-Micó R. Prospective study of the Acri-Lisa bifocal intraocular lens. J Cataract Refract Surg. 2007;33:1930–5.
19. Elgohary MA, Beckingsale AB. Effect of posterior capsular opacification on visual function in patients with monofocal and multifocal intraocular lenses. Eye (Lond). 2008;22:613–9.
20. Buckhurst PJ, Wolffsohn JS, Naroo SA, Davies LN, Bhogal GK, Kipioti A, Shah S. Multifocal intraocular lens differentiation using defocus curve. Invest Ophthalmol Vis Sci. 2012;53:3920–6.
21. Coeckelbergh TR, Brouwer WH, Cornelissen FW, Van Wolffelaar P, Kooijman AC. The effect of visual field defects on driving performance: a driving simulator study. Arch Ophthalmol. 2002;120:1509–16.
22. Saad A, Saab M, Gatinel D. Repeatability of measurements with a double-pass system. J Cataract Refract Surg. 2010;36:28–33.

衍射型双焦点 - 多焦点人工晶状体：AT LISA tri 14

Peter Mojzis, Pablo Peña-Garcia, Jorge L. Alió

14.1 引言

老视的高患病率以及在现代社会中近距离与中间距离视觉的重要性共同引发了老视屈光状态矫正技术的发展。此外，有报道称，阅读能力的丧失会降低老视患者的生存质量[1~4]。

多焦点人工晶状体（IOL）的应用能提高近距与裸眼远视力，减少对眼镜的依赖程度[5]。为了这个目的，IOL 制造商们研制出了许多设计类型。临床上可用的多焦 IOL 的主要类型是：折射型、衍射型、折射 - 衍射型以及可调节型。

各个型号都有其自身的优点与缺点，但平均而言，它们全能提高近距与裸眼远视力。然而，IOL 还远未达到完美，IOL 植入后伴随的影响如光晕、眩光以及对比敏感度的丧失[6~9]已有报道。此外，在多数病例中，术后得到的中间距视力结果往往不能令人满意。因此，中间距视力的提高是目前这一领域最重要的挑战之一。从这个意义上来说，在 IOL 中获得一个中间焦点有利于解决这个问题。

AT LISA tri 839MP（Carl Zeiss Meditec）是一种三焦点设计的新衍射型 IOL。本章节分析了其在 60 眼（30 例患者双眼手术）中的术后效果。

我们将在这一章中看到 AT LISA tri 是现有的少数几个三焦点 IOL 之一[10~13]，更重要的是，它在提高老视患者近距、中距离视力以及远距视力中表现出无与伦比的结果[14]。

14.2 手术技术

所有的手术都在无缝合微小切口 - 同轴超声乳化标准技术下完成。在所有病例中，患者手术操作前滴入局部麻醉滴眼液。MICS 切口为 1.6mm，位于颞侧。在撕囊以及超声乳化（Infinity Vision System，Alcon）之后，用一次性 BLUMIXS 180 注射器通过 1.6mm 切口将 IOL 植入囊袋内。术后局部治疗包括局部应用抗生素以及糖皮质激素复合制剂（Tobradex）。

14.3 植入前人工晶状体的准备

（图 14.1～图 14.8）

14.3.1 视力预后以及对比敏感度

表 14.1 以及图 14.9 示视力预后以及其在随访中的变化。同时，考虑两个中间距离：66cm 以及 80cm（表 14.1 以及图 14.9）。

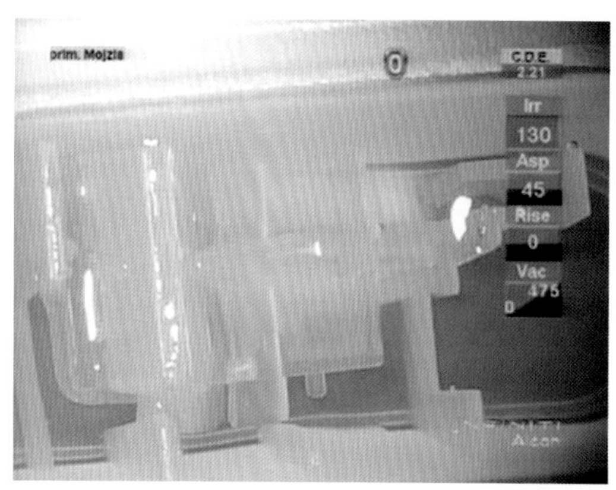

图 14.1　从水容器中取出装载器和 AT LISA tri

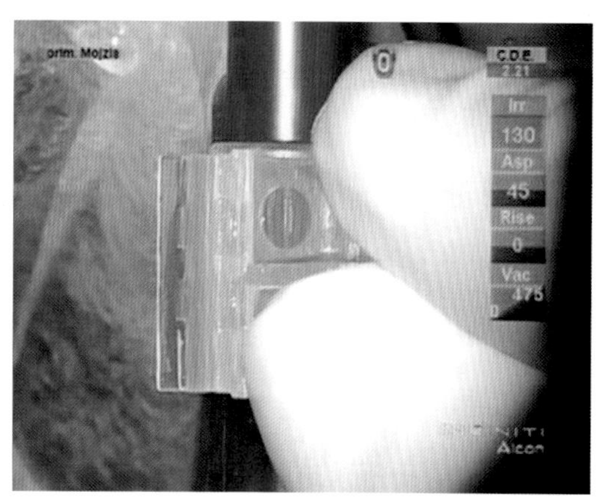

图 14.2　装载器嵌入 BLUEMIXS 注射器

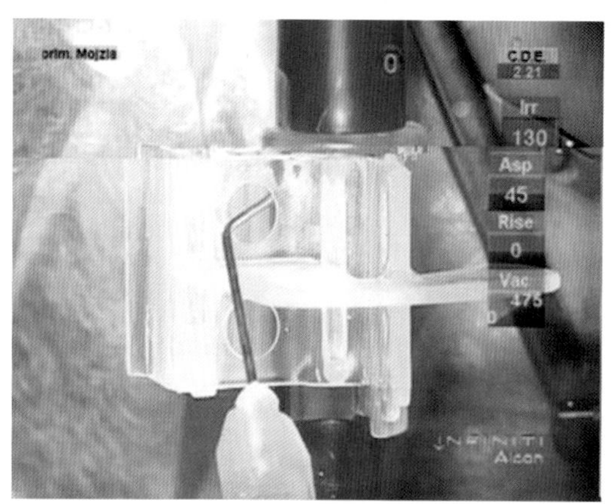

图 14.3　装载器注入 OVD

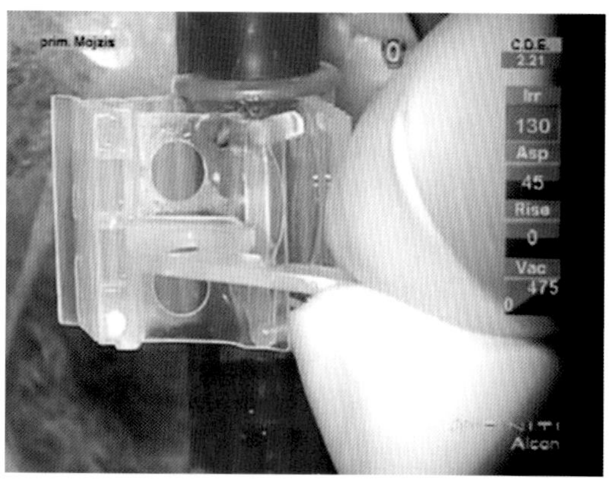

图 14.4　轻轻地取下人工晶状体支架

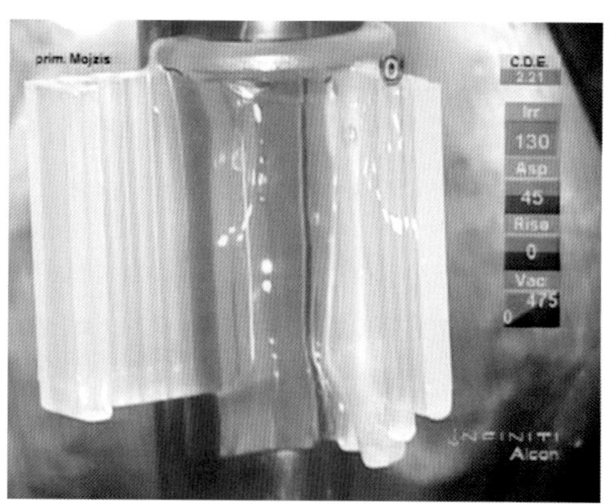

图 14.5　人工晶状体位于装载器底部

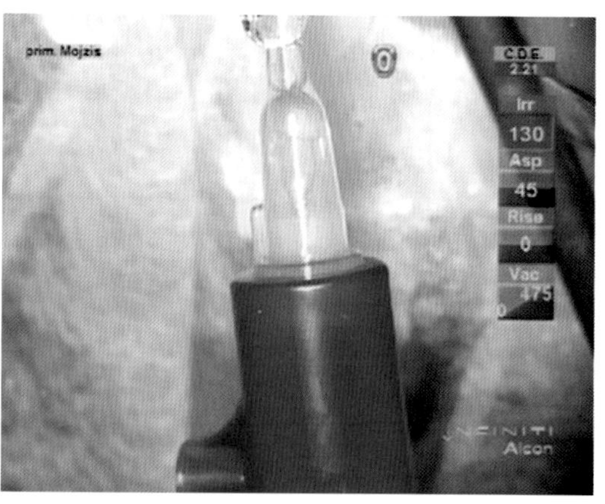

图 14.6　人工晶状体在装载器中移动

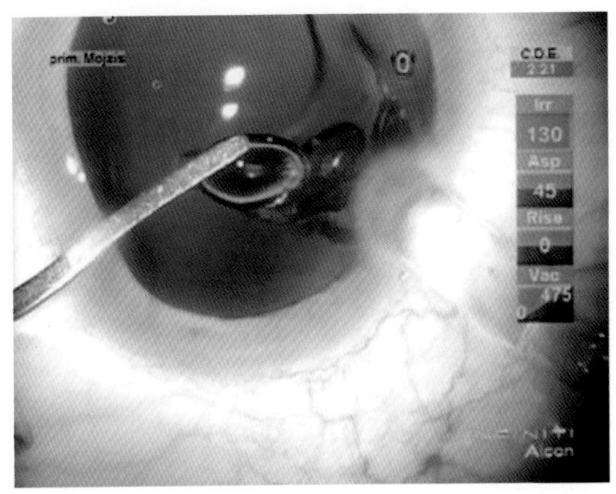

图 14.7 AT LISA tri 通过 1.6mm CCI 植入

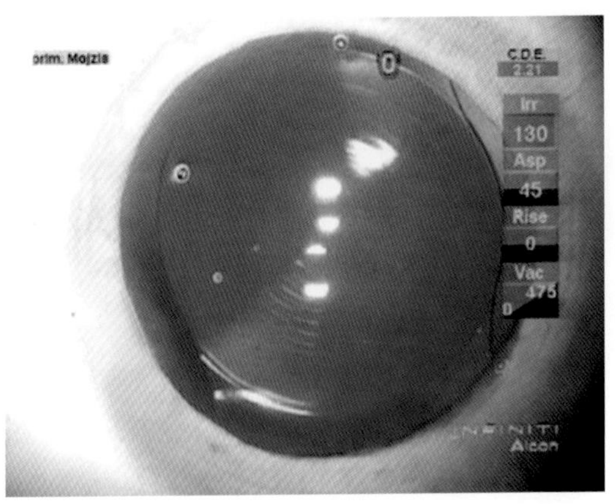

图 14.8 完美居中

最佳矫正近视力（BCNVA）在术前为 0.17±0.19 logRAD（−0.20～0.80），术后 6 个月为 0.13±0.09 logRAD（0.00～0.40），但未发现显著提高（P＝0.230）。最佳矫正中距离视力（BCIVA）同样稍有提高，从 0.13±0.23 logMAR（−0.20～0.80）提高到 0.06±0.11 logMAR（−0.10～0.40），但仅有临界显著性（P＝0.050）。中距离视力的比较在 66cm 处进行，近视力的比较是在 33cm 处进行。

我们发现 33cm 与 40cm 之间的近视力比较差异有统计学意义（1 个月 P＝0.08，3 个月 P<0.01，6 个月 P＝0.02）（图 14.10 和图 14.11）。对于术后的中距离视力，我们观察到 66cm 与 80cm 之间的差异无统计学意义（1 个月 P＝0.45，3 个月 P＝0.06，6 个月 P＝0.92）（图 14.12 和图 14.13）。

表 14.1 **随访期间的视力变化**

	术前	1 个月	3 个月	6 个月
UDVA	0.53±0.47	−0.03±0.08	−0.04±0.10	−0.03±0.09
	（0～1.80）	（−0.20～0.20）	（−0.20～0.20）	（−0.20～0.20）
CDVA	0.02±0.21	−0.05±0.07	−0.06±0.09	−0.05±0.08
	（−0.30～0.80）	（−0.20～0.20）	（−0.20～0.20）	（−0.20～0.20）
UNVA（33cm）	0.92±0.26	0.22±0.13	0.19±0.11	0.20±0.12
	（0.10～1.40）	（−0.10～0.50）	（0.00～0.50）	（0.00～0.50）
BCNVA（33cm）	0.17±0.19	0.20±0.11	0.14±0.10	0.13±0.10
	（−0.20～0.80）	（0.00～0.50）	（−0.10～0.30）	（0.00～0.40）
DCNVA（33cm）	0.68±0.19	0.20±0.11	0.17±0.10	0.17±0.11
	（0.10～1.00）	（0.00～1.50）	（0.00～0.40）	（0.00～0.40）
UIVA（66cm）	0.76±0.27	0.08±0.11	0.11±0.10	0.08±0.10
	（0.00～1.40）	（−0.10～1.30）	（−0.10～0.30）	（−0.10～0.40）
BCIVA（66cm）	0.13±0.23	0.07±0.10	0.08±0.10	0.06±0.11
	（−0.20～0.80）	（−0.10～0.30）	（−0.10～0.30）	（−0.10～0.40）
DCIVA（66cm）	0.43±0.26	0.07±0.10	0.10±0.09	0.08±0.10
	（0.00～1.10）	（−0.10～0.30）	（−0.10～0.30）	（−0.10～0.40）

14.4　离焦曲线

离焦曲线可提供不同距离的预期视力的客观测量；简单而言，它能体现 IOL 在实际情况中的功能。图 14.6 示不同离焦量的平均视力（logMAR）及其标准差，如果患者经过适当的验光，在离焦量大时（正值或负值），视力如期下降。这个结果与屈光状态的分析结果相匹配，即 100% 的患者的屈光状态在 +1.00 至 −1.00D。0.00 与 −3.00D 的离焦间隔对应的距离为无穷远至 33.33cm。这个距离范围是离焦曲线最有意义的区域，用于评价 IOL 对于距离相关的不同任务的有效性。在这种情况下，视力值的范围从 −0.09±0.09 logMAR（对应 0D）至 0.16±0.17 logMAR（对应 3D）。在这个间隔范围内，离焦曲线依然相当稳定，为所有距离提供了一个连续的可接受的视力。+0.5 与 −0.5D 之间的视力差异无统计学意义（P=0.180）。为中距离视觉提供的视力值尤其稳定：−2 至 −1D（50cm 至 1m）范围内的视力之间的差异无统计学意义（P=0.343）。三焦点的设计包含了用于中间距离视觉的第三个焦点，似乎可作为这一现象的解释。虽然其他的 IOL 表现出明显的双峰离焦

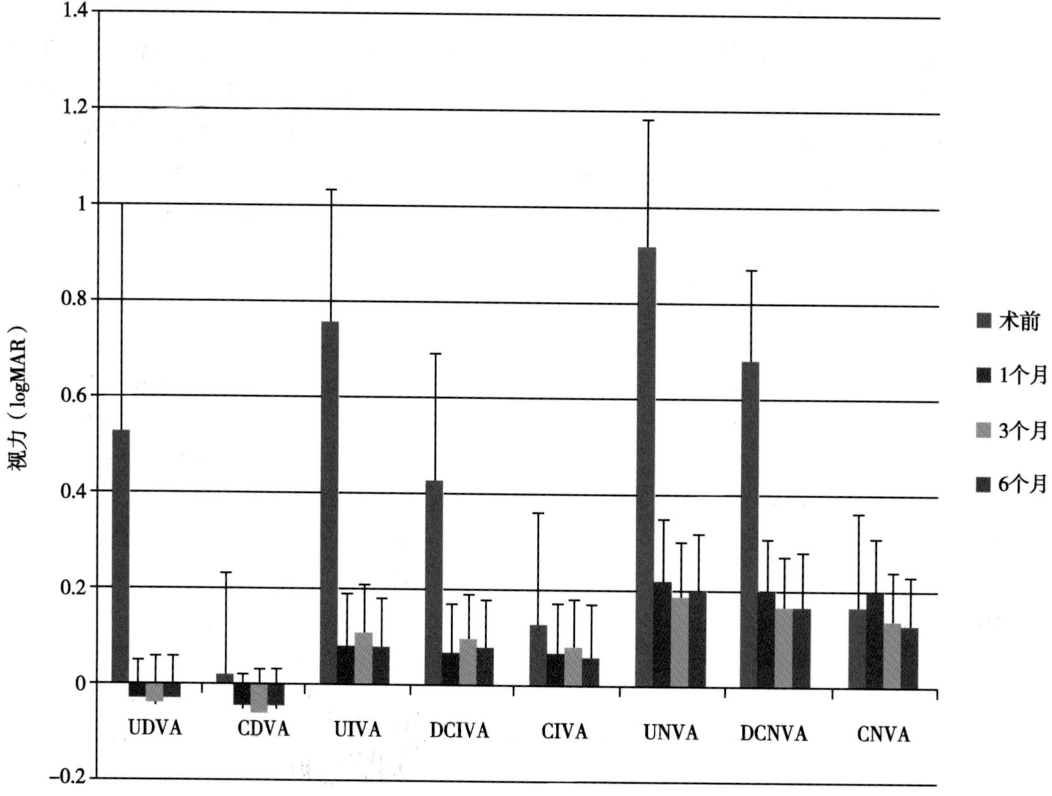

图 14.9　术后 6 个月与术前相比，以下参数有显著提高：裸眼远视力（UDVA）（P<0.001）（0.53±0.47 至 −0.03±0.09 logMAR），矫正远视力（CDVA）（P=0.012）（0.02±0.21 至 −0.05±0.08 logMAR），中距离裸眼视力（UIVA）（P<0.001）（0.76±0.27 到 0.08±0.10 logMAR），远矫正中距离视力（DCIVA）（0.43±0.26 至 0.08±0.10 logMAR）（P<0.001），裸眼近视力（UNVA）（P<0.001）（0.92±0.26 至 0.20±0.12 logRAD）以及远矫正近视力（DCNVA）（P<0.001）（0.68±0.19 至 0.17±0.11 logRAD）

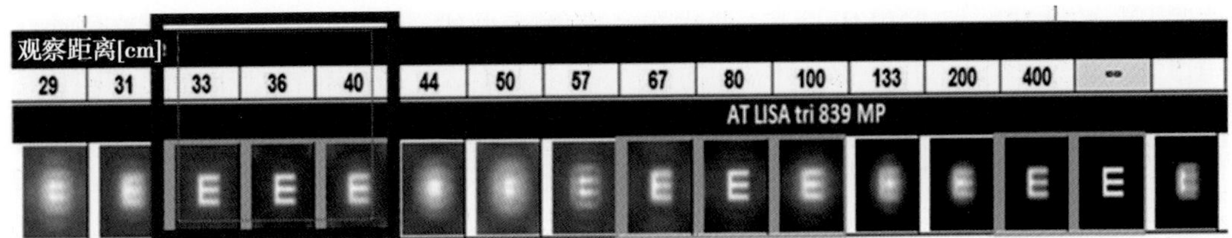

图 14.10 三焦点人工晶状体的视力范围。在 33～40cm AT LISA tri 可提供极好的近视力，近视力的最佳距离为 36cm

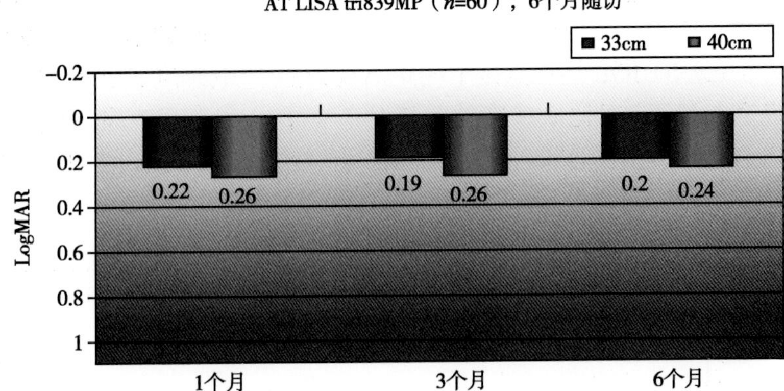

图 14.11 术后 33cm 与 40cm 距离的近视力的比较

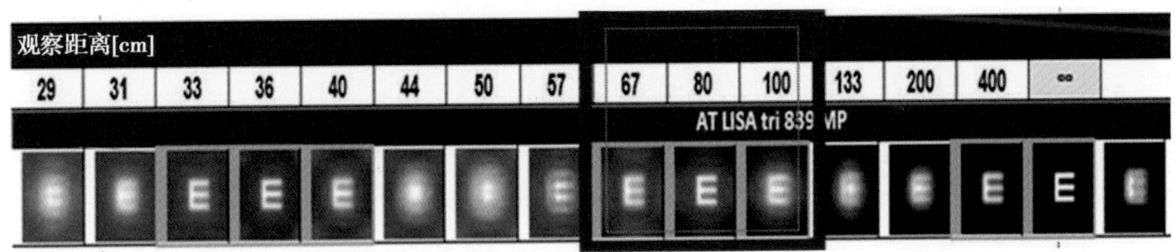

图 14.12 三焦点人工晶状体的视力范围。在 67～100cm AT LISA tri 可提供极好的中距离视力，80cm 距离作为理想距离可获得高质量图像

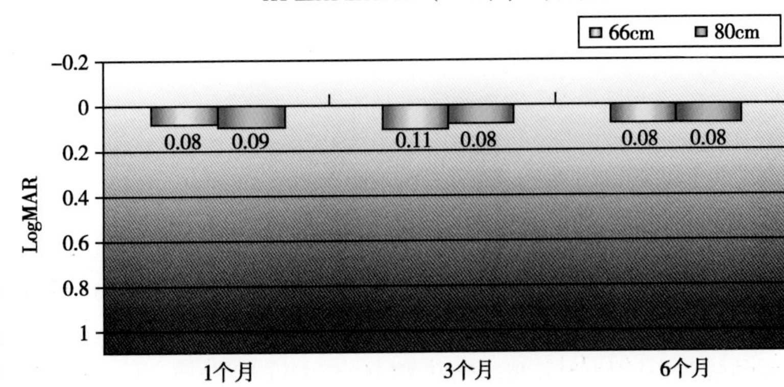

图 14.13 术后 60cm 与 80cm 距离的中距离视力比较

曲线，就 AT LISA tri 839MP 而言，曲线在 −1.5 至 −0.5D 间隔内几乎保持不变，对应的距离为 67cm～2m。视力在这个范围内的平均变化少于 0.1 个对数单位（从 0.04 至 −0.05 logMAR）。此外，离焦曲线仅有轻微的连续波动（图 14.14）。

14.5 对比敏感度曲线

三焦点 IOL 的优点是中间距离视力的提高。然而，对比敏感度的降低是所有多焦点 IOL 的主要问题之一。图 14.15 示对比敏感度曲线。随访期间对比敏感度的变化列于表 14.2。比较术后 1～6 个月的随访结果，从术后第一个月开始，对比敏感度在低频率（1.5 周 / 度）($P=0.034$)，中 - 高频率（12 周 / 度）($P=0.019$) 以及高频率（18 周 / 度）($P=0.001$) 有轻度提高并有统计学意义。比较术后 1 个月与 6 个月，对比敏感度在 3 周 / 度 ($P=0.209$) 与 6 周 / 度 ($P=0.455$) 空间频率下无显著提高。在中间（6 周 / 度）空间频率 ($P<0.001$)，可获得最佳的对比敏感度。就间视觉对比敏感度而言，我们发现所有空间频率下的值均在正常范围内（表 14.2，图 14.16，图 14.17 和图 14.18）。

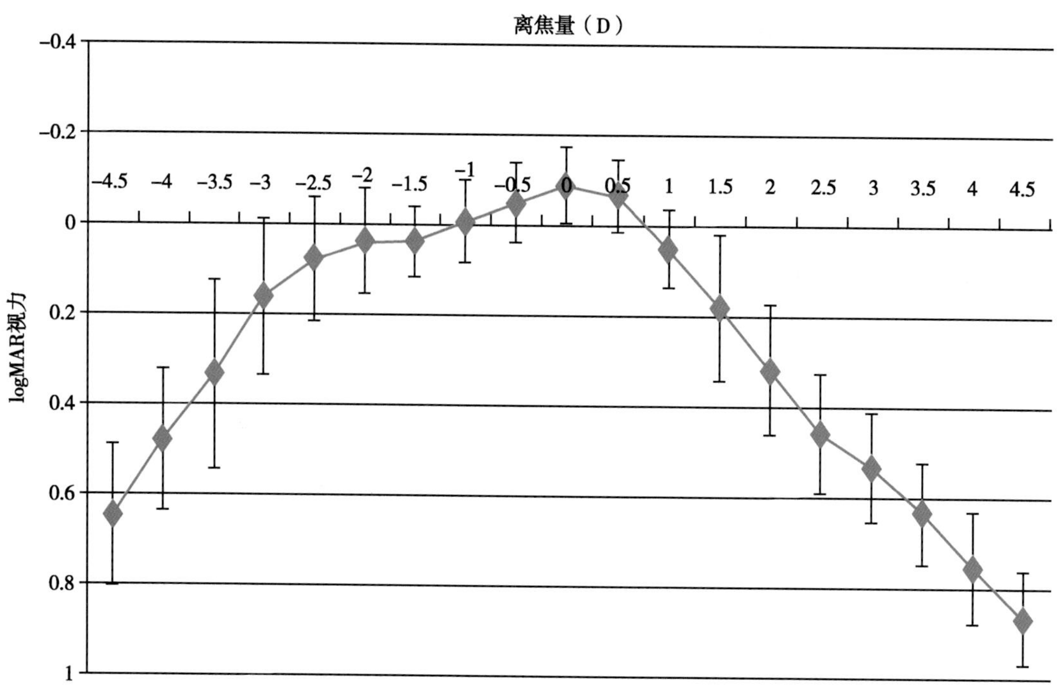

图 14.14 术后 3 个月双眼的离焦曲线

表 14.2 随访期间对比敏感度的变化

	1.5 周 / 度	3 周 / 度	6 周 / 度	12 周 / 度	18 周 / 度
1 个月	1.57±0.13	1.76±0.11	1.82±0.16	1.35±0.15	0.73±0.22
3 个月	1.61±0.14	1.78±0.12	1.85±0.16	1.39±0.18	0.78±0.24
6 个月	1.62±0.15	1.78±0.12	1.84±0.16	1.40±0.16	0.85±0.25

图 14.15 明视条件下的对比敏感度

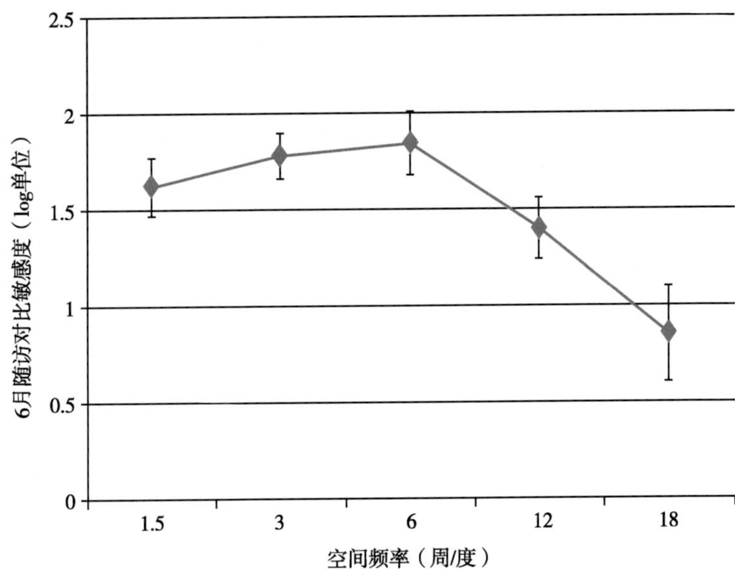

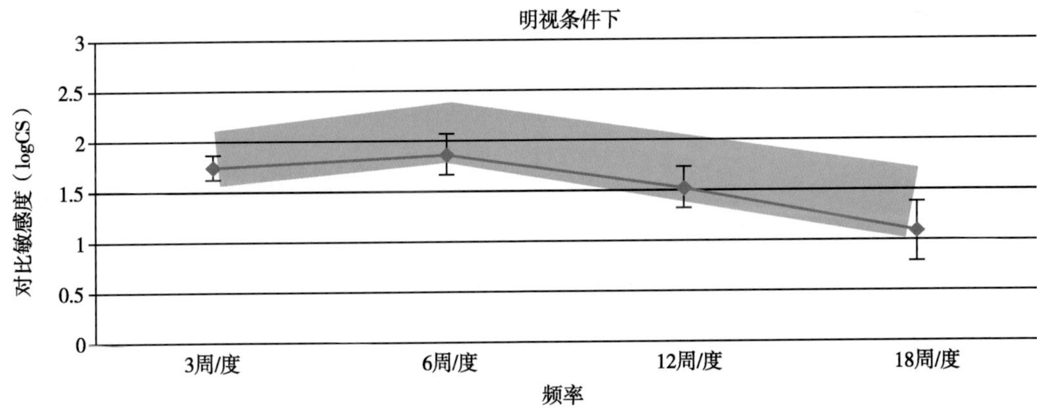

图 14.16 50 只眼术后 12 个月明视条件下的对比敏感度

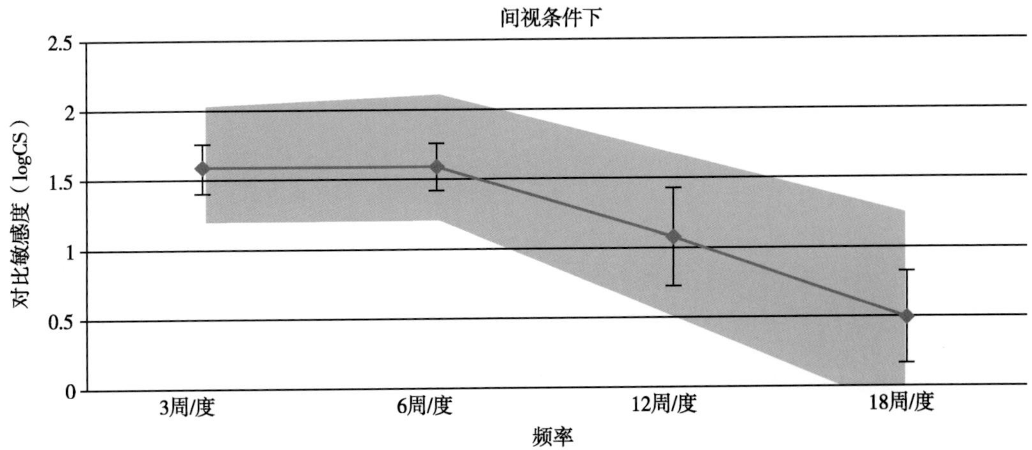

图 14.17 术后 12 个月（50 眼）间视条件下的 CS

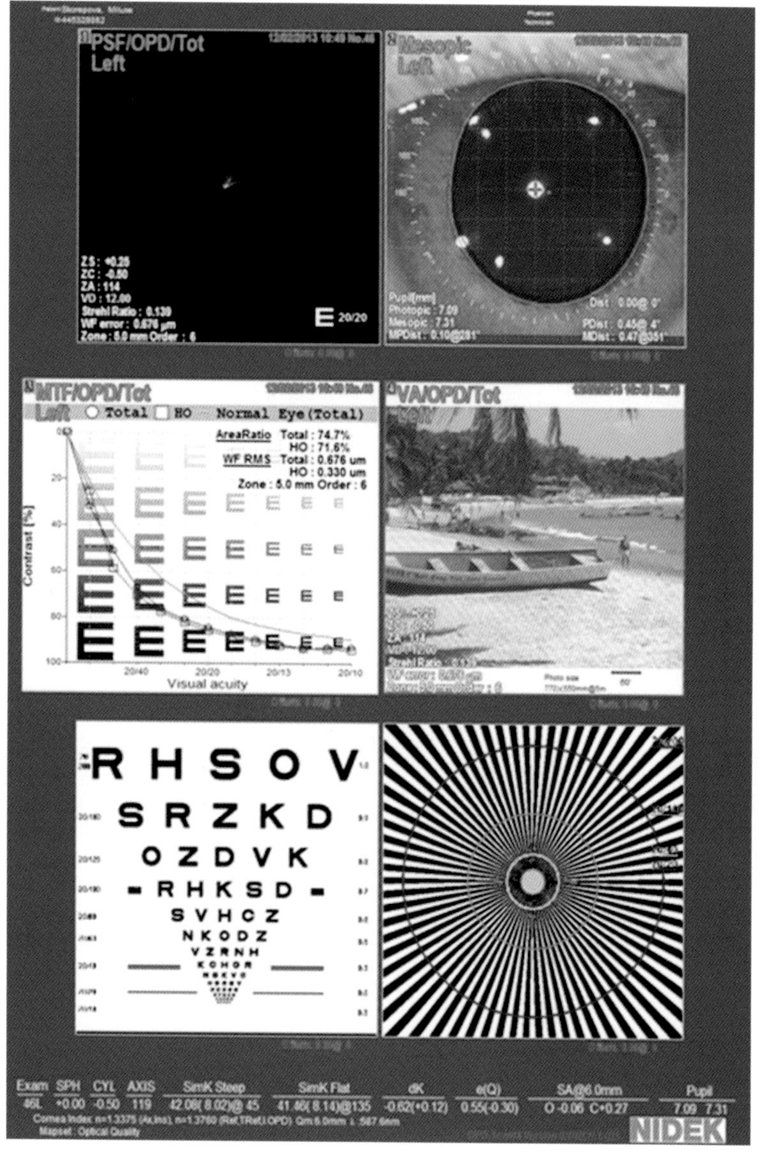

图 14.18　大角度 Kappa 角患者植入 ATLISA tri 后的视力与像质的评估。高的斯特列尔比、MTF 曲线以及理想的模拟图像

14.6　屈光状态分析

全部患者的（30 例患者双眼植入）屈光结果列于表 14.3。球镜（$P=0.009$）、柱镜（$P<0.001$）以及等效球镜（$P=0.010$）均显著降低。患者术前屈光状态根据屈光不正类型分为：42 眼为远视散光（等效球镜，SE = 1.78 ± 1.09，从 +0.38 至 +5.00），5 眼为混合散光（SE = −0.08 ± 0.11，从 −0.25 至 0.00），以及 13 眼为近视散光（SE = −4.88 ± 3.83，从 −12.25 至 −0.25）。术后，远视患者等效球镜显著减少至 −0.12 ± 0.40（−0.75 至 +1.00）（$P<0.001$），近视患者减少至 −0.13 ± 0.38（−1.00 至 +0.50）（$P=0.003$）。混合散光患者的术后等效球镜为 −0.15 ± 0.35（−0.50 至 0.25），无显著变化（$P=0.680$）。术后 3 个月

的 SE 分布如下：8 眼（13.33%）在 −0.63 至 −1.00D，34 眼（56.67%）在 −0.50 至 0.00D，18 眼（30%）在 +0.13 至 +0.50D（图 14.19）。术后 6 个月有效指数为 1.06，安全指数为 1.10（表 14.3 以及图 14.19、图 14.20）。

14.7 居中性以及 Kappa 角

MIOL 合适的居中性是获得理想视觉功能的关键所在。白内障手术医师常将 IOL 放置在散大的瞳孔中心。一些手术医师推荐术中应用 Miochol 来缩小瞳孔。对于具有小 Kappa 角的患者这是一种简单有效的方法，因为视轴十分接近或等同于瞳孔轴。Kappa 角描述的是瞳孔轴（瞳孔中心）与视轴之间的距离。然而，在大角度 Kappa 角患者中，以瞳孔中心来居中 IOL 可导致术后的不满意。在这种情况下，主要的光路经过多焦点的环而非瞳孔中心会引起彗差与眩光。遗憾的是，手术者无法改变 Kappa 角。

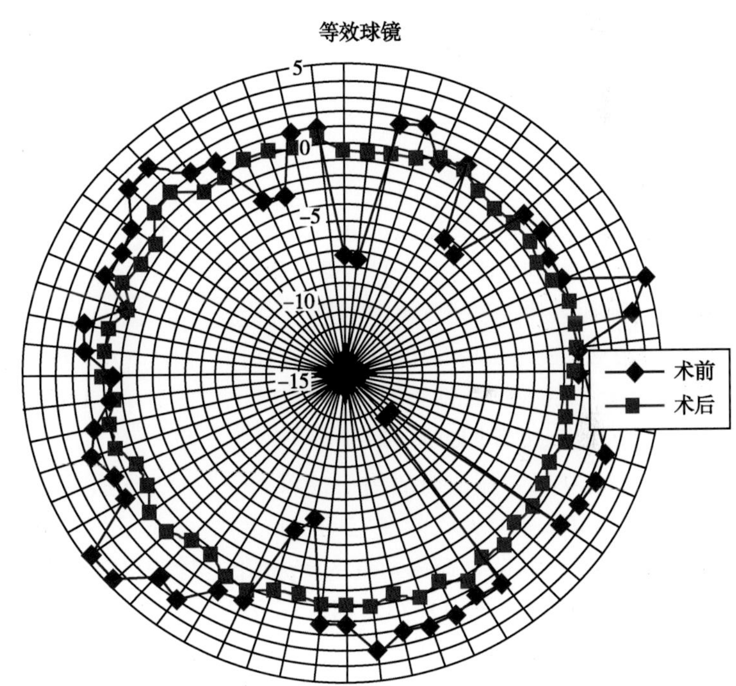

图 14.19 术前与术后 3 个月的等效球镜

表 14.3 **随访期间屈光状态的变化**

	术前	1 个月	3 个月	6 个月
球镜（D）	0.42 ± 3.38	−0.12 ± 0.40	0.00 ± 0.36	0.02 ± 0.38
	（−12.00～5.25）	（−0.75～1.00）	（−0.75～0.75）	（−0.75～1.00）
柱镜（D）	−0.47 ± 0.31	−0.33 ± 0.21	−0.28 ± 0.19	−0.28 ± 0.24
	（−1.25～0.00）	（−0.75～0.00）	（−0.75～0.00）	（−1.00～0.00）
等效球镜（D）	0.18 ± 3.35	−0.28 ± 0.41	−0.14 ± 0.36	−0.12 ± 0.39
	（−12.25～5.00）	（−1.00～1.00）	（−1.00～0.50）	（−1.00～1.00）

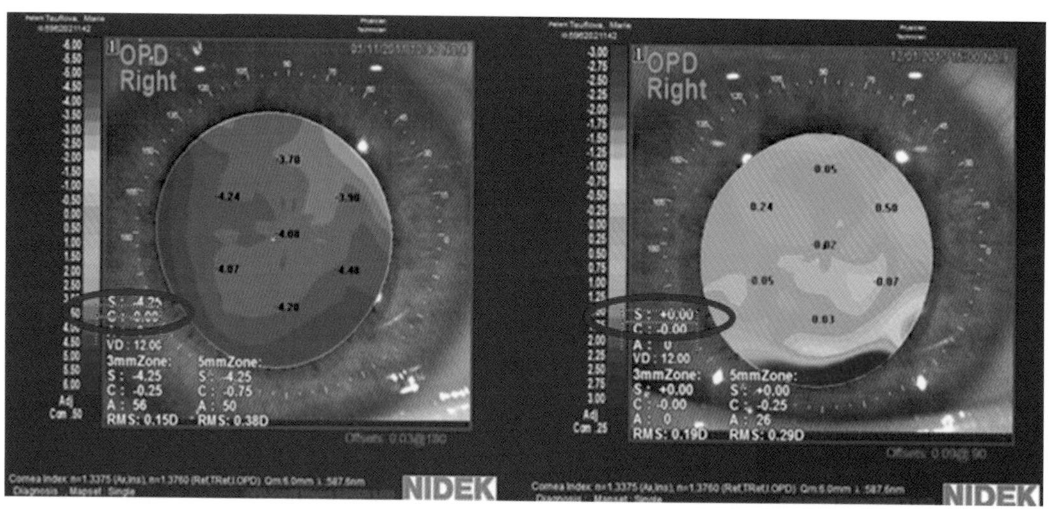

图 14.20 OPD 列出了术前(左)以及植入 AT LISA tri 后(右)的屈光不正的分布。图示瞳孔区域内达到正视每个点所需的矫正量

术前测量时，需确定 Kappa 角。在本试验组 30 例患者 60 只眼中，我们测量了明视条件下与间视条件下的平均 Kappa 角，在近视患者(10 眼)中为 0.2±0.10 和 0.21±0.10，在正视患者中(6 眼)分别为 0.34±0.12 和 0.37±0.13，远视患者(42 眼)分别为 0.43±018 和 0.41±0.15。在所有病例中植入 AT LISA tri。该 IOL 的优点之一是它的中心光学区域为 1.04mm，即使在大角度 Kappa 角的患者中，仍可植入该 IOL(图 14.1)。有假说认为，中心光学区域应比 Kappa 角大半个直径。另外，AT LISA tri 不依赖于瞳孔大小，这使得术后间视条件下的满意度很高并减少了视觉干扰现象。MIOL 居中的最佳位置为浦肯野第一像。该点与视轴十分接近。在术中，显微镜的共轴光线有助于 IOL 居中的正确定位(浦肯野第一像)(图 14.21)。IOL 的板式脚襻设计适用于 MICS 技术(图 14.14)。板式脚襻即使在出现脚襻周边破损的情况时仍能很好地居中(图 14.22～图 14.27)。

14.8 后囊膜混浊(PCO)

MIOLs 主要的缺点之一是与单焦点 IOL 相比 YAG 激光后囊膜切开率更高。已有结果显示，即使是轻度的 PCO 也会显著影响视力。

三焦点 IOL 将入射光线分隔到三个焦点上，远、中和近。它精细的光学对任何囊袋变化都十分敏感，尤其是在中心的 4.34 三焦点区域，将导致视觉功能损害以及视觉干扰现象的增加，例如光晕与眩光。PCO 由上皮细胞的增殖并向后囊膜移行引起，分为两型：增殖型(Elschnig 珍珠)以及非增殖型(纤维化)。双手法灌注 / 吸引套管可成功地治疗增殖型 PCO(图 14.20 和图 14.21)。研究表明，丙烯酸材料，前囊膜、后囊膜抛光以及直角方边与更低的 PCO 发生率相关。一种新的 360° 直角方边形以及疏水表面的三焦点 IOL 可阻止早期 PCO 的形成(图 14.28 和图 14.29)。后囊膜的纤维化应用 YAG 激光后囊膜切开治疗，在后囊膜做开口。虽

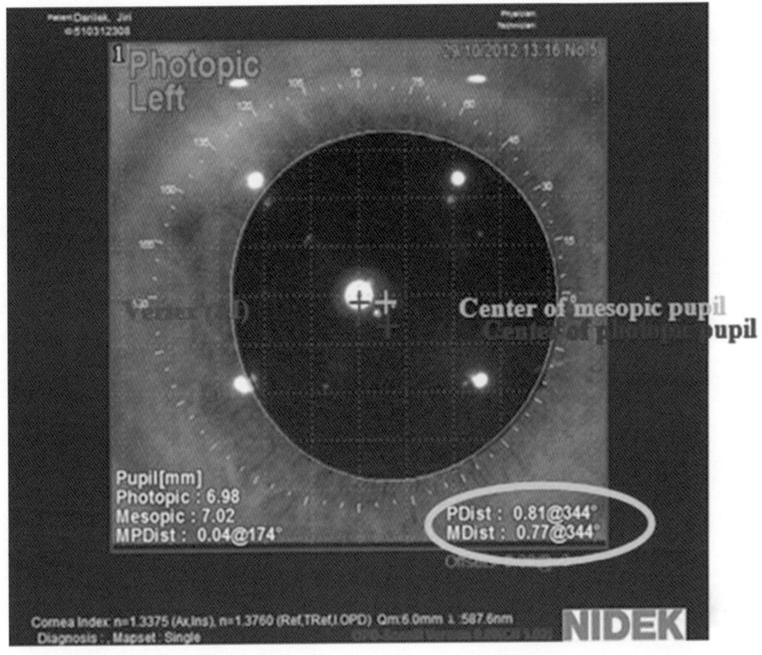

图 14.21 准备植入 AT LISA tri 的高 kappa 角患者的术前测量

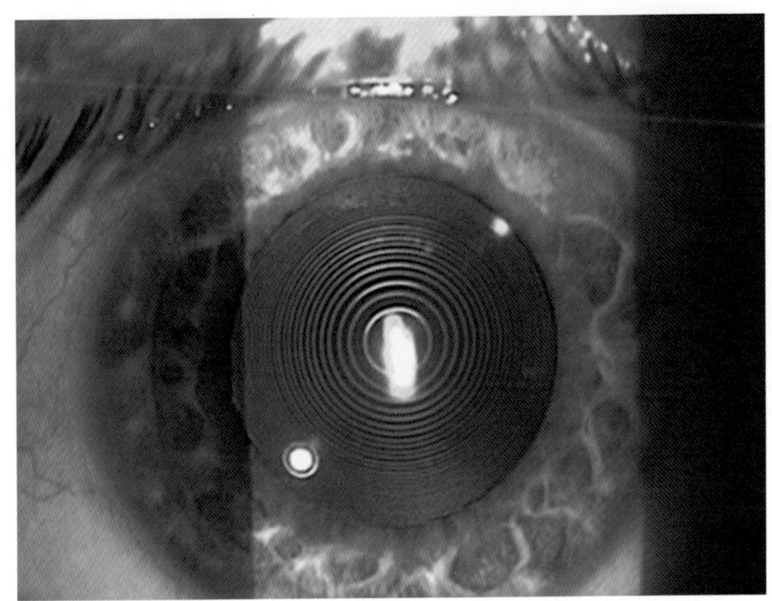

图 14.22 AT LISA 术后居中性，非复杂手术

然该过程十分安全、有效，但仍有报道一些并发症如玻璃体混浊，黄斑囊样水肿或视网膜脱离。

术后 1 年，在 30 例双眼植入 AT LISA tri 的患者中，用 EPCO 2000 测量与分析 4.3 中心区域内的 PCO 的类型以及程度。我们得出 EPCO 比率为 0.24±0.33，共行 3 例 YAG 激光后囊膜切开与 2 例 Elschnig 珍珠冲洗（图 14.30）。

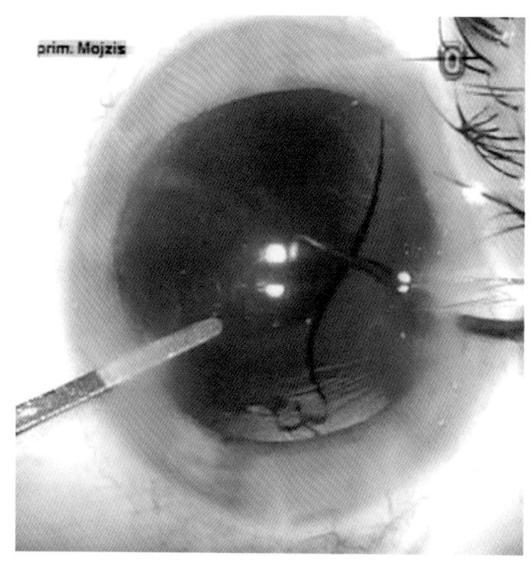

图 14.23　AT LISA tri 植入后脚襻破损

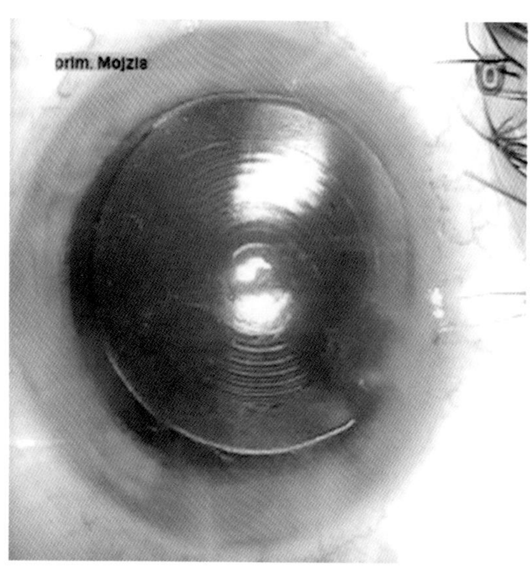

图 14.24　同一患者一吸除 OVD 后 IOL 位于中心

14.9　光学质量

多焦点 IOL 置换的目的在于提供一定程度的眼镜非依赖性以及提高像质。正视眼在瞳孔小于 3mm 时是无像差系统，提供较高的像质。然而，当瞳孔直径增大时，光学像差增加导致光学像质的降低（图 14.31）。

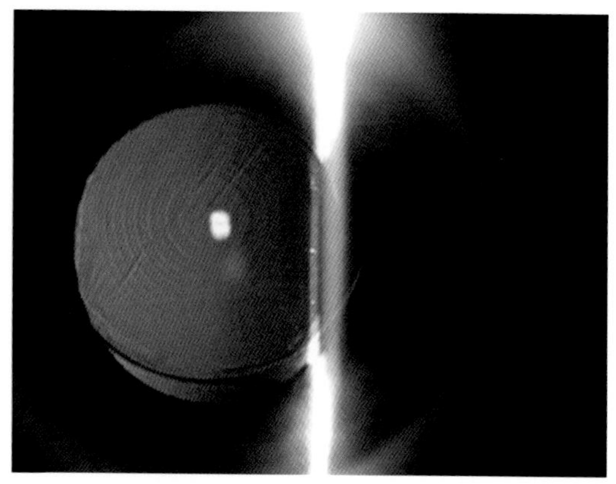

图 14.25　术后 6 个月，脚襻破损后的 AT LISA tri 居中性理想

调制传递函数（MTF）是像质的定量测量。当光线通过光学系统时，MTF 测量可提示对比度以及图像清晰度的降低。MTF 对像质的下降十分敏感（图 14.32）。当人眼在观看点状物体时在视网膜上成点状像的能力定义为理想的光学系统。点扩散函数（PSF）应为一个高度聚焦的亮光点，它在数学上表示为斯特列尔比。其值应尽可能接近 1，即理想或完美的光学系统（图 14.33）。

本研究在睫状肌麻痹瞳孔直径不小于 5mm 条件下评估研究对象（60 眼）的斯特列尔比以及 MTF 截止频率。所有的测量与 5mm 瞳孔相对应。结果表明患者术后斯特列尔比显著提高，从术前的 0.01±0.01 到术后 6 月的 0.07±0.03，MTF 截止频率从 25.61±11.36 提高到 57.82±12.00 周 / 度（$P<0.001$）。MTF 与斯特列尔比的变化列于表 14.4。然而，与先前的衍射型多焦 IOL 研究一样，患者曾抱怨光现象如光晕以及眩光。3 名患者（10%）诉明显的光晕，3 名患者诉眩光。3 名患者同样提到绿色色彩失真（其中 1 名偶尔发生），但对视觉无干扰并且只是暂时性的。在随访期间，曾抱怨严重光晕的患者诉症状有显著改善并且对植入术总体满意（图 14.31～图 14.33 和表 14.4）。

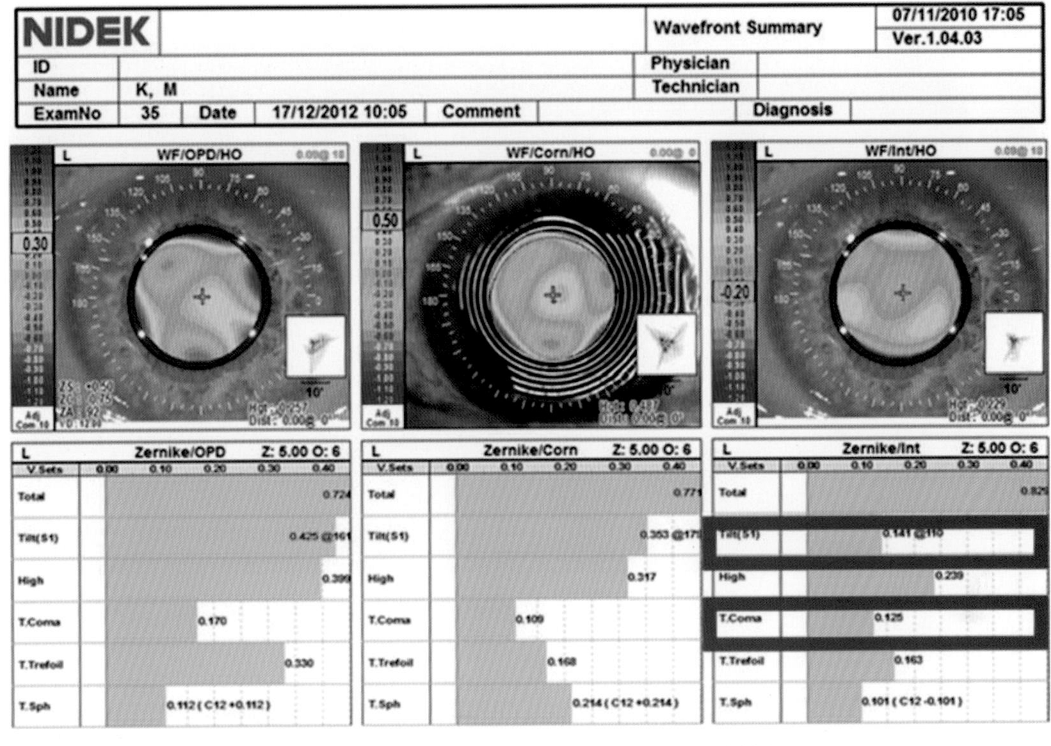

图 14.26 脚襻破损的患者进行波前像差分析，眼内像差倾斜与彗差均低

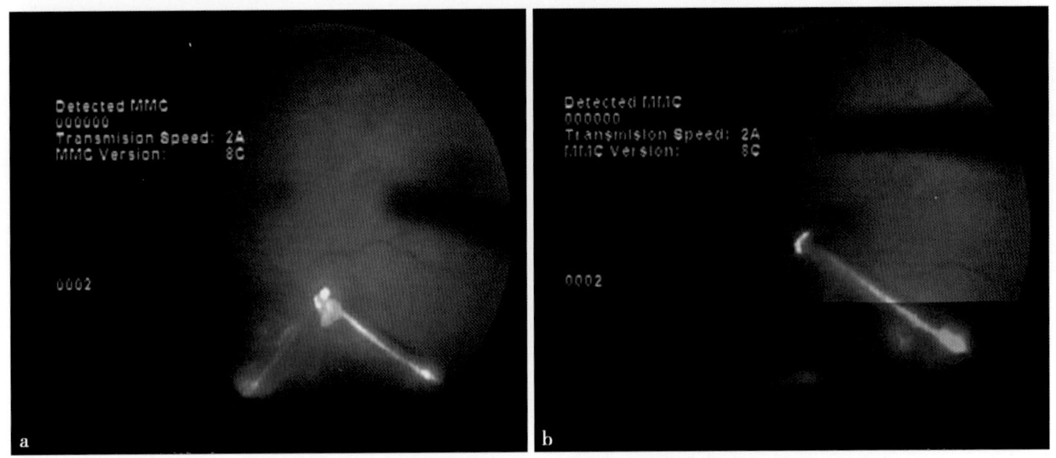

图 14.27 a，b，在植入 AT LISA tri 的患者中，行平坦部玻璃体切除术清除玻璃体混浊

14.10 角膜散光与像差分析

角膜散光大于 1D 将导致视力模糊以及患者不满意。如前所述，AT LISA tri 是一种可折叠 IOL，可运用 MICS 技术经 1.6mm 的微小切口植入。MICS 可以更好地控制术源性散光以及角膜像差。这一事实与角膜散光测量的结果一致，结果汇总于表 14.5。

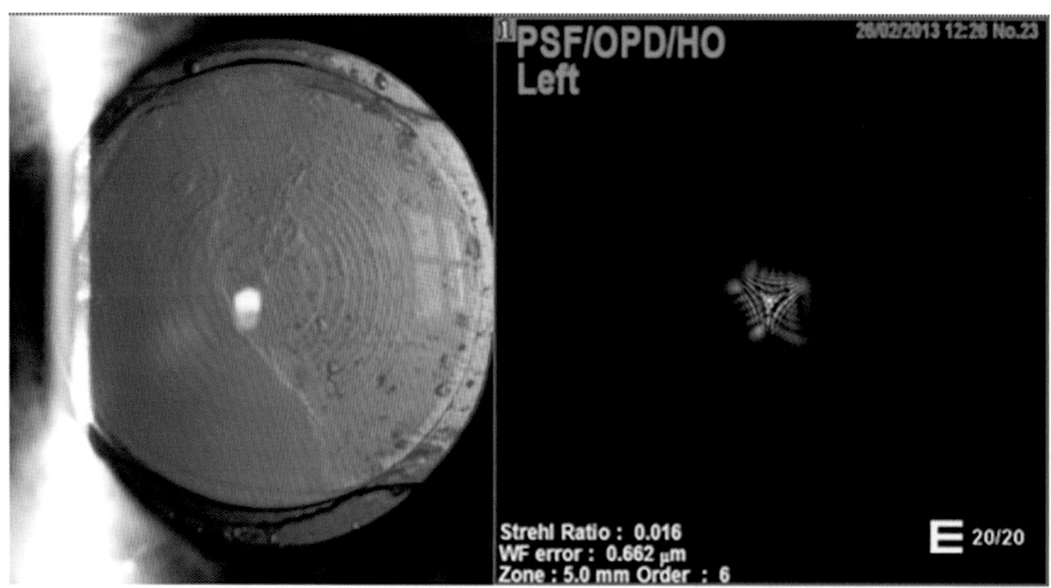

图 14.28 AT LISA tri 植入 14 个月后的患者。左：Elschnig 珍珠位于中心区域，VA。右：斯特列尔比在 5.0mm 瞳孔下很低

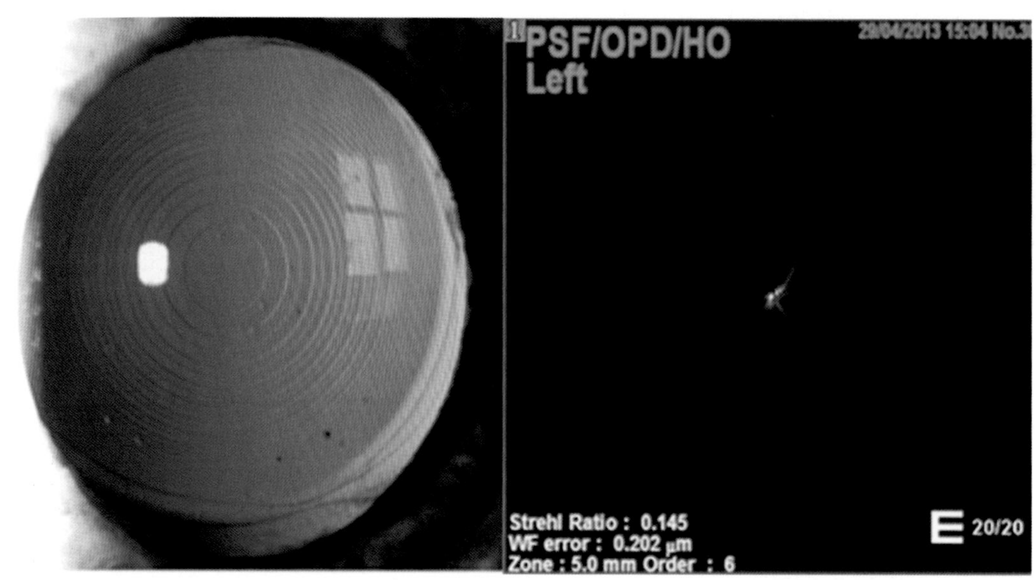

图 14.29 同一患者，成功吸除 Elschnig 珍珠后（后囊膜十分干净），斯特列尔比以及各个距离上的视力均显著提高

对于平坦子午线（K_1）（P=0.970）或陡峭子午线（K_2）（0.769），术前与术后 6 个月的比较差异无显著性。同样，术前与术后 6 个月的角膜曲率（K_2～K_1，屈光度）比较无显著变化（P=0.611，图 14.34 和表 14.5）。

术前与术后的角膜像差无显著性差异：总 RMS（术前 0～1 个月 P=0.70；1～3 个月 P=0.23；3～6 个月 P=0.09；术前 0～6 个月 P=0.55），RMS 倾斜（术前 0～1 个月 P=0.57；1～3 个月 P=0.59；3～6 个月

EPCO 2000 evaluation report 08.03.2013 19:49:11

This copy of EPCO 2000 is not registered.

原始图像 Evaluated image

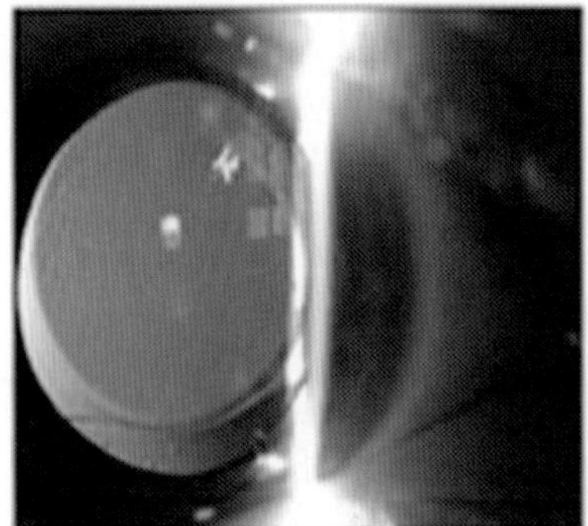

Kacirek, Petr OD.jpg

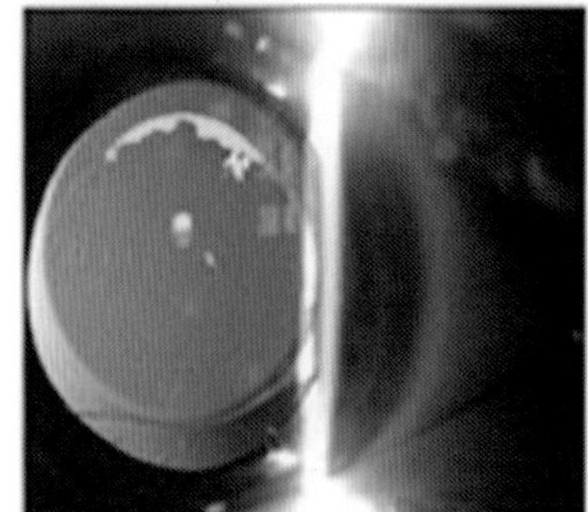

Kacirek, Petr OD_eval.jpg

区域1	0.045	区域3	0		
区域2	0	区域4	0	总	0.045

图 14.30 术后 12 个月 EPCO 2000 评估报告

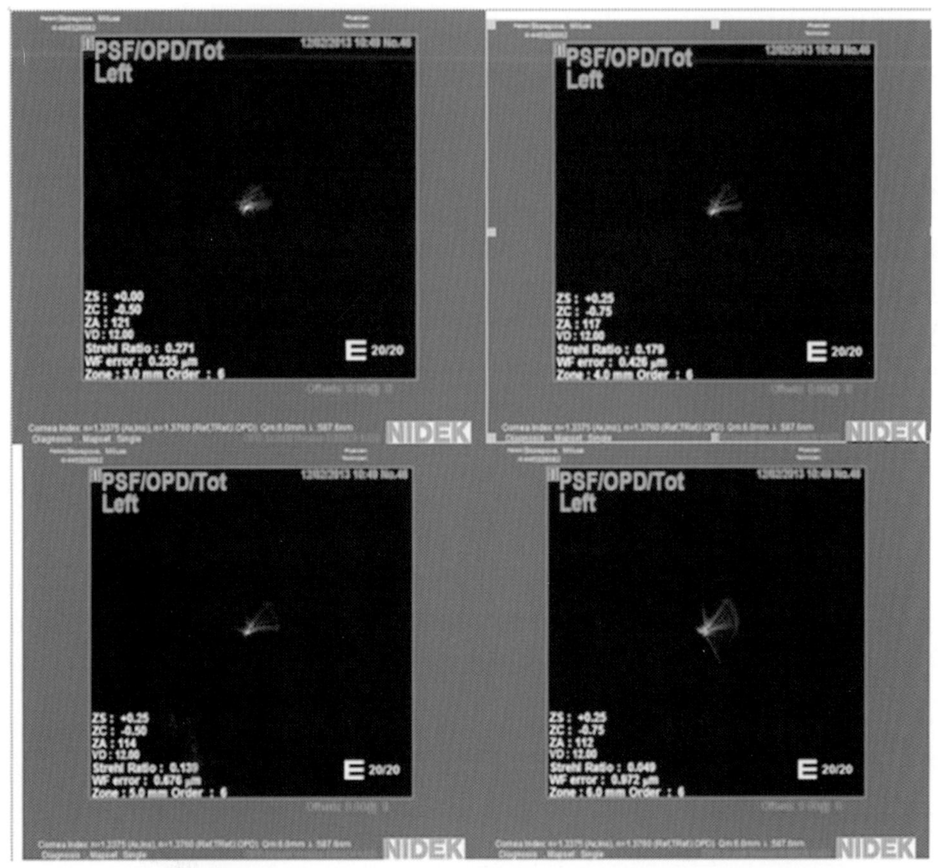

图 14.31 AT LISA tri 植入患者在 3mm，4mm，5mm 和 6mm 瞳孔下的光学像质

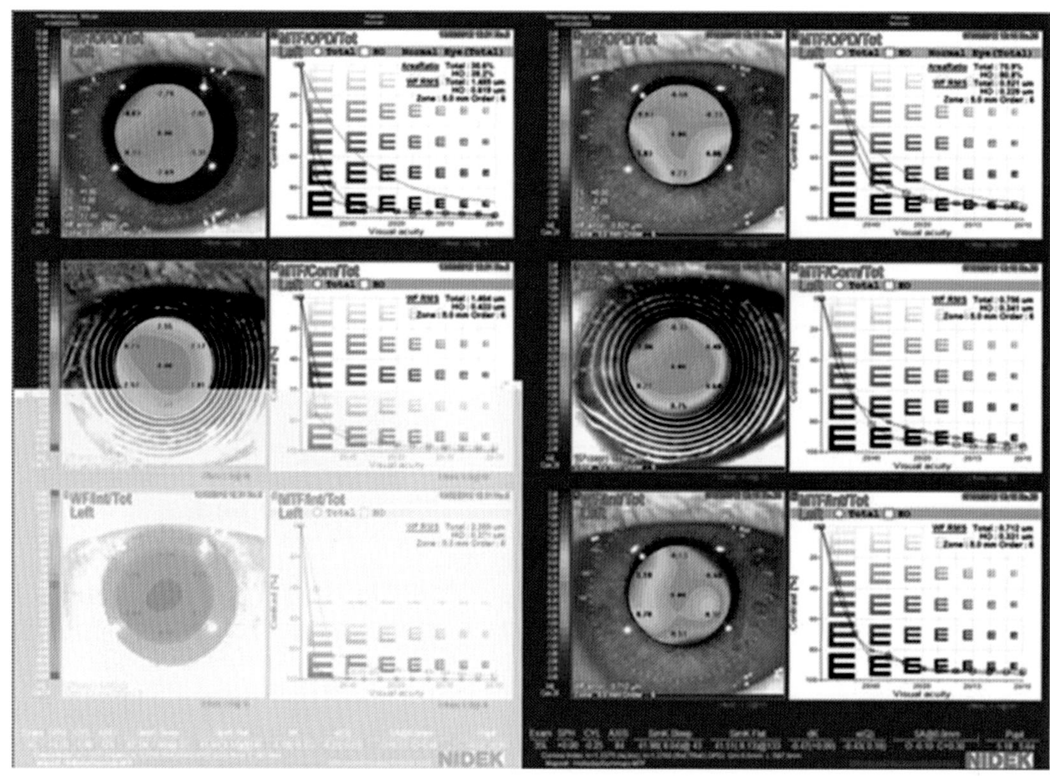

图 14.32 整个光学系统、角膜以及人工晶状体（AT LISA tri）的 MTF 提高（全 OPD），术前（左）与术后（右）测量的比较。在术后随访期间，总像差（蓝色）与 HOA（紫色）的 MTF 曲线接近正视眼（绿色曲线）（5mm 瞳孔）

$P=0.65$；术前 0～6 个月 $P=0.75$），RMS HOA（术前 0～1 个月 $P=0.06$；1～3 个月 $P=0.22$；3～6 个月 $P=0.35$；术前 0～6 个月 $P=0.70$），RMS 彗差（术前 0～1 个月 $P=0.83$；1～3 个月 $P=0.53$；3～6 个月 $P=0.23$；术前 0～6 个月 $P=0.86$），RMS SA（术前 0～1 个月 $P=0.31$；1～3 个月 $P=0.19$；3～6 个月；$P=0.30$；术前 0～6 个月 $P=0.61$）以及 RMS 三叶草（术前 0～1 个月 $P=0.05$；1～3 个月 $P=0.03$；3～6 个月 $P=0.23$；术前 0～6 个月 $P=0.31$）。对于不同参数的比较，角膜三叶草像差的变化 P 值最低，为 0.310。关于像差分析，角膜的像差参数几乎保持不变，所有像差改变均无统计学差异（图 14.35）。此外，眼像差的分析示术后总 RMS 像差显著降低，从 2.16±1.89 至 0.60±0.18μm（$P<0.001$），RMS 倾斜从 0.34±0.22 至 0.24±0.14μm（$P=0.002$），RMS 初级彗差从 0.12±0.08 至 0.10±0.05μm（$P=0.019$），RMS 球差从 0.11±0.13 至

表 14.4 **斯特列尔比与 MTF 截止频率的变化**

	术前	1 个月	3 个月	6 个月
斯特列尔比	0.01±0.01	0.06±0.03	0.07±0.03	0.07±0.03
MTF 截止频率（周 / 度）	25.61±11.36	53.59±14.75	59.64±13.50	57.82±12.00

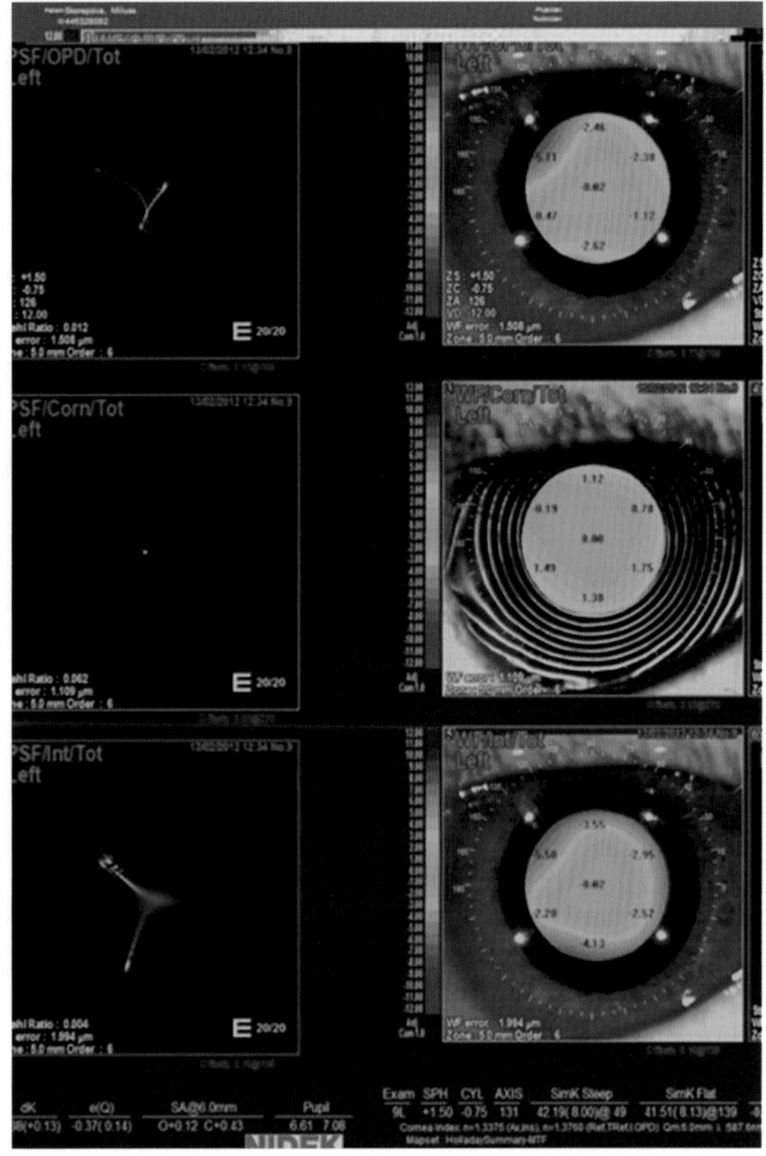

图 14.33 斯特列尔比（5mm 瞳孔）：全光学系统像质（总 OPD），角膜与人工晶状体（AT LISA tri），术前（左）与术后（右）测量的比较。角膜像差与斯特列尔比无变化

表 14.5 **随访期间角膜散光的变化**

	术前	1个月	3个月	6个月
K_2(D)	43.55±1.23	43.60±1.23	43.59±1.26	43.54±1.21
（最陡峭子午线）	(40.27～46.49)	(40.51～46.55)	(40.11～46.68)	(40.76～46.62)
K_1(D)	42.99±1.28	43.00±1.34	43.06±1.29	42.99±1.32
（最平坦子午线）	(39.62～45.86)	(39.76～45.96)	(39.85～45.92)	(39.52～45.86)
K_2-K_1(D)	0.56±0.23	0.58±0.28	0.54±0.26	0.54±0.31
（角膜柱镜）	(0.16～1.13)	(0.11～1.43)	(0.05～1.15)	(0.00～1.32)

0.04±0.03μm（$P<0.001$）。RMS 高阶像差从 0.33±0.16 至 0.29±0.10（$P=0.075$）稍有提高，但无显著性差异。术前与术后 6 个月眼内像差的比较示总眼内像差平均值显著降低（$P<0.001$），从 2.47 至 0.76μm。RMS 球差显著升高，从 0.09±0.06 至 0.13±0.03μm（$P<0.001$）（图 14.35）。术后 1、3 和 6 个月的眼内像差比较无显著变化：总眼内（$P=0.144^*$），倾斜（$P=0.682^*$），高阶（$P=0.583^*$），初级彗差（$P=0.247^*$），三叶草（$P=0.190^*$）以及

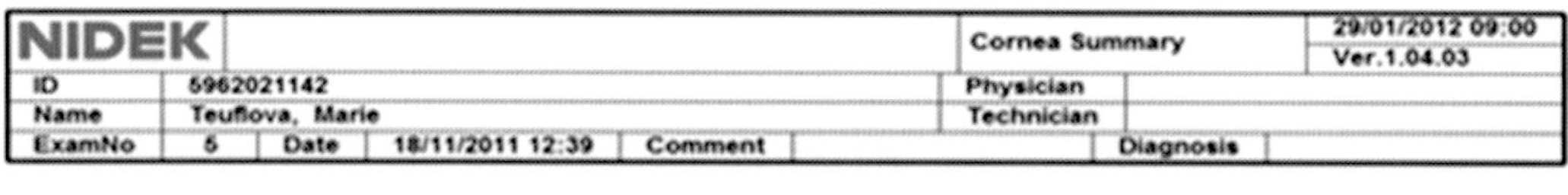

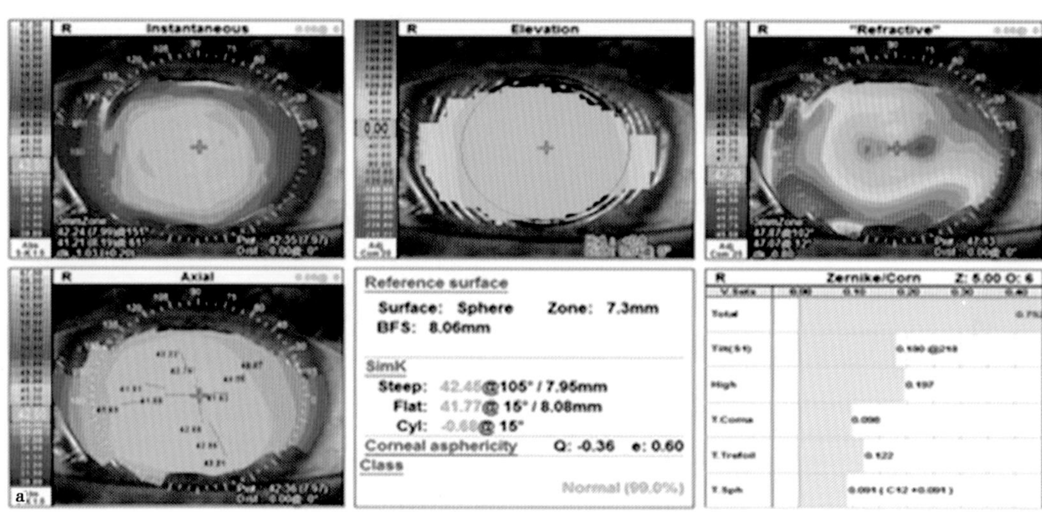

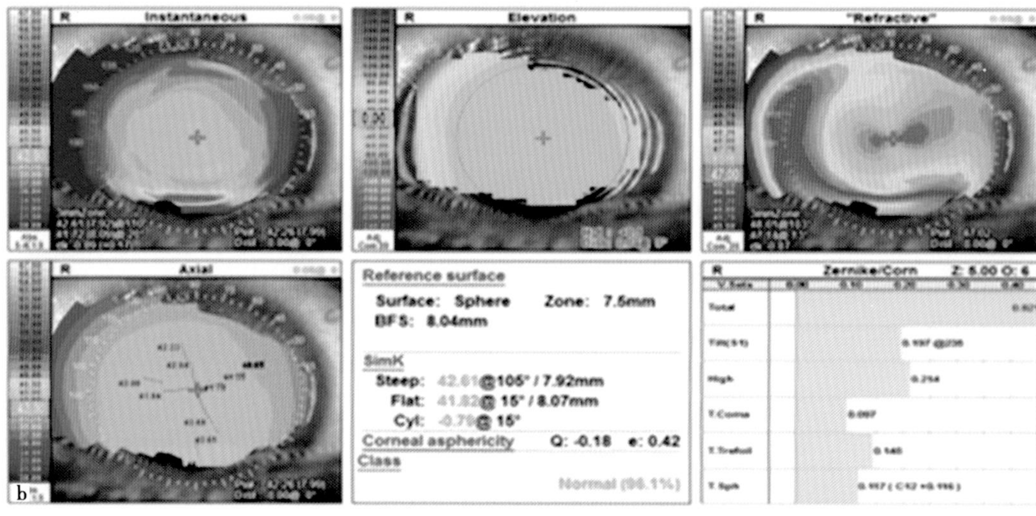

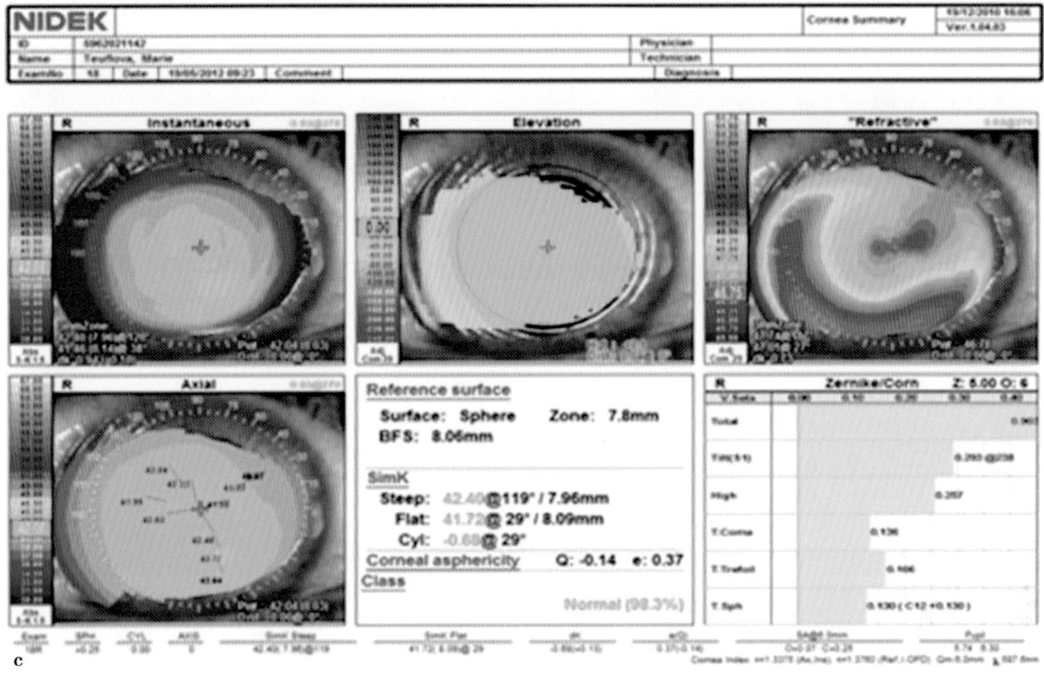

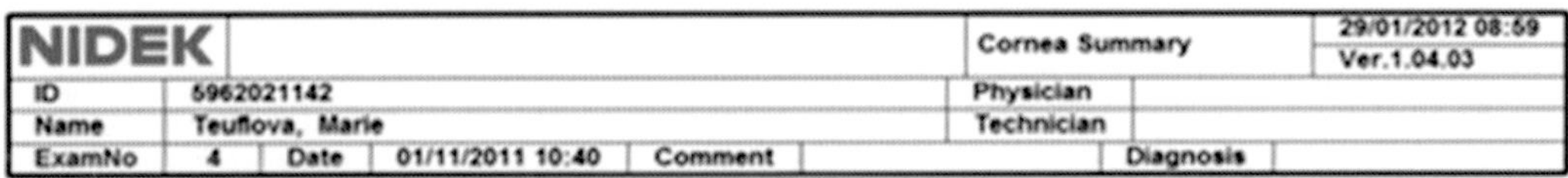

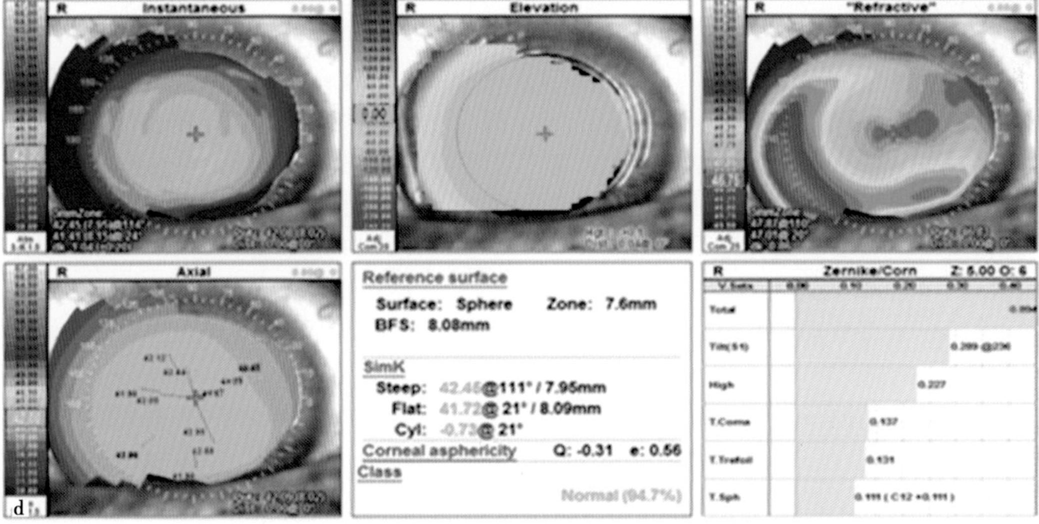

图 14.34　Co 角膜柱镜以及像差的变化，术前，(a) 术后 1 个月，(b) 术后 3 个月与 (c) 术后 6 个月

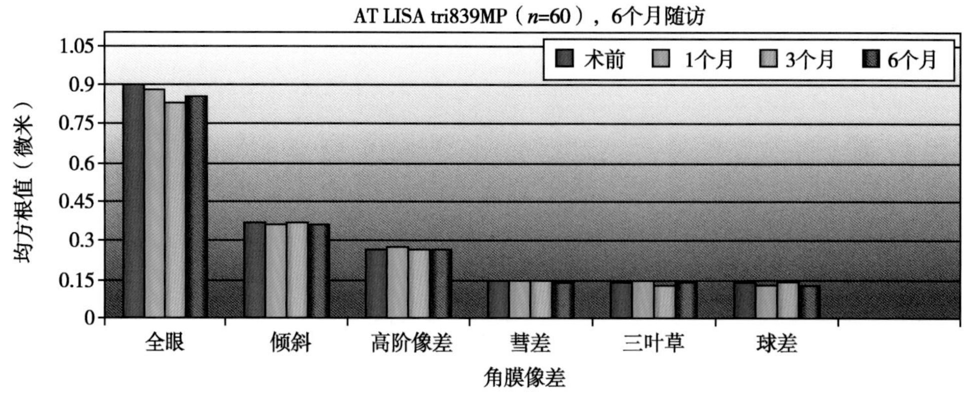

图 14.35 术前与术后角膜像差值

球差（$P=0.805$*）（表 14.6 与图 14.36）。这些结果显示患者视觉功能的重建十分迅速，从术后的第一个月开始（表 14.6 和图 14.36）。

眼内像差的分析示，术后总像差显著降低，RMS 球差显著升高。术后的眼内球差向更高的负值变化（虽然 RMS 值更高），这导致总球差 RMS 值更低。该问题的解释似乎与患者的年龄相关（57.90±7.85 岁）。Artal 指出，年轻人的眼内球差通常为负值，往往可补偿正常的角膜正像差。然而，随着年龄的变化眼内球差负值减少，产生的影响是对眼球差的补偿作用降低。

因此，像差的分析显示 AT LISA tri 可提供的眼内球差为负值，而且在老视患者中，植入这种 IOL 后眼内球差与术前自身晶状体引起的眼内球差相比数值更负（平均 0.04μm）。最终的结果是角膜与眼内球差之间有很好的补偿，从而获得较低的眼球差值。Z4.0 Zernike 系数术后更负，对角膜球差起到更好的补偿作用。这一作用导致更低的眼球差值（图 14.37 和图 14.38）。

14.11 AT LISA tri 839MP

这个 IOL 是第一枚高端预装 IOL，有 6.0mm 的双凸光学面以及 11.0mm 长的总直径。IOL 由可折叠的疏水性丙烯酸材料制成，含水量为 25%，拥有疏水表面特性且折射率为 1.46。光滑的衍射结构覆盖整个 IOL 前光学面。非球面光学矫正了典型的角膜球差，IOL 的非球面为 –0.18μm。IOL 拥有 4- 襻式设计，前倾角为 0° 以及一种新的 360° 直角方边形设计来阻止后囊膜混浊

表 14.6 **随访期间眼内像差的变化。均方根（RMS）单位为 μm**

RMS 像差（μm）	术前	1 个月	3 个月	6 个月
总像差	2.47±1.77	0.69±0.19	0.73±0.19	0.76±0.20
倾斜	0.33±0.25	0.29±0.14	0.28±0.14	0.28±0.14
高阶	0.31±0.30	0.26±0.09	0.25±0.05	0.26±0.05
初级彗差	0.13±0.10	0.11±0.05	0.12±0.05	0.12±0.05
三叶草	0.19±0.16	0.14±0.09	0.14±0.05	0.15±0.08
球差	0.09±0.06	0.13±0.04	0.13±0.03	0.13±0.03

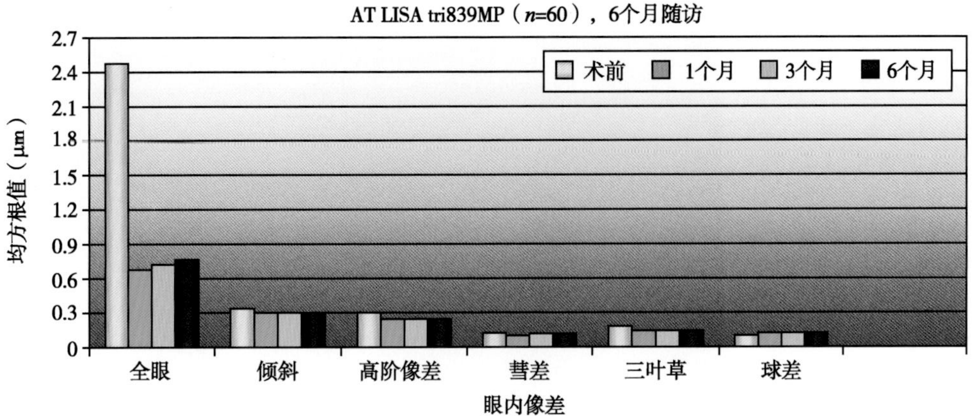

图 14.36　眼内像差变化

的发生。IOL 的可选择的度数范围为球镜 0.0D 至 +32.0D，每 0.5D 递增，用一次性注射器 BLUEMIXS 180 经小于 1.8mm 的切口植入。该 IOL 厂商标注的 A 常数为 118.6。在手术之前，强烈建议在 ULIB 上检查更新的 A 常数。AT LISA triIOL 在 4.3mm 直径范围内为三焦点，4.3～6mm 直径为双焦点。4.3mm 直径范围内的附加屈光度数为中间距离 1.66D，近距离 3.33D（图 14.8）。4.3～6mm 直径的附加屈光度数为 3.75D（与 AT LISA 相同）（图 14.39 与图 14.40）。对于大瞳孔（如 6mm），3.33D 与 3.75D 的近附加互相混合形成有一定景深的近屈光力。直径达到 4.3mm 之前，相对的光能分布实际上是恒定的，即 50% 的相对光能用于远距，30% 用于近距，20% 用于中距。当瞳孔大于 4.3mm 时，远距光能增加，中距光能降低，但近距光能保持恒定（图 14.41）。总的可用光能为 87%，该数值比远近光能分布相等的双焦点衍射型 IOL 更优，后者为 81%（图 14.42）。

仅通过改良 AT LISA 的主区域与相位区域即可获得三焦点。与 AT LISA 不同，AT LISA tri 平坦区与非平坦区由不同的相位区域组成（图 14.43）。因此，AT LISA tri 无需任何额外的附加 IOL 区域。关于该区域改良的详细描述见 AT LISA tri 的专利申请（WO 2011/134948 A1）。该改良是对衍射

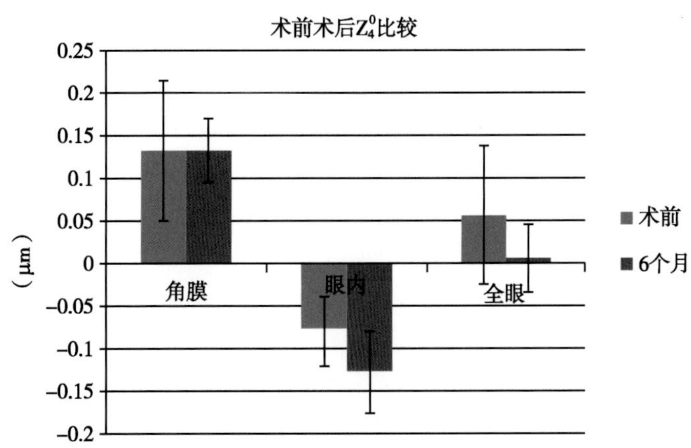

图 14.37　AT LISA tri 很好地补偿了角膜的球差，结果使总球差低至接近 0

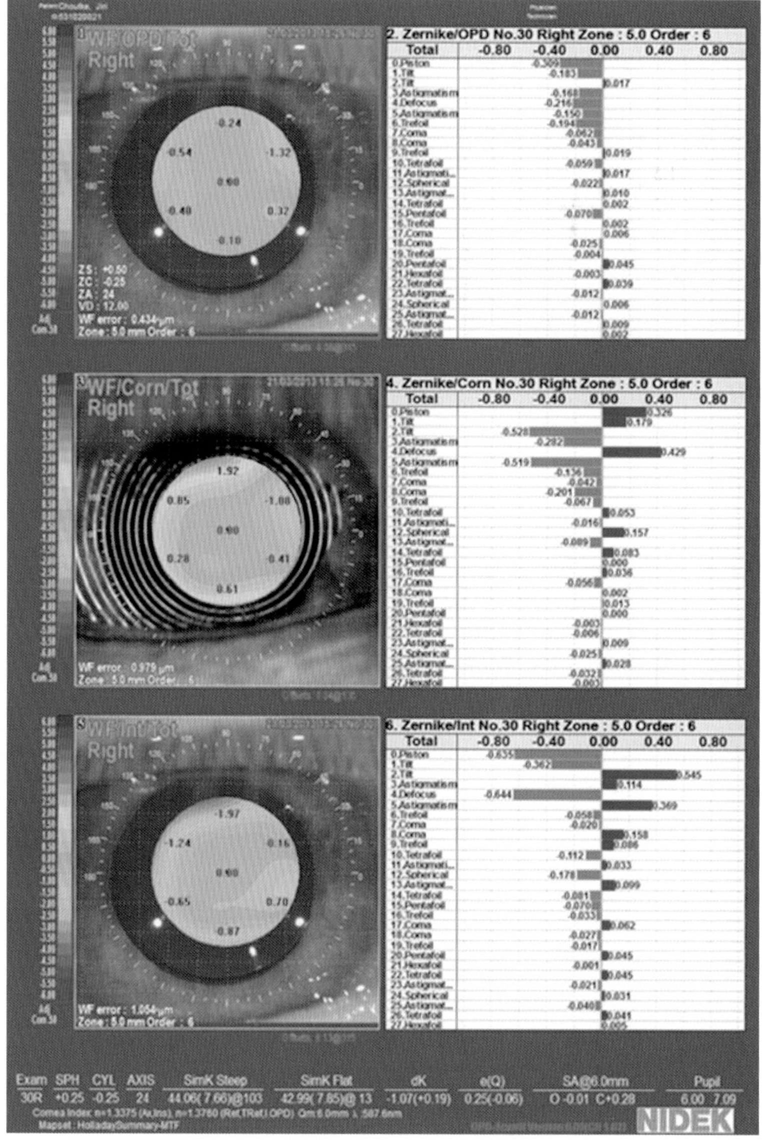

图 14.38　角膜/眼内球差很好的平衡的例子。术后波前像差（Zernike 系数）的测量，AT LISA tri 的非球面性（−0.178）补偿典型的角膜球差（0.157），结果是总球差值很低（−0.022）

型 IOL 先进的分析的结果。光学面上的衍射环更少（0.0D IOLs 有 29 个阶梯，+32.0D IOLs 有 21 个阶梯），AT LISA tri 降低了视觉干扰的风险（图 14.43 和图 14.44）。

AT LISA tri 提供不依赖瞳孔大小的远距、中距以及近距视力。所有光照条件下，每个距离 IOL 均可形成高分辨率图像（图 14.45）。

AT LISA tri – 技术规格（图 14.46）

14.12　患者满意度

本研究询问所有患者在完成不同任务时的满意程度。一名临床医师登记如下问题的得分：“用一个数字描述这些不同任务的视觉质量”。评价的任务为：电视，戏剧/音乐会，在家，日间驾驶，夜间驾驶（远视力）以及烹饪，报纸，电脑，家务（中间以及近视

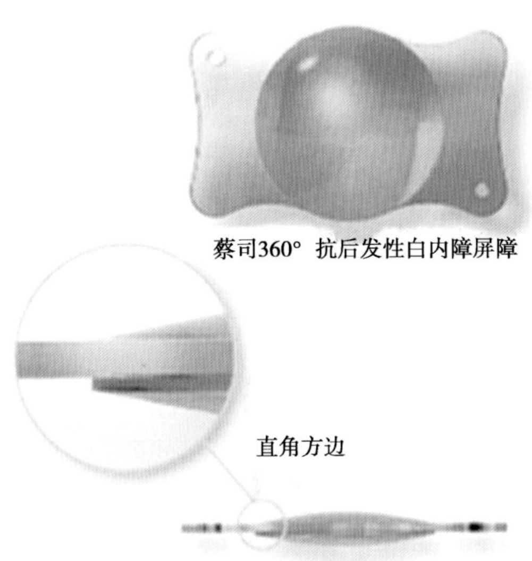

图 14.39 AT LISA tri 用一种新的方边板式设计阻止 PCO 的形成

力）。可选的得分为：极好（1），很好（2），好（3），不完全满意（4），不满意（5）以及十分不满意（6）。结果列于表 14.1。正如预期，夜间驾驶取得的结果最差（2.57）（表 14.7）。

同样研究分析了这些得分与视力结果之间的相关性。总的得分与家务工作相关变量的得分高度相关（$r=0.512$，$P<0.001$）。总的得分同样与“阅读报纸”的得分（$r=0.48$，

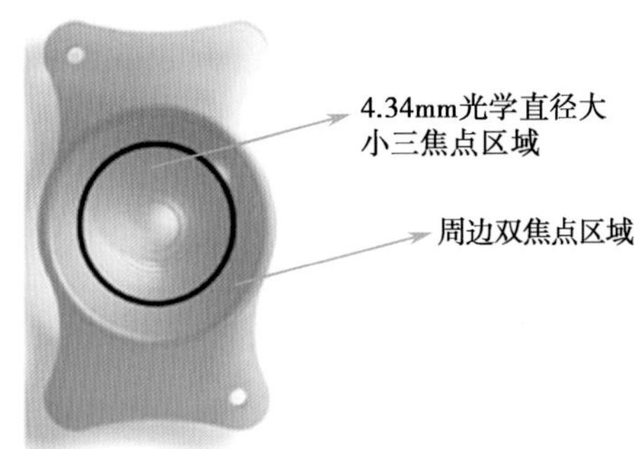

图 14.40 AT LISA tri 的光学系统有两部分组成，中心 4.34 三焦点区域周边双焦点区（类似 AT LISA）

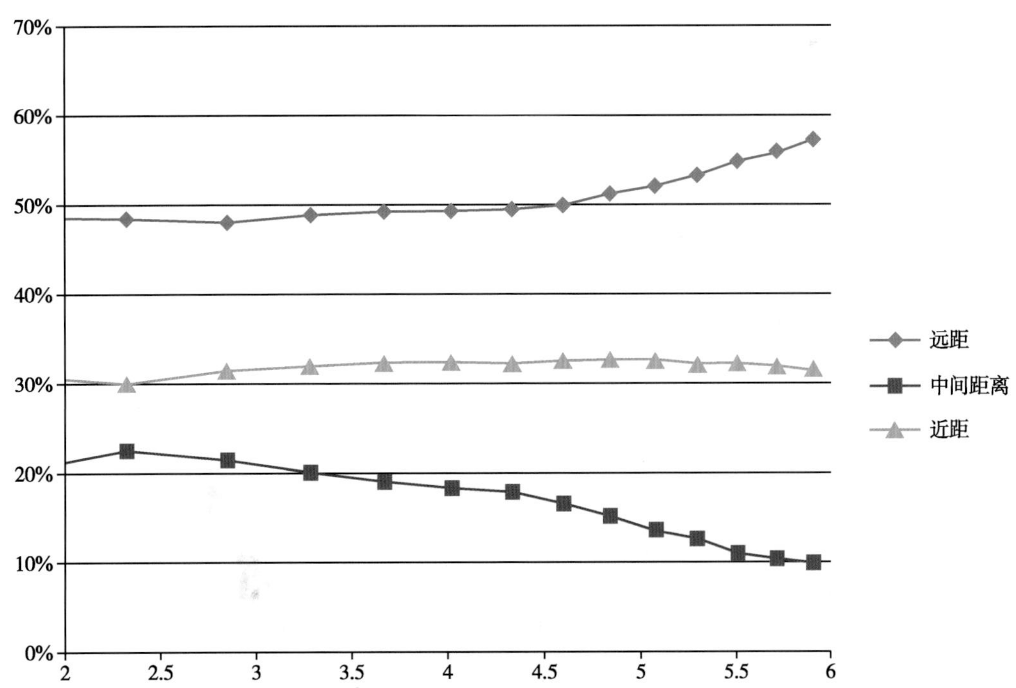

图 14.41 AT LISA tri 远、中以及近焦点的相对光能分布，以光能的总和为绝对值，用 % 表达

$P<0.001$）以及“夜间驾驶”（$r=0.473$，$P<0.001$）的得分强相关。因此，这三个问题对每位患者而言在总得分中占有重要的比重。得分与视觉结果之间最有意义的一些相关性列于表 14.2。用于评价患者主观满意度的问题所提供的结果显示出中 / 高空间频率对比敏感度对完成不同视觉任务的重要性。由于对比敏感度越高得分越低（结果越好对应的得分越低），因此呈负相关。高阶像差与“夜间驾驶”问题的得分之间呈正相关，说明了 HOA 对视网膜像质的负面影

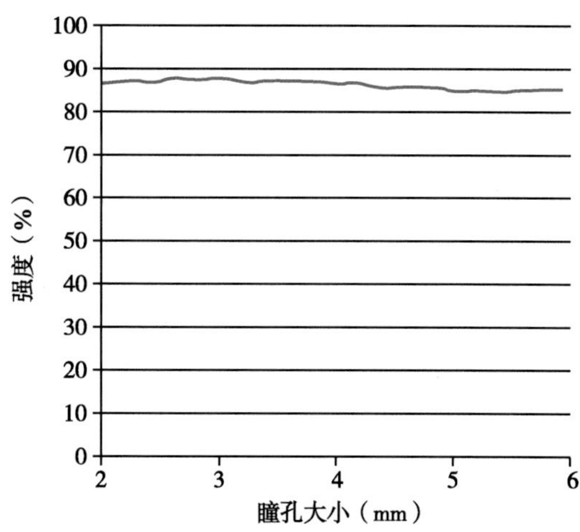

图 14.42　整体透光率接近 90%

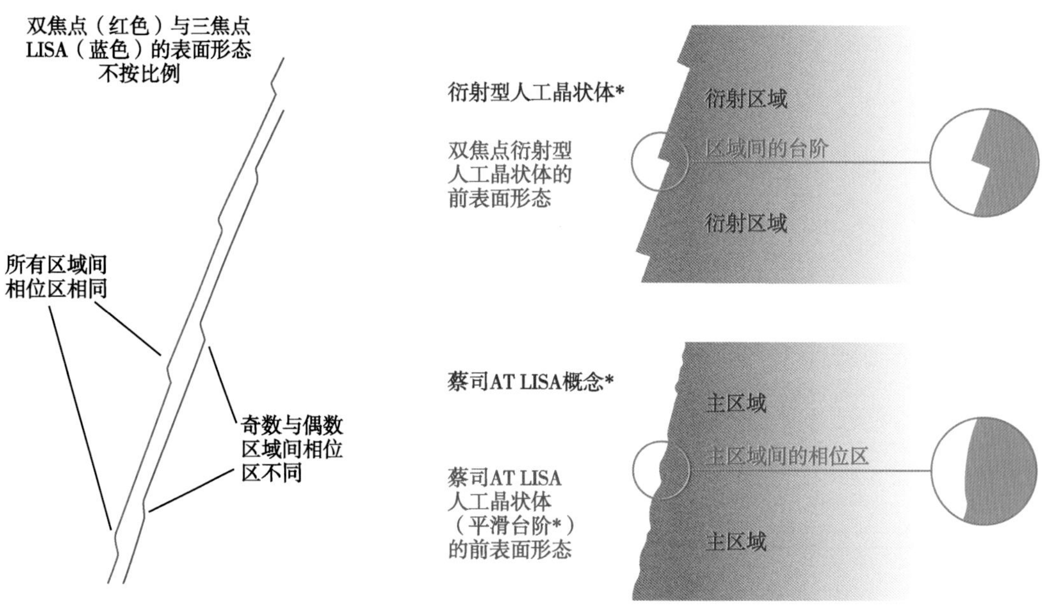

图 14.43　双焦点与三焦点 AT LISA 衍射模式的比较

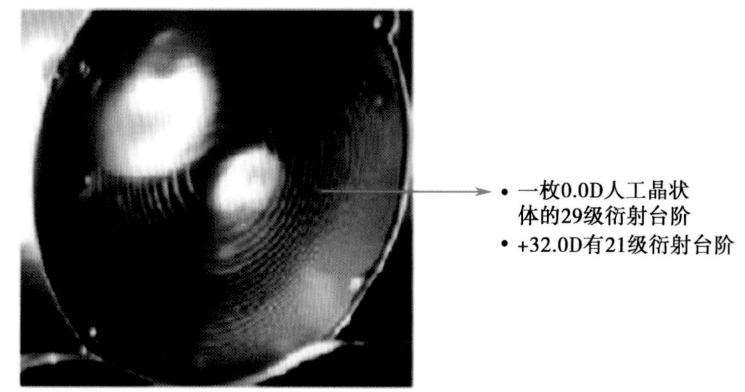

图 14.44　AT LISA tri 光学面衍射环更少

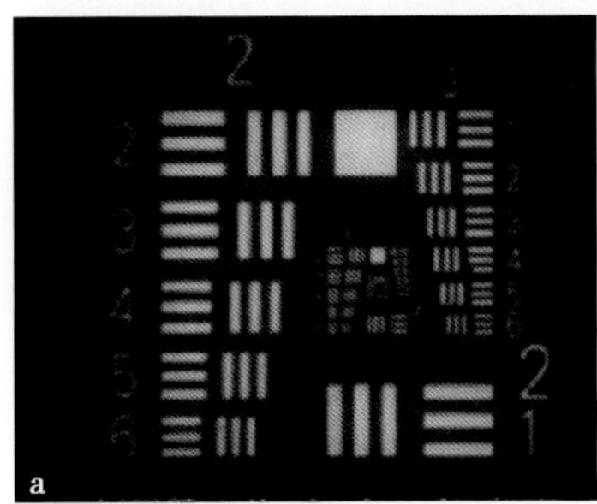

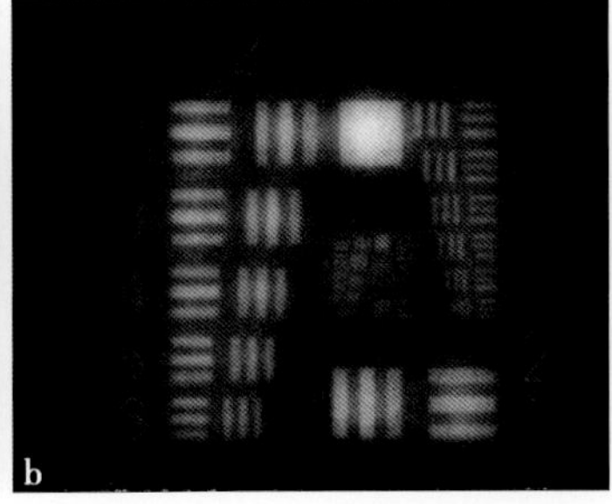

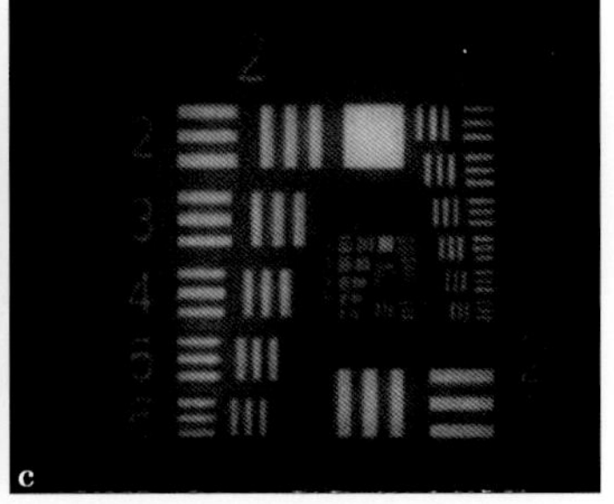

图 14.45 美国空军分辨目标测试(AFT)。明视条件下 AT LISA tri 在远(a)，中(b)以及近(c)的视力

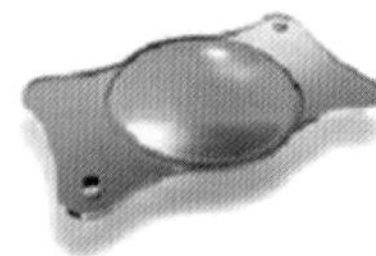

	AT LISA tri 839MP预装式
光学设计	三焦点，衍射型，在人工晶状体平面+3.33D近附加以及+1.66D中间附加，非球面（像差矫正）
材料	具有表面疏水特性的亲水性丙烯酸酯（25%）
光学直径	6.0mm
总直径	11.0mm
脚襻前倾	0°
人工晶状体设计	一片式，微小切口
切口大小	1.8mm
厂商标注A常数[1]	118.6
屈光度数范围	0.0 to+32.0 D，0.5 D递增
前房深度	5.32
植入位置	囊袋内
注射器[2]	BLUEMIXS 180
适应证	伴或不伴白内障的患者的老视矫正（老视晶状体置换术或透明晶状体置换术）

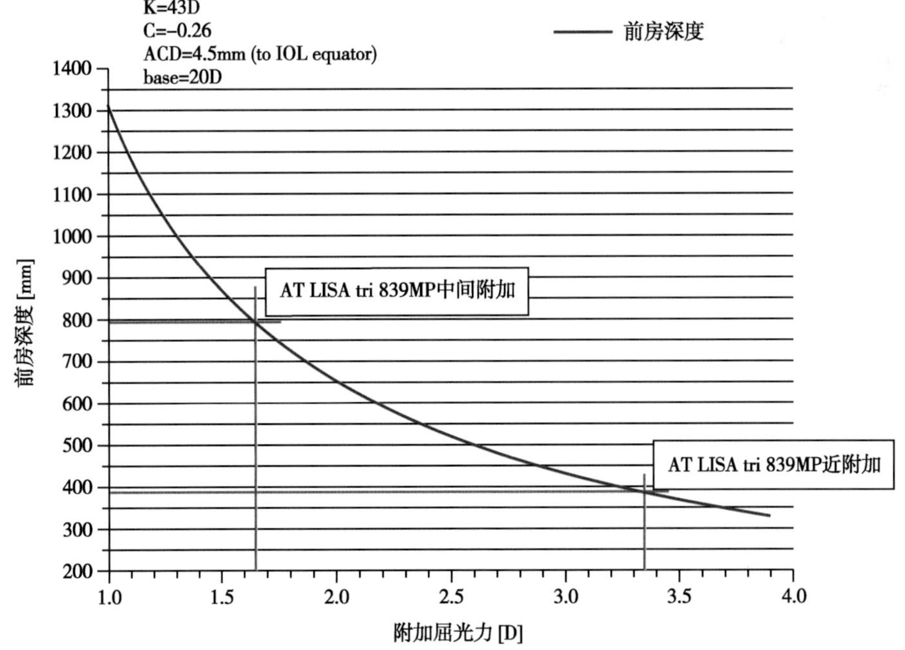

图 14.46 对于平均眼，基于光线追迹计算得出的中间与近视力的平均阅读距离。(a) AT LISA tri 的技术规格；(b) 阅读距离与近附加的关系

表 14.7 **患者对工作距离的满意度**

任务	分值
电视	1.13±0.35(1～2)
剧院 / 音乐会	1.23±0.43(1～2)
日间驾驶	1.33±0.48(1～2)
家中	1.17±0.38(1～2)
夜间驾驶	2.51±0.11(1～4)
烹饪	1.13±0.35(1～2)
报纸	1.67±0.71(1～3)
电脑	1.67±0.80(1～4)
家务	1.10±0.31(1～2)
总体	1.43±0.57(1～2)

响，以及其在夜间当瞳孔增大时的重要性。初级球差（第四级）被认为是夜间视觉质量改变的重要来源。

对于此 IOL 的植入，使用者的观点十分乐观，因为所有的人认为总体而言最终的结果是极好的或很好的（1 或 2 分）。此外，所有人提到他们能轻松地完成中间距离任务。询问患者两个附加问题："你是否会再次选择相同的 IOL？""你是否会向其他患者推荐该 IOL？"所有患者均回答"是"。这个结果表明该类型多焦 IOL 可获得极好的视力效果（表 14.8）。

表 14.8 **关于不同视觉任务满意程度的问题的得分与视觉及屈光变量之间的重要相关性**

	总体	家中	阅读报纸	夜间驾驶	烹饪
3 周 / 度下 CS					$r=-0.300$
					$P=0.020$
6 周 / 度下 CS					$r=-0.362$
					$P=0.004$
12 周 / 度下 CS	$r=-0.254$	$r=-0.274$	$r=-0.256$		$r=-0.345$
	$P=0.050$	$P=0.034$	$P=0.049$		$P=0.007$
18 周 / 度下 CS	$r=-0.255$		$r=-0.357$		$r=-0.345$
	$P=0.050$		$P=0.005$		$P=0.007$
SE					$r=0.348$
					$P=0.006$
HOA 像差				$r=0.291$	
				$P=0.024$	
斯特列尔比				$r=-0.246$	
				$P=0.058$	
33cm 距离 UNVA		$r=0.317$	$r=0.297$	33cm 距离 UNVA	
		$P=0.014$	$P=0.021$		
40cm 距离 BCNVA			$r=0.278$	40cm 距离 BCNVA	
			$P=0.031$		

（俞阿勇 译）

参考文献

1. Richter-Mueksch S, Weghaupt H, Skorpik C, et al. Reading performance with a refractive multifocal and a diffractive bifocal intraocular lens. J Cataract Refract Surg. 2002;28:1957–63.
2. Radner W, Obermayer W, Richter-Mueksch S, et al. The validity and reliability of short German sentences for measuring reading speed. Graefes Arch Clin Exp Ophthalmol. 2002;240:461–7.
3. Hütz WW, Eckhardt HB, Röhrig B, et al. Reading ability with 3 multifocal intraocular lens models. J Cataract Refract Surg. 2006;32:2015–21.
4. Alió JL, Radner W, Plaza-Puche AB, et al. Design of short Spanish sentences for measuring reading performance: Radner-Vissum test. J Cataract Refract Surg. 2008;34:638–42.
5. Toto L, Falconio G, Vecchiarino L, et al. Visual performance and biocompatibility of 2 multifocal diffractive IOLs: six-month comparative study. J Cataract Refract Surg. 2007;33:1419–25.
6. Alfonso JF, Puchades C, Fernández-Vega L, et al. Visual acuity comparison of 2 models of bifocal aspheric intraocular lenses. J Cataract Refract Surg. 2009;35:672–6.
7. Montés-Micó R, Alió JL. Distance and near contrast sensitivity function after multifocal intraocular lens implantation. J Cataract Refract Surg. 2003;29:703–11.
8. Kohnen T, Allen D, Boureau C, et al. European multicenter study of the AcrySof ReSTOR apodized diffractive intraocular lens. Ophthalmology. 2006;113:584.
9. Kohnen T, Nuijts R, Levy P, et al. Visual function after bilateral implantation of apodized diffractive aspheric multifocal intraocular lenses with a +3.0 D addition. J Cataract Refract Surg. 2009;35:2062–9.
10. Lesieur G. Outcomes after implantation of a trifocal diffractive IOL. J Fr Ophtalmol. 2012;35:338–42.
11. Voskresenskaya A, Pozdeyeva N, Pashtaev N, et al. Initial results of trifocal diffractive IOL implantation. Graefes Arch Clin Exp Ophthalmol. 2010;248:1299–306.
12. Cochener B, Vryghem J, Rozot P, et al. Visual and refractive outcomes after implantation of a fully diffractive trifocal lens. Clin Ophthalmol. 2012;6:1421–7.
13. Sheppard AL, Shah S, Bhatt U, Bhogal G, Wolffsohn JS. Visual outcomes and subjective experience after bilateral implantation of a new diffractive trifocal intraocular lens. J Cataract Refract Surg. 2014;39(3):343–9.
14. Mojzis P, Peña-García P, Liehneova I, Ziak P, Alió JL. Outcomes of a new diffractive trifocal intraocular lens. J Cataract Refract Surg. 2014;40(1):60–9.

15 EyeDIFF 人工晶状体

Roberto Zaldivar, Roger Zaldivar

15.1 介绍

多焦点人工晶状体（MFIOL）在不同的距离提供功能性视觉是为了尽量减少眼镜的使用，它能提供很好的远近视力——这点得到大部分研究的支持[1]。然而，众所周知，传统的双焦点衍射型 MFIOL 不能提供很好的中程视觉，这和中距离视力较差以及有很大比例的患者为了看清中间距离的物体而戴镜有关[2]。

光线经过 MFIOL 后形成两个主要的波峰，零级负责形成远视力，一级负责形成近视力，这样的光学设计是导致中程视觉较差的原因。换句话说，当患者注视远处物体时，一部分光线通过“近附加镜片”聚焦在视网膜前，离焦光线投射在视网膜上，降低了成像对比敏感度[3]。但是，植入衍射型 MFIOL 能提供很好的阅读视力和远程视力。中距视力可以接受，但是一些做大量电脑工作的患者发现他们需要坐得离电脑更近，屏幕上的字体更大或戴镜来使得中间距离的工作更舒适，这是双焦点设计一个明显的缺陷。此外，有大量植入双焦点衍射型 MFIOL 的患者在夜间感觉到眩光和光晕，这是 MFIOL 本身内在的特点[4]，这可能会影响夜间驾驶的舒适度，不过大部分患者一段时间以后感觉眩光和光晕变得不太明显，能够适应这种现象[5]。

随着透明晶状体置换术矫正屈光不正的广泛开展，接受晶状体手术的患者年龄明显下降。他们对有效的中距视力有明确的需求，以能够顺利开展日常的工作和享受现代的技术[6]。三焦点和全程多焦点等全新的设计可能可以满足更年轻、更有知识的患者的高需求。

衍射型 MFIOL 技术的发展为那些对远、中、近视力都有需求的患者提供了新的选择[7]。这章节介绍一种基于 100% 衍射技术，能将清晰视力范围扩展到所有距离的新的晶状体（图 15.1 和图 15.2）。

15.2 EyeDIFF 的专利设计

全程多焦点人工晶状体利用了折射光学和衍射光学。因此，晶状体的设计采用了折射和衍射的概念以及它们之间的相互关系（图 15.3，图 15.4 和图 15.5）

这种晶状体是由不同屈光力的环形区带交替分布构成，如我们看到的，这种折射衍射型晶状体整个光学直径 B 被分割成 N 个环形区带，每个区带面积相同，以 mm^2 为单位，它会同时产生两个相差 ΔD 的主要屈光力，

$$\Delta D = \frac{8\lambda N}{B^2} \qquad (15.1)$$

根据区带的半径，屈光力差可以根据以下公式：

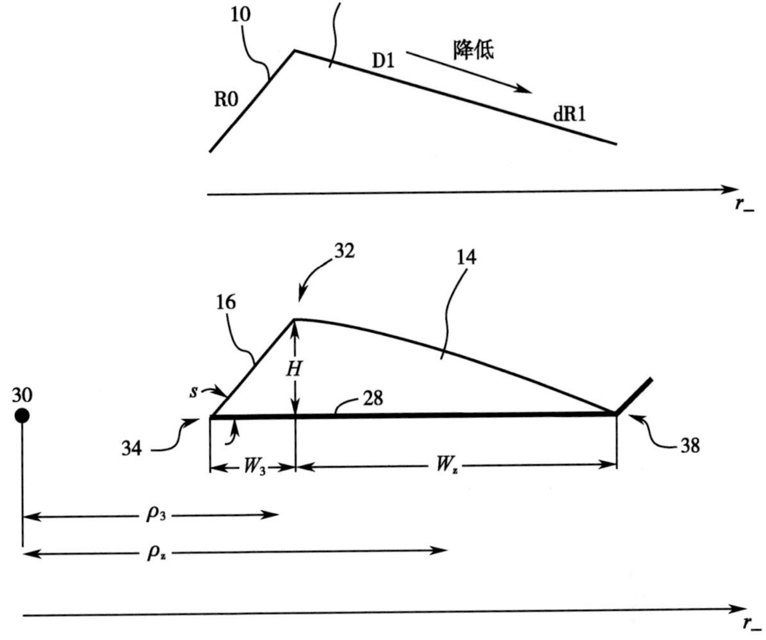

图 15.1 从 IOL 中央到边缘阶高逐渐降低，倾斜度逐渐升高，以确保在昏暗的情况下，远近焦点的光能量能很好地分布，最大限度地降低发生光晕和光线散射的几率。R0 代表零度，dR1 代表基础屈光力，D1 代表衍射力

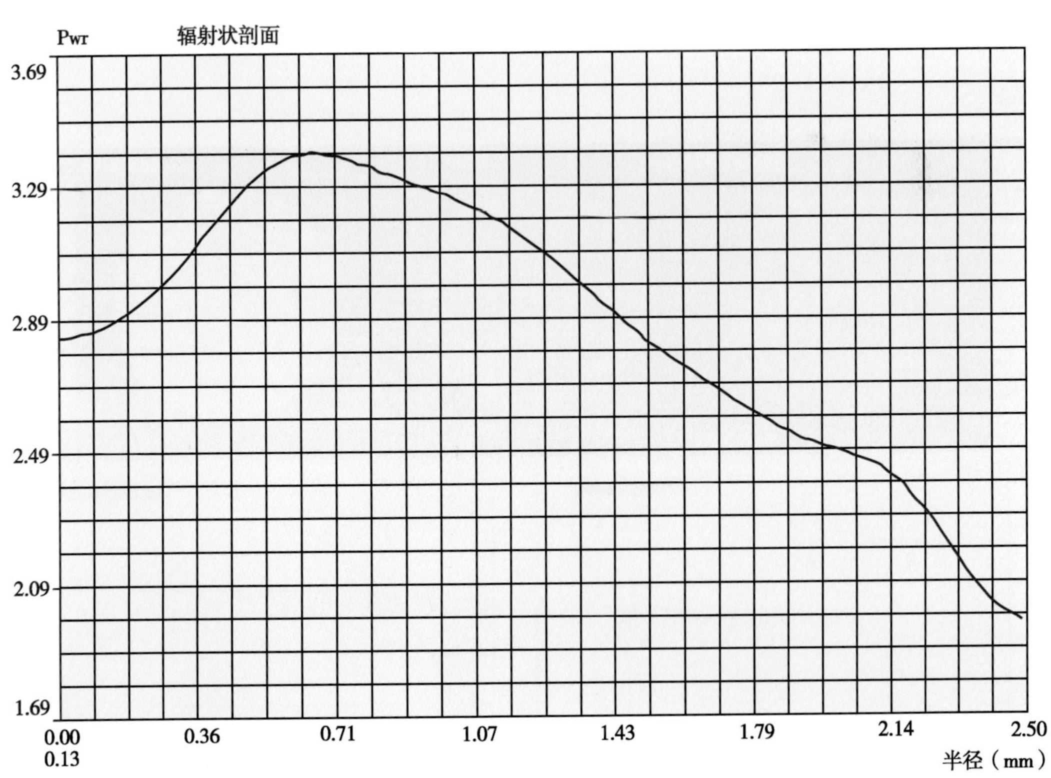

图 15.2 附加镜片的半径剖面图。从中央到周边，附加度数逐渐下降

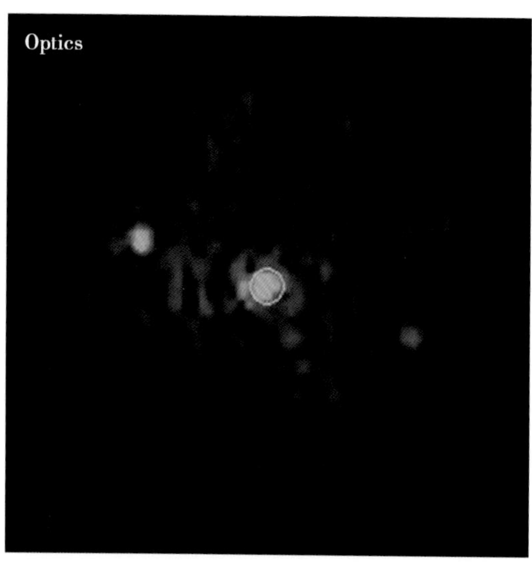

图 15.3 光具座上的演示结果显示了一个真实的三焦点透镜聚焦后形成三个焦点，这样可以形成最低限度的光晕和眩光

$$\Delta D=\frac{2\lambda}{(r_2^2-r_0^2)} \tag{15.2}$$

r_2 是区带外侧的连接半径，r_0 是区带内侧的连接半径。

15.3 结果

在一项随访时间为 3 个月的前瞻性无对照试验中，入选 40 例要求行双眼白内障摘除或透明晶状体置换并人工晶状体植入术的阿根廷患者（80 只眼睛），他们术前双眼角膜规则散光小于 0.75D，术中双眼植入 EyeDIFF +3.5D IOL UK。剩余的屈光力绝对误差为 0.33D，82.5% 的患者在 0.5D 以内，100% 的患者在 ±1.0D 以内。未矫正远视力为 0.00±0.2 logMAR，近视力为 0.02±0.30 logMAR。中距视力通过 Optec 6500 来测试，显示一条平坦的离焦曲线，50cm 视力为

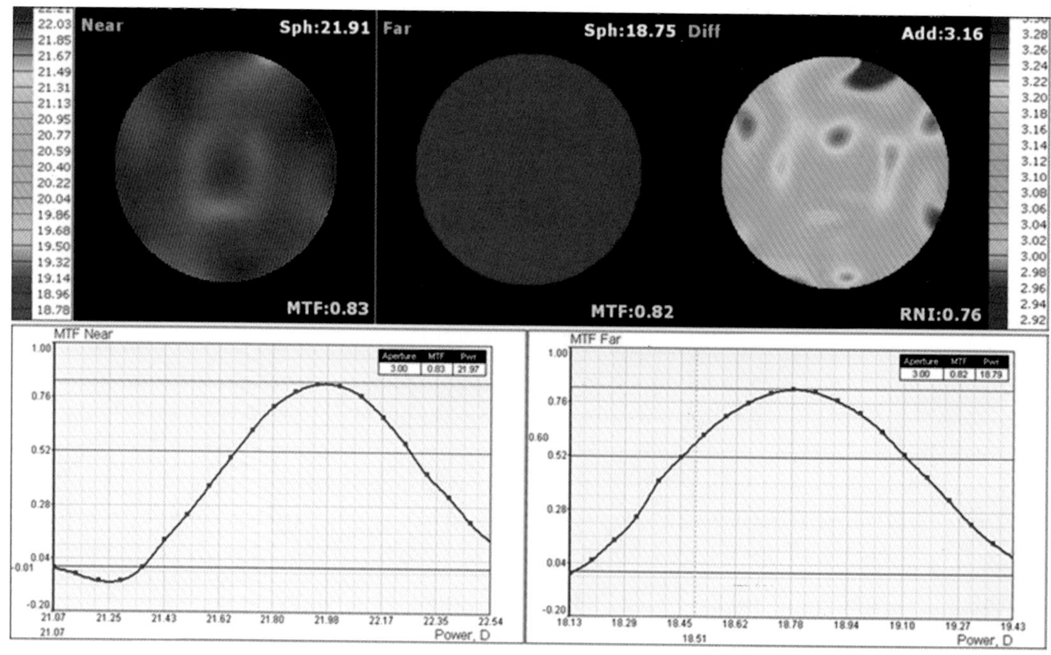

图 15.4 每个人工晶状体都有测量 MTF 值和光学质量

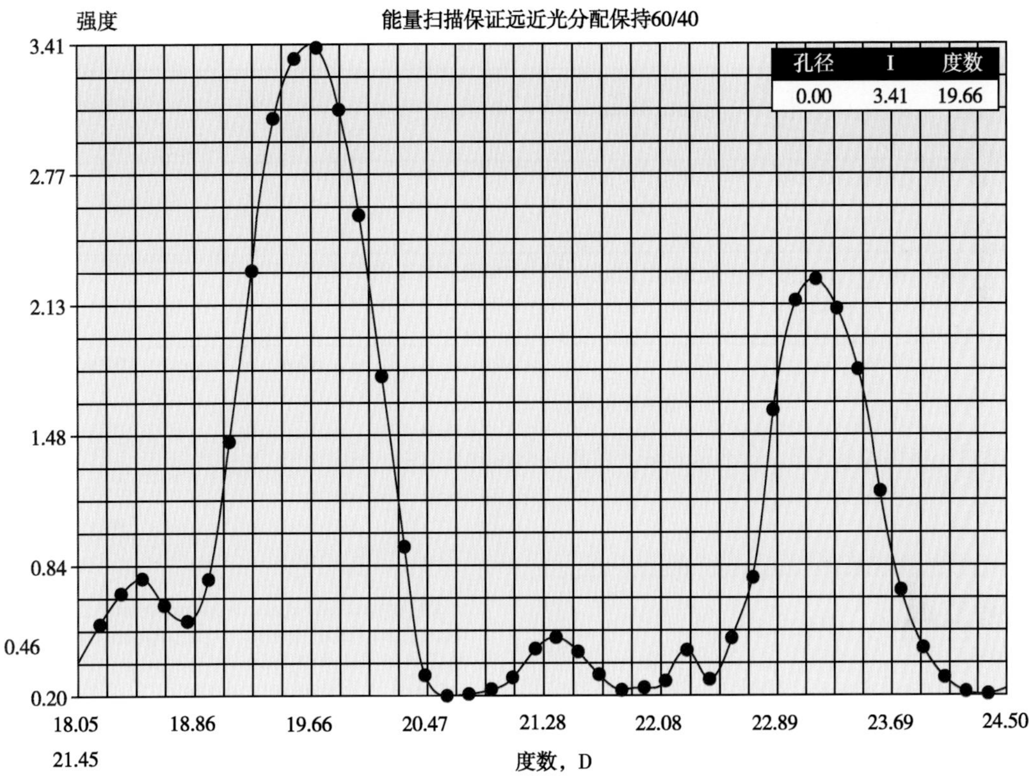

图 15.5 能量扫描确保 60/40 的光能分布

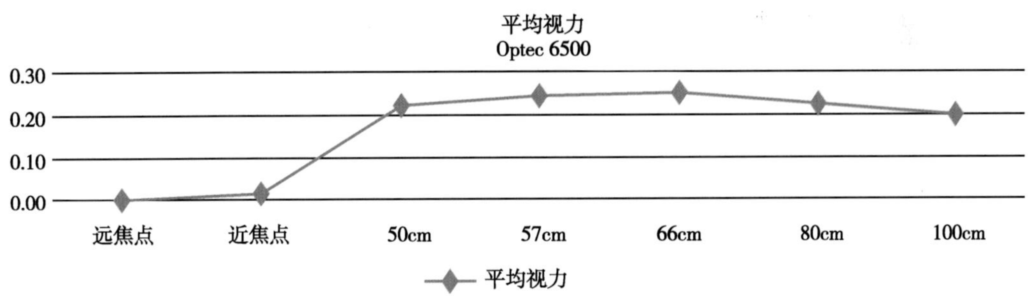

图 15.6 本研究显示所有距离的平均视力均良好

0.22±0.14 logMAR，57cm 视力为 0.25±0.13 logMAR，66cm 视力为 0.26±0.13cm，80cm 视力为 0.23±0.14 logMAR 和 100cm 视力为 0.20±0.13 logMAR。有报告显示患者，视远、视近的脱镜率为 100%，满意度高。没有任何不良事件报道（图 15.6 和图 15.7）。

结论

EyeDIFF 全程 MFIOL 能在所有距离提供优良的视觉，同时不良反应少。

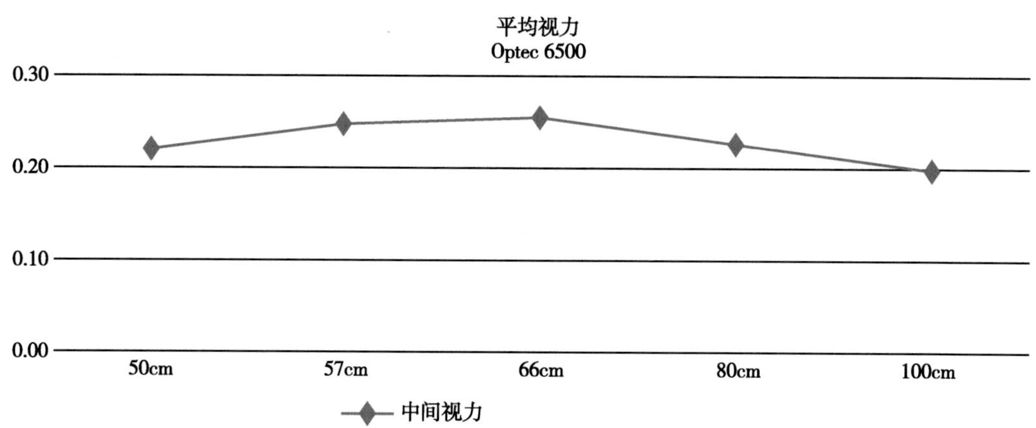

图 15.7 本研究显示中程所有距离的平均视力均良好

（陈 鼎 译）

参考文献

1. Cochener B, Lafuma A, Khoshnood B, Courouve L, Berdeaux G. Comparison of outcomes with multifocal intraocular lenses: a meta-analysis. Clin Ophthalmol. 2011;5:45–56. doi:10.2147/OPTH.S14325.
2. Alfonso JF, Fernandez-Vega L, Puchades C, Montes-Mico R. Intermediate visual function with different multifocal intraocular lens models. J Cataract Refract Surg. 2010;36:733–9.
3. Anton A, Böhringer D, Bach M, Reinhard T, Birnbaum F. Contrast sensitivity with bifocal intraocular lenses is halved, as measured with the Freiburg Vision Test (FrACT), yet patients are happy. Graefes Arch Clin Exp Ophthalmol. 2014;252:539–44.
4. Pieh S, Lackner B, Hanselmayer G, Zöhrer R, Sticker M, Weghaupt H, Fercher A, Skorpik C. Halo size under distance and near conditions in refractive multifocal intraocular lenses. Br J Ophthalmol. 2001;85(7):816–21.
5. Lubiński W, Podboraczyńska-Jodko K, Gronkowska-Serafin J, Karczewicz D. Visual outcomes three and six months after implantation of diffractive and refractive multifocal IOL combinations. Klin Oczna. 2011;113(7–9):209–15.
6. Alió JL, Plaza-Puche AB, Piñero DP, Amparo F, Jiménez R, Rodríguez-Prats JL, Javaloy J, Pongo V. Optical analysis, reading performance, and quality-of-life evaluation after implantation of a diffractive multifocal intraocular lens. J Cataract Refract Surg. 2011;37(1):27–37. doi:10.1016/j.jcrs.2010.07.035.
7. Gatinel D, Houbrechts Y. Comparison of bifocal and trifocal diffractive and refractive intraocular lenses using an optical bench. J Cataract Refract Surg. 2013;39:1093–9.

Finevision 三焦点人工晶状体 16

Jorge L. Alió, Raúl Montalbán Llamusi, Pablo Peña-Garcia

16.1 介绍

如今随着生活方式的信息化，人们对视觉的要求日益增高。在发达国家，为满足高品质生活需求，创新型人工晶状体（intraocular lens，IOL）应运而生，走进市场。通常衍射型双焦点 IOL 可以满足许多患者对不同焦点的要求。这种 IOL 的多焦设计通过控制达到各焦点的光线比例得以实现。Fine Vision 三焦点 IOL（PhysIOL，Liège，Belgium）（PhysIOL，列日，比利时）是一款新近上市的新型多焦 IOL。如图 16.1 所示，该 IOL 在光学区集成了两种衍射形式，使其实现远、中、近三焦点视觉[1]。

本章，我们将介绍白内障术后植入 Fine Vision IOL 的患者所具备光学及视觉质量。所采用的方法和结果，介绍如下。

16.2 材料与方法

16.2.1 实验主体（患者）

本研究为前瞻性连续干预非对比性研究，20 例双眼白内障患者（40 只眼）参与实验，其年龄分布为 54～82 岁，平均年龄 66.49 岁。入选标准：双眼白内障、年龄大于 48 岁、角膜散光小于 1.5D 且无手术并发症；排除标准：眼部手术史、其他眼部疾病、术中并发症及角膜散光大于 1.5D。所有患者在得以充分告知后，签署同意书。本研究遵循赫尔辛基宣言的宗旨，并经当地伦理委员会批准。

16.2.2 手术

所有手术均由同一位手术医师（JLA）完成。手术采用微切口白内障超声乳化技术。手术采用局部麻醉，前房内散瞳。主切口做于角膜散光陡轴上。Fine Vision IOL 经 1.8mm 角膜切口晶状体囊袋内植入。术后局部给予抗生素和激素复合制剂滴眼液。

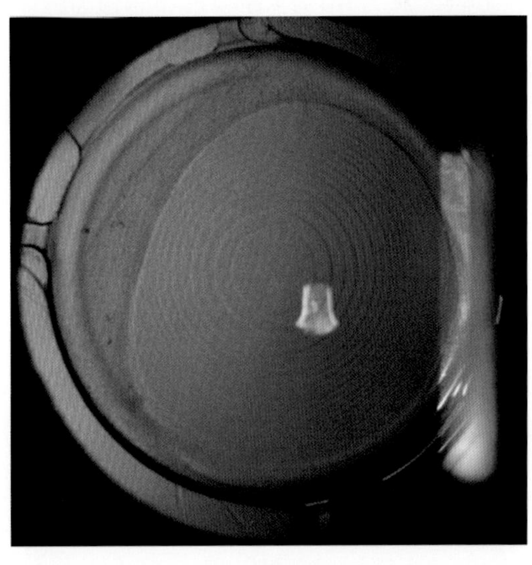

图 16.1 微切口白内障术后 3 个月的 Fine Vision 三焦点 IOL

16.2.3 人工晶状体

Fine Vision IOL（PhysIOL，Liège，Belgium）（PhysIOL，列日，比利时）是一款三焦点、一片式、可折叠、非球面 IOL，其包含两种衍射结构，其中 +1.75D 近附加用于中距视觉，而 +3.5D 近附加用于视近。其材料为 25% 亲水性基团和黄色基团嵌入的多聚物。理论上，3mm 瞳孔下对于一 20D 的衍射型 IOL，其光线分布为：远焦点 42%、中焦点 15%、近焦点 29% 及能量损失 14%[1]。光线分布受瞳孔直径影响，瞳孔越大，分布于远焦点的光线越多，换言之，昏暗光线下视远更为清晰，而较小的瞳孔直径下分布于中、近焦点的光线则会按比例增加[1]。现有的 IOL 度数为 10D～35D，每 0.5D 递增。为了减轻夜间的光晕症状，IOL 做出了衍射环阶梯高度由中央向周边逐渐递减的设计[1]。

16.2.4 术前检查

术前，患者需完善的临床眼科检查，包括医学验光、远近视力、裂隙灯检查、眼压和眼底检查，其中视力采用糖尿病视网膜病变早期治疗研究（Early Treatment Diabetic Retinopathy Study，ETDRS）视力表进行衡量。此外，还需行一些特殊检查：角膜地形图（CSO，Florence，Italy）（CSO，佛罗伦萨，意大利）和光学相干生物测量仪（IOL Master v.4.3，Carl Zeiss Meditec）（IOL Master v.4.3，蔡司）。

16.2.5 术后检查

随访检查时间为术后 1 天、1 周、1 个月、3 个月及 6 个月。根据相同的检查要求，所有检查由同一位不了解实验内容的熟练研究员完成。在术后 1、3 及 6 个月时均需行主觉验光，并根据 ETDRS 视力表衡量矫正及未矫正远、中（80cm）、近（40cm）视力。明视环境下单、双眼视力均需检查。矫正视力则需在暗视环境（3cd/m^2）下由 OPTEC 6500 系统（Vision Science Research Corp，Walnut Creek，California）（视觉科学研究，核桃溪市，美国加州）行单眼检查。术后 1 个月及 6 个月于暗视环境（3cd/m^2）下由 OPTEC 6500 系统行单眼对比敏感度函数（contrast sensitivity function，CSF）检查。

另外，术后 6 个月行离焦曲线检查。为了描绘离焦曲线，需要获得根据 ETDRS 表格在 4m 处检查的视力。离焦曲线是通过在患者单眼最佳远矫正的基础上，逐渐增加 +0.5D，并逐一记录当时患者不同模糊状态下的视力所得到的。随即，逐渐增加负度数镜片重复上述检查过程[2]。根据相同规则，进行双眼离焦曲线检查。

术后 1 个月及 6 个月时，随访检查有 KR1W 装置的眼像差仪（Topcon Corp，Tokyo，Japan）（拓普康，东京，日本）。该系统集合了三种不同分析人眼视觉质量的技术：运用 Hartmann-Shack 原理的波前像差、Placido 环原理的角膜地形图和标准电脑验光仪。该系统的优势在于，通过在相对短的时间内运用相同的参考中心轴，可以在同轴上检查角膜和全眼的波前像差[3]。KR1W 系统的每次检查都记录并分析 6mm 瞳孔直径下全眼、角膜和眼内的像差参数：高阶均方根（root-mean-square，RMS）（计算 3～10 阶的泽尼克参数），初级角膜 RMS（计算泽尼克参数（Z3，± 1），初级球差泽尼克系数（Z4，0））和散光（D）。（10% 去氧肾上腺素）散瞳后进行像差检查。最后，通过 4mm 瞳孔直径下的斯特列尔比值分析视网膜图像质量，借此提供视网膜层面的客观视觉质量。KR1W 系统检查结果的概述如图 16.2 所示。

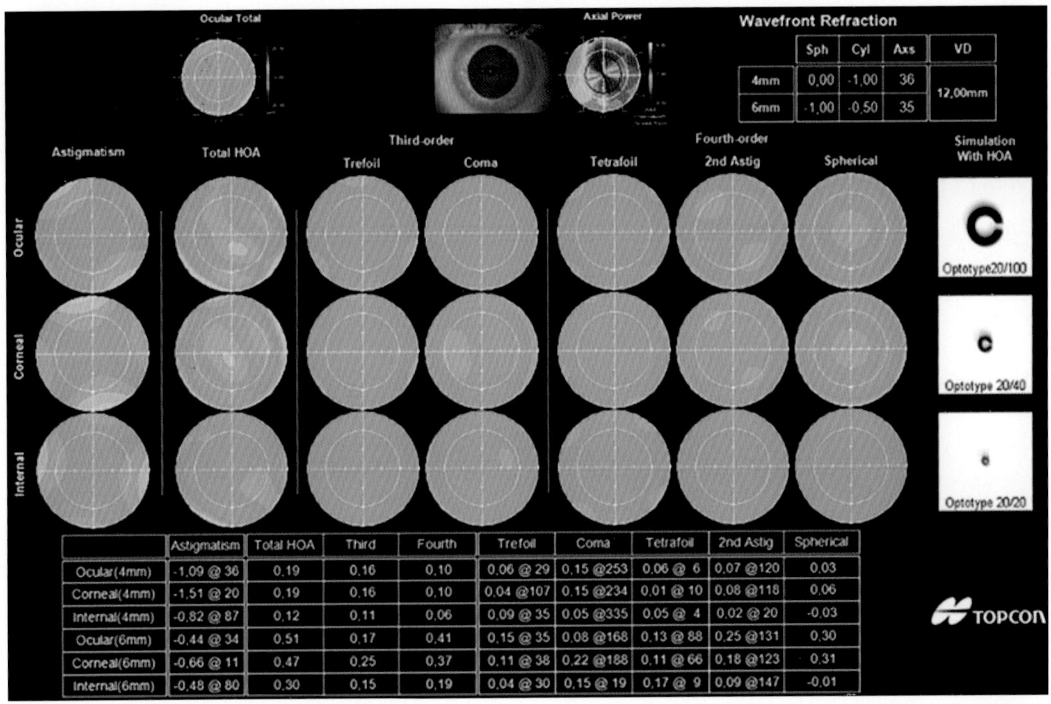

图 16.2 一例植入三焦点 IOL 的患者，其术后 6 个月综合的 Hartmann-Shack 像差仪检查所得的全眼、角膜及眼内像差（HOA 高阶像差）

16.2.6 统计分析

所有统计检验为双侧，$P<0.05$ 为差异有统计学意义。

16.3 结果

关于该晶状体模型的研发，我们研究组在最近的一项研究中进行了报道，包括视力、屈光状态和像差[4]。屈光度结果：术后 6 个月，等效屈光力由 2.56±2.00（0.00～9.63）显著下降至 0.39±0.27（0.00～1.13，$P<0.001$）且 95% 患者的等效屈光力小于 1.00D。

术后 6 个月单眼视力（logMAR）：最佳矫正远视力 0.05±0.06、最佳矫正近视力 0.16±0.13 和最佳矫正中视力 0.17±0.09。如图 16.3 所示，术后 6 个月双眼离焦曲线显示在 −1.5D 离焦的状态下具有一宽范围的可用视力（0.19±0.08，logMAR）。图 16.4a-c 详细描述了该实验组患者的累计 Snellen 视力。

该 IOL 值得一提的优点是高对比敏感度的获得。单眼暗环境（3cd/m^2）对比敏感度在 60 岁以上人群的正常范围之内[5]（图 16.5）。这是一项有趣的发现，因为之前的研究指出[6~9]，多焦点 IOL 植入后时常出现对比敏感度降低和例如光晕和眩光的光学现象。该实验组中仅一位（2.5%）患者反映夜间驾驶有光晕（图 16.5）。

综合像差仪 KR1W（Topcon Corp，Tokyo，Japan）（拓普康，东京，日本）检查所得的 6mm 瞳孔直径下眼球均方根高阶像差值为：术后 1 个月（0.84±0.31）μm（0.40～1.56）和术

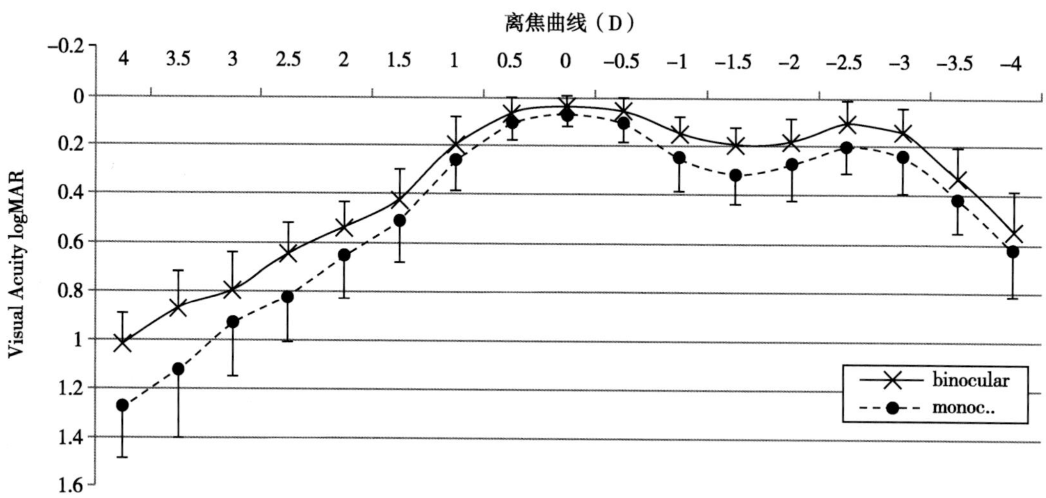

图 16.3 明视环境下的单眼和双眼平均离焦曲线。误差线显示了相对于每个中位数的波动范围(D度)

后 6 个月(0.77±0.25)μm(0.33～1.43)。直至随访结束，这一高阶像差的减少仍没有统计学意义(P=0.108)。图 16.6 总结了术后 6 个月时的平均眼球像差。另外，参与分析的视觉质量参数还有 SR。术后 1 个月和 6 个月 4mm 瞳孔直径下的 SR 分别为：0.19±0.10(0.05～0.45)和 0.22±0.11(0.06～0.41)，两组之间有统计学差异(P = 0.03，标准 t 检验)。其他研究者报道了 4mm 瞳孔下双焦点 IOL Acrysoft Restor(SN6AD1 +3.00D 和 SN6AD3 +4.00D)的 SR，其检查基于动态视网膜检影的眼球像差仪(OPDScan

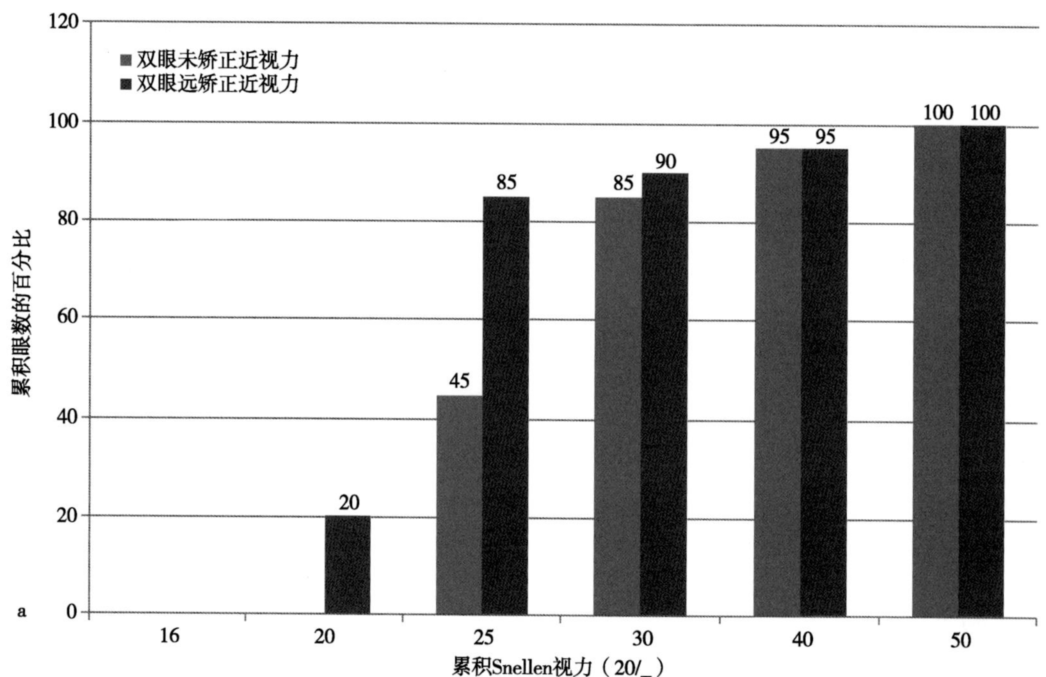

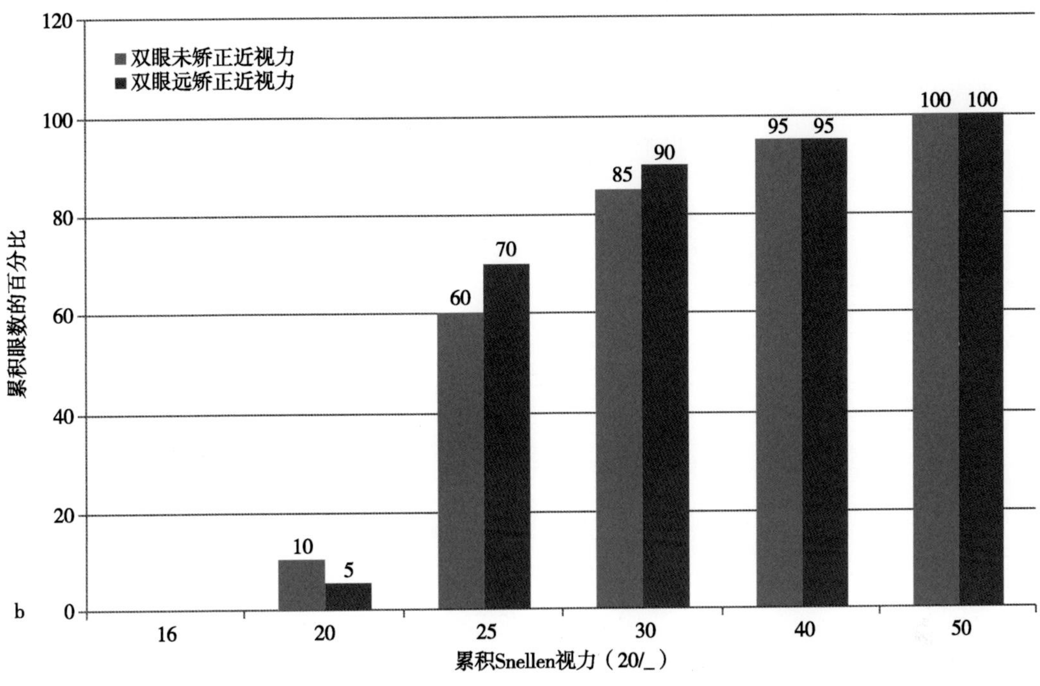

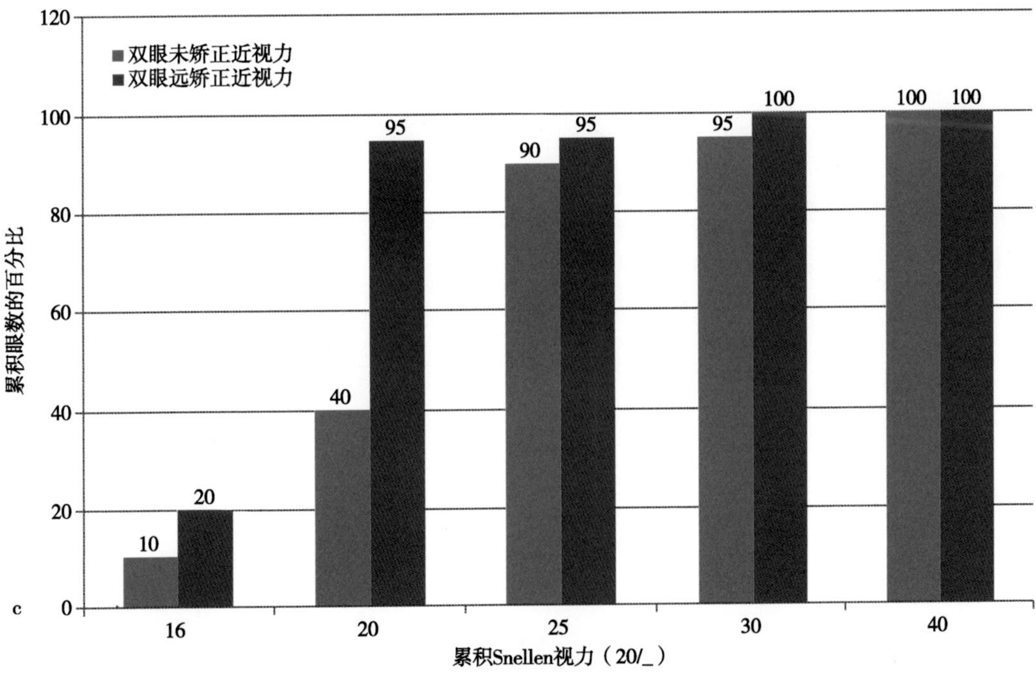

图 16.4 (a)白内障术后术后 6 个月双侧近视力累积柱状图(UNVA 未矫正近视力，DCNVA 远距矫正近视力)；(b)白内障术后 6 个月双侧中视力累积柱状图(UIVA 未矫正中视力，DCIVA 远距矫正中视力)；(c)白内障术后 6 个月双侧远视力累积柱状图(UDVA 未矫正中视力，DCDVA 远距矫正中视力)

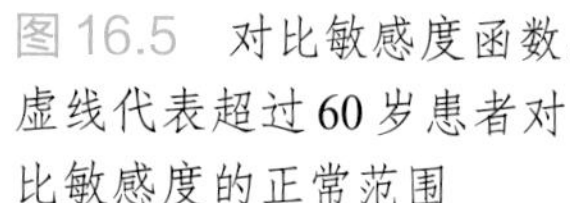

图 16.5 对比敏感度函数。虚线代表超过 60 岁患者对比敏感度的正常范围

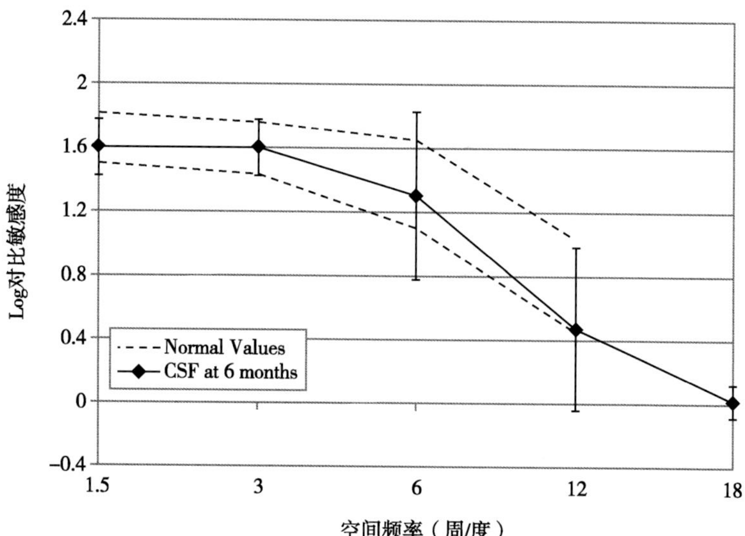

aberrometer, Nidek Co, ltd)（OPDScan 波前像差仪，尼德克）[10]。两种 Acrysoft Restor 的 SR 达到 0.3。其结果优于 Fine Vision，但是 Acrysoft Restor 没有三焦点（图 16.6）。

这些差异归咎于不同的衍射设计：一方面，Acrysoft Restor 通过提高负球差以抵消角膜的正球差；另一方面，Acrysoft Restor 研究所用的像差仪并非基于 Hartmann-Shack 传感器。由于各种波前像差同时出现在瞳孔内，Hartmann-Shack 像差仪在评价衍射型 IOL 时有所限制，而这将干扰像差仪检查的精确性 [11]。各焦点间的能量分布依赖于瞳孔直径。5mm 瞳孔直径下，超过 60% 的能量分布于远焦点 [1]。大瞳孔直径，远距波前像差可能最大，而近距和中距波前像差干扰是最小的。但是，该领域需要更多的研究以分析活体多焦点 IOL 的视觉质量。

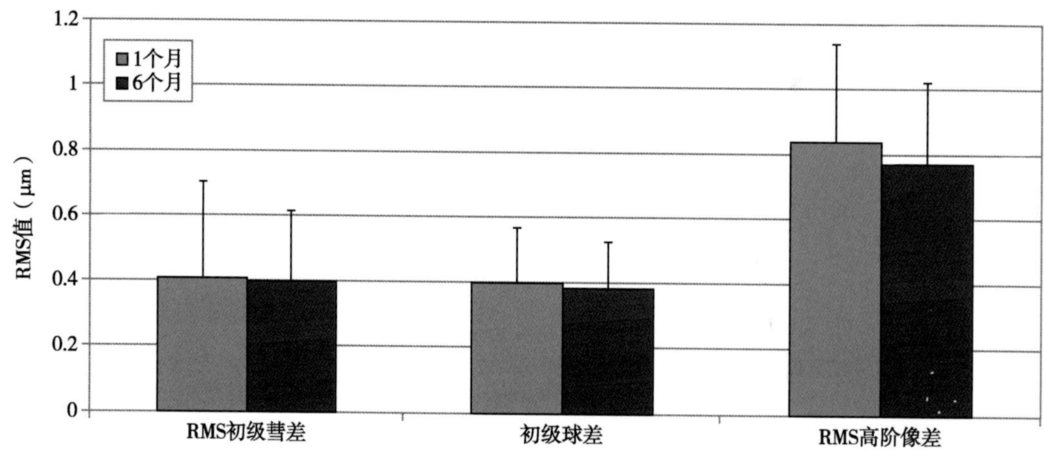

图 16.6 Hartmann-Shack 像差仪检查所得平均眼球像差值 ± 标准差（*RMS* 均方根，*RMS HO* 高阶均方根）

结论

之前分析可推导出的主要结论，归结如下：

优势

- 我们认为主要优势是增加了第三个光学焦点，以有效地提高中距视力。
- 植入该 IOL 的患者的对比敏感度和相同年龄（本课题为 65 岁）的普通人群正常值相似。这与植入该 IOL 患者的高满意度相一致。
- 另一个优势，该 IOL 可以经小切口植入（1.8mm）。因此，其可用于微切口白内障手术中植入。

劣势

- 基于其衍射设计，该 IOL 有瞳孔依赖性。
- 如同任一款衍射型 IOL，这种模型存在如光晕和眩光的光学现象。我们的以及之前的研究（Sheppard 等 [12]）均发现了这种影响。
- 依据我们实验组的研究，可能其他三焦点 IOL 例如 AT lisatri 显示了更好的视觉质量。但是，支持该观点需要更大的样本量 [13]。

指征和禁忌

- 患者角膜散光≤1.5D。
- 患者有积极的生活态度，希望脱镜并获得各距离的良好视力。
- 由于其瞳孔依赖的设计，不推荐小瞳孔和瞳孔活动差的患者。

（陈　鼎　译）

参考文献

1. Gatinel D, Pagnoulle C, Houbrechts Y, Gobin L. Design and qualification of diffractive trifocal optical profile for intraocular lenses. J Cataract Refract Surg. 2011;37(11):2060–7.
2. Gupta N, Wolffsohn JS, Naroo SA. Optimizing measurement of subjective amplitude of accommodation with defocus curves. J Cataract Refract Surg. 2008;34(8):1329–38.
3. Piñero DP, Juan JT, Alió JL. Intrasubject repeatability of internal aberrometry obtained with a new integrated aberrometer. J Refract Surg. 2011;27:509–17.
4. Alió JL, Montalbán R, Peña-García P, Soria FA, Vega-Estrada A. Visual outcomes of a trifocal aspheric diffractive intraocular lens with microincision cataract surgery. J Refract Surg. 2013;29(11):756–61.
5. Hohberger B, Laemmer R, Adler W, Juenemann AG, Horn FK. Measuring contrast sensitivity in normal subjects with OPTEC 6500: influence of age and glare. Graefes Arch Clin Exp Ophthalmol. 2007;245(12):1805–14.
6. Alfonso JF, Puchades C, Fernández-Vega L, et al. Visual acuity comparison of 2 models of bifocal aspheric intraocular lenses. J Cataract Refract Surg. 2009;35:672–6.
7. Montés-Micó R, Alió JL. Distance and near contrast sensitivity function after multifocal intraocular lens implantation. J Cataract Refract Surg. 2003;29:703–11.
8. Kohnen T, Allen D, Boureau C, et al. European multicenter study of the AcrySof ReSTOR apodized diffractive intraocular lens. Ophthalmology. 2006;113:584.
9. Kohnen T, Nuijts R, Levy P, et al. Visual function after bilateral implantation of apodized diffractive aspheric multifocal intraocular lenses with a +3.0 D addition. J Cataract Refract Surg. 2009;35:2062–9.
10. Santhiago MR, Wilson SE, Netto MV, Ghanen RC, Monteiro ML, Bechara SJ, Espana EM, Mello GR, Kara Jr N. Modulation transfer function and optical quality after bilateral implantation of a +3.00 D versus a +4.00 D multifocal intraocular lens. J Cataract Refract Surg. 2012;38(2):215–20.
11. Charman WN, Montés-Micó R, Radhakrishnan H. Problems in the measurement of wavefront aberration for eyes implanted with diffractive bifocal and multifocal intraocular lenses. J Refract Surg. 2008;24(3):280–6.
12. Sheppard AL, Shah S, Bhatt U, Bhogal G, Wolffsohn JS. Visual outcomes and subjective experience after bilateral implantation of a new diffractive trifocal intraocular lens. J Cataract Refract Surg. 2013;39(3):343–9.
13. Mojzis P, Peña-Garcia P, Liehneova I, Ziak P, Alio JL. Outcomes of a new diffractive trifocal intraocular lens. J Cataract Refract Surg. 2014;40(1):60–9.

17 Fyodorov 临床创新 GRADIOL：阶梯折射型光学多焦点人工晶状体

Boris Malyugin, Tatiana Morozova, Valentin Cherednik

17.1 介绍

目前衍射型和折射型多焦点人工晶状体（multifocal intraocular lenses，MIOLs）经常用于屈光性的晶状体置换和老视的矫正[1~12]。多焦人工晶状体的原理包括将入射光线分成至少两种成分从而形成多个有特定焦深的聚焦区域。多焦人工晶状体是在不同的照明状态下高质量的视功能和全程视力之间的折中选择。从根本上而言，多焦矫正是焦深和光学系统调制传递函数（MTF）之间的关系。设计一种既能提供更好的视觉质量，又能不依赖于眼镜矫正的多焦人工晶状体仍有争议。

现今“晶状体理论”是老视最主要的一个理论。该理论假设老视的主要原因是晶状体[13~22]的光学和生物力学参数随着时间而发生生理性改变。这个理论和已明确的数据包括晶状体每年的生长速率（每年 0.02mm）和平均等效折射率的改变（1.427/1.418）以及表面折射率（1.386/1.394）相符[22~26]。

晶状体生理性的改变导致老视阶段的人群负球差减少，并朝着正球差发展。这种球差的改变和幅度会产生一些光学的影响，包括焦深的改变。如果焦深增加，可以在无需动用晶状体主动调节的状态下“被动”地看清不同距离的物体[27]。我们在设计多焦人工晶状体时，通过阶梯式的光学设计来模拟这种生理过程。

如今，前和（或）后表面的复杂形态使多焦人工晶状体具有不同的屈光力。阶梯式的光学面拥有不同的屈光力，则是由人工晶状体的内部结构的折射率改变而实现。这个特性会有一些光学上和结构上的优点，如这种设计可能提高功能性的结果和减少患者植入多焦人工晶状体后光学的不良反应。

除了模拟正常的生理特性外，阶梯式人工晶状体与其他多焦人工晶状体相比还有其他的潜在优点，包括：

- 光滑的光学表面可减少植入时对人工晶状体光学部件的机械损伤。
- 术后可达到很宽范围的功能性视力，包括近距和中距视力，这两者对于计算机工作和驾驶而言是至关重要的。
- 在不同照明条件下（亮环境、昏暗环境以及暗环境）都有很好的视觉功能。
- 术后具有更好的视网膜成像质量。

本研究的目的是应用理论研究去构建和临床评价拥有阶梯性折射型光学的多焦人工晶状体。我们尝试用阶梯式光学模型来效仿这种生理过程来研发一款 MIOL。我们研究的目标是研发一款具备足够拟调节力的 IOL（最高可达 5.00D），这个数值和 40～45 岁的人的正常调节能力相符合[28]。

17.2 植入阶梯型多焦点人工晶状体的人眼光学计算机模型

最初的数学模型软件是基于基础光学原理研发的。该软件用于优化阶梯型人工晶状体的设计参数以尽可能地模拟最好的成像质量。该软件可进行人眼光学计算。它可通过轴向的和横向上的光路追迹而构建和分析物体的像，从而模拟和观察投射到视网膜上的彩色像。此外，该软件还可以定量比较分析不同的人工晶状体参数（直径、表面曲率和折射率）对其光学特性（调制传递函数、散射函数）的影响。

17.3 理论基础和软件运算法则

该软件是基于对透镜表面随意点的不同角度入射光路的计算。唯一满足所有设计的就是镜片为轴对称性的简化假设。人工晶状体表面可被构建成球面、椭圆形、双曲线形或抛物线形，并可以计算凸面镜、凹面镜、前凸后凹镜，前凹后凸镜的成像。每一条光路均依据三维空间中的几何光学定律进行计算的。

为了模拟一个点光源像，需要计算光线从给定光源发出后通过镜片不同部位后的横向的光路情况。软件模拟的可视性可以让我们理解光线的发射形式和成像类型。通过绘制焦距 - 主光轴距离图计算出平均焦距，同时可以提供镜片的球差信息。球差信息也可通过焦距的标准差值获得。球差和高阶像差通过软件的算法计算后所得。该算法可以容易地应用到多镜片系统，改进后的算法还可以计算复杂的光学表面，例如阶梯式的光学镜片。

17.4 软件窗口

17.4.1 阶梯式多焦点人工晶状体光学参数的优化

所有的计算由拥有可视化编程环境的 Borland C++ Builder（第六版）软件完成（在 Windows XP 操作系统下）。程序操作窗口见图 17.1，它演示了一种可计算阶梯性式镜片的软件版本，可有镜片内部和外部组件设计。内部组件直径较外部更小，且外表面半径和折射率不同。软件可阐释相当大的一部分光学系统参数，包括角膜、房水、人工晶状体、玻璃体和视网膜。可设置人工晶状体参数有光学面直径、曲率半径、折射率、人工晶状体厚度、光轴相关的晶状体球面性，或者光阑直径（即瞳孔）。

人眼光学参数包括角膜外表面的曲率半径（7.7mm），角膜内表面曲率半径（6.8mm），角膜外表面 - 视网膜距离（24.0mm），视网膜曲率半径（12.0mm），折射率：角膜（1.376）、房水（1.336）、玻璃体（1.337）。

计算机建模软件可分析光线分布以及主焦点附近的光线图和像差的类型。图 17.2 演示了在优化阶梯式多焦点镜片的参数后，焦点附近的光线传播情况。

软件绘制了焦距 - 光线与晶状体光轴的位置图（假定光源位于主光轴并离镜片足够远）（图 17.3），提供了给定镜片的球差信息。焦距标准差值提供了球差的信息。镜片的所有其他像差通过软件运算得出。

该软件可以模拟和分析位于主光轴上不同距离的点光源经过透镜的成像。图 17.4 演示了散射光光源经过多焦镜片一个焦点后在光线最集中区域周围形成散射像。

通过软件可以同时分析和显示球差和色差，以模拟被测物体在人工晶状体眼的

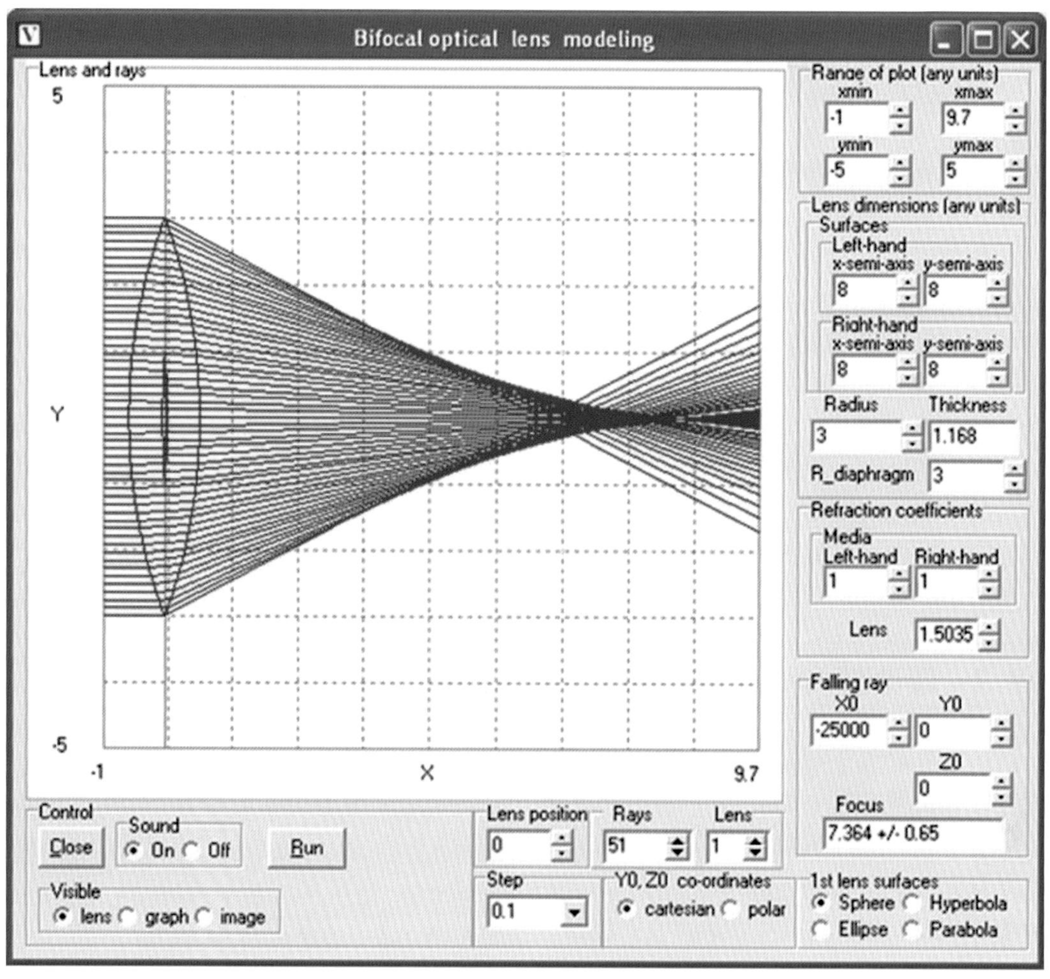

图 17.1 软件窗口，模拟光线通过阶梯式镜片，从而确定焦点区参数

视网膜上成的彩色像。为了获得像的量化测定，计算机建模软件计算出 MTF 和散射函数。

为了计算和选择阶梯式多焦点人工晶状体的最佳参数，笔者进行了全面的计算机建模数据的评价。近附加度数（远、近区域间的屈光力差异）由最佳的视近距离（30/33cm）来确定，并通过折射率（外部和内部组件分别为 1.520 和 1.4795）和各部分的曲率半径（镜片外部组件 15.11mm，内部组件 13.66mm）计算获得。通过最优化的计算得出远、近屈光度（镜片的外部和内部组件）差值为 3.0D。

对于视网膜像的计算机建模数据而言，需要优先考虑人工晶状体眼患者的远视力、驾驶安全（尤其在亮光下瞳孔快速缩小）以及老年性瞳孔缩小的可能。因此，中央光学区被设计成视远区。内部组件的直径的设计上考虑到了在不同光照环境下（不同的瞳孔直径）光线的最佳分布（图 17.1～图 17.4）。

内部组件最佳计算值是模拟 2.0mm 光学区（当瞳孔直径设定为 3.0mm）的。在亮环境下，光线的远、近区域分布分别为 45% 和 55%（内部组件直径 2.0mm）。在亮光和

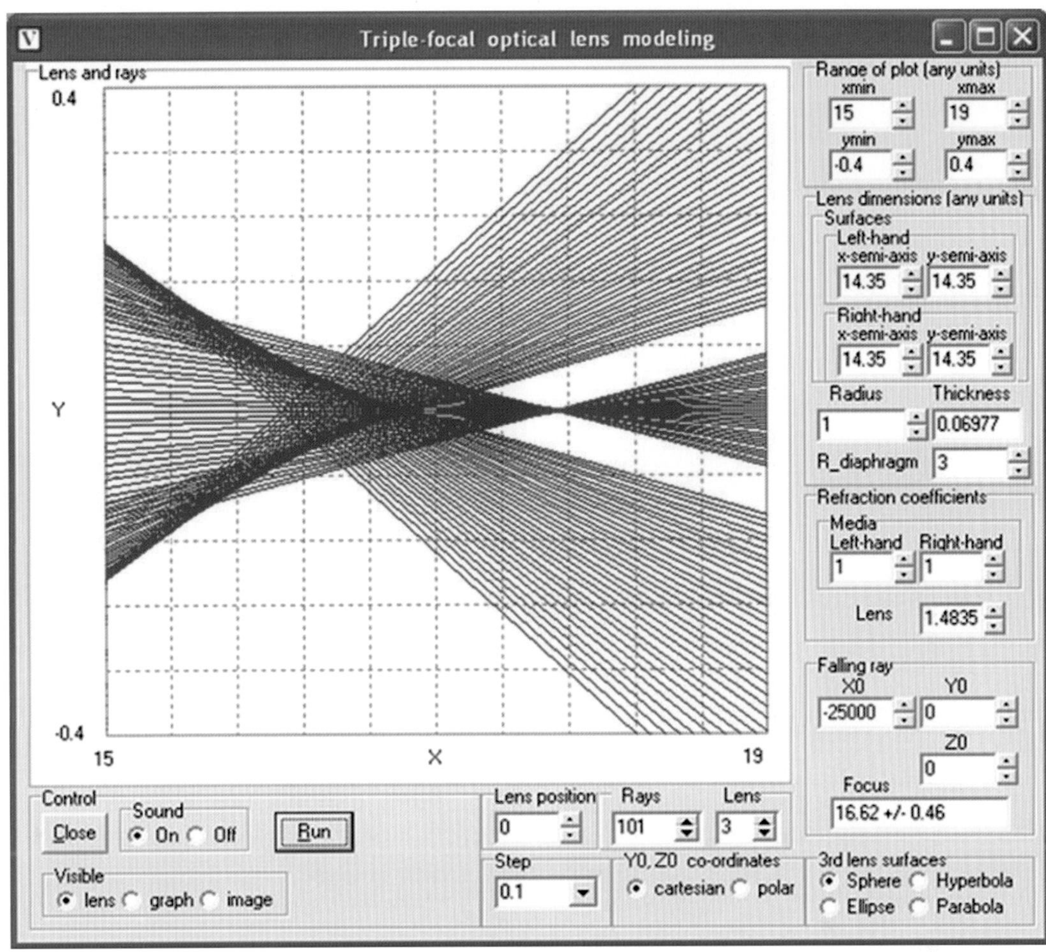

图 17.2 光线在阶梯式多焦点镜片焦点附近的传播。镜片外部折射率(refraction index，RI)是 1.5035，内部 RI 是 1.4835

2.5mm 小瞳孔下，光线的分布分别为 65% 和 35%。在暗环境下，瞳孔直径为 3.5～4.0mm 时，远、近区域的光线分布分别为 30% 和 70%。人工晶状体光学区直径为 6.0mm。内部组件位于外部组件中心且前后深度的中央。人工晶状体总厚度为 1.0mm，其中央部分为 0.4mm。

一片式可折叠多焦点阶梯式人工晶状体由具有不同的折射率（氨基甲酸酯低聚物 - 甲基丙烯酸酯）的光硬化材料（紫外线）通过逐步聚合（step-by-step polymerization）技术压铸而成。该技术可生产具有阶梯式光学面多焦点人工晶状体。其优点是制造过程相对简单，可以在人工晶状体制造的同时进行材料的多聚化。与具有更好的表面质量和更少像差的打磨法制成的人工晶状体相比，压铸同时多聚化制成的人工晶状体具有更好的光学特性。

Gradiol 人工晶状体由 S. Fyodorov 眼科显微手术综合企业（B. Malyugin 和 T. Morozova）和人工晶状体制造公司 REPER-NN（V. Treushnikov 和 E. Viktorova）共同发明。图 17.5 为具有阶梯式光学面的 Gradiol 多焦点假调节人工晶状体的大体观。

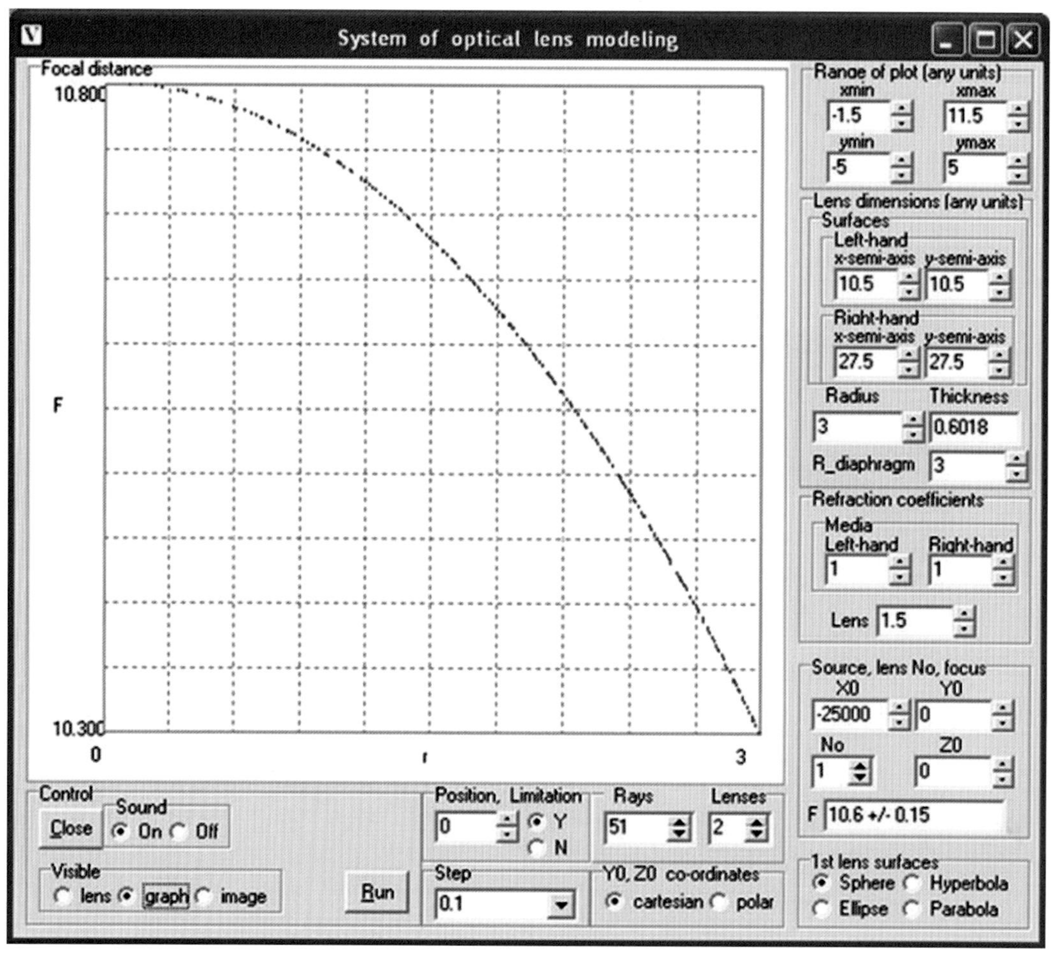

图 17.3 焦距 - 光线径向坐标图

17.5 临床研究

17.5.1 患者和方法

本研究遵循赫尔辛基宣言并经过了当地伦理委员会的核准。所有患者均已充分知情并签署知情同意书。

前瞻性地收集 26 例患者（29 只眼），年龄 27～82 岁。该非对照性试验共纳入 11 例男性和 15 例女性。所有患者均有白内障，平均视力下降为 0.11±0.09。排除标准：散光大于 1.0D；有眼前节及后节病变，例如慢性葡萄膜炎、悬韧带离断、假性剥脱综合征、青光眼、糖尿病性视网膜病变和年龄相关性黄斑变性。既往有眼前、后段手术史以及有术中、术后并发症的患者也排除在外。所有眼应用 SRK/T 公式计算，术后目标屈光度为正视。

手术步骤为表麻下经 2.2mm 透明角膜切口的白内障超声乳化手术。囊袋内通过遥控器植入 IOL（图 17.6）。术毕，切口水密。

所有患者在术后 1 小时出院，术后局部用药包括莫西沙星和 0.1% 地塞米松眼水一日 4 次，共使用 3 周。

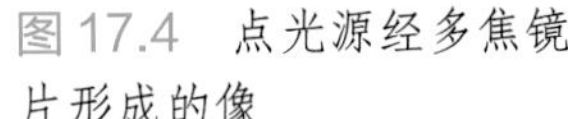

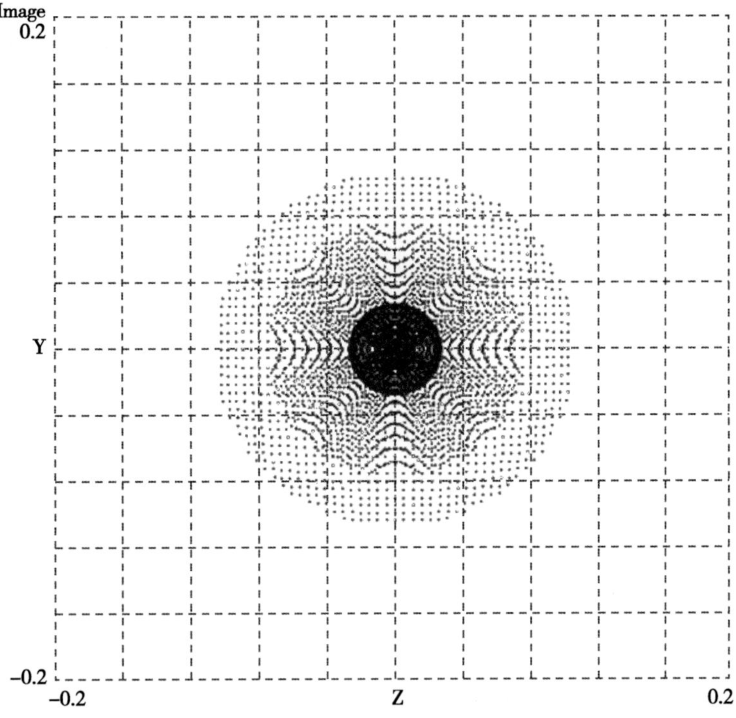

图 17.4 点光源经多焦镜片形成的像

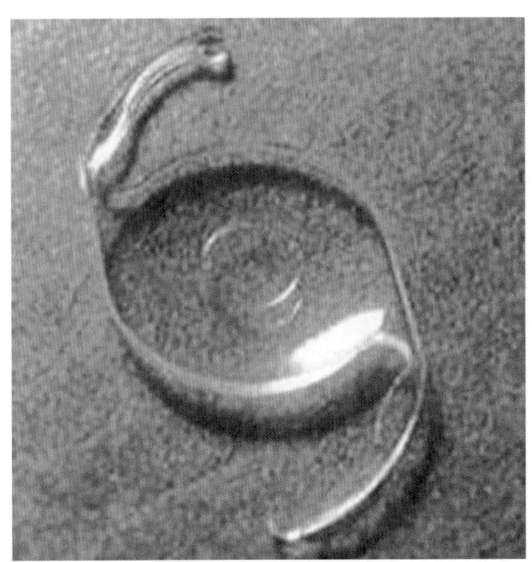

图 17.5 阶梯式光学面的多焦点人工晶状体（Gradiol）

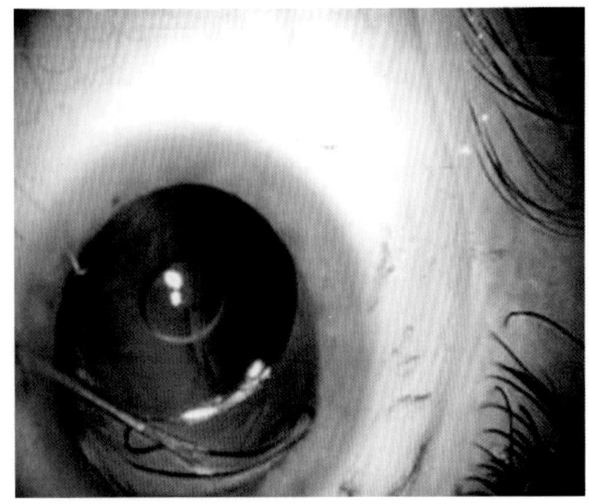

图 17.6 囊袋内植入 Gradiol 后脚襻

患者术后临床随访评估时间为术后 1 天、1 周、1 个月、3 个月和 6 个月。必要时增加额外的随访。

在术后早期及后期均未观察到明显并发症（图 17.6）。

17.5.2 结果指标的测量

在所有的随访中均进行标准的全面眼科检查，包括显性验光、裂隙灯检查、眼内压测量、眼底镜检查。

使用小数视力表测量裸眼和最佳矫正远视力，使用阅读视力表（俄语版本）测量裸眼及最佳矫正近视力。裸眼和最佳矫正远视力的测量距离为5m，单眼裸眼和最佳远、近矫正下的近视力测量距离为33cm。所有的视力检查均是单眼进行。

自动验光仪测量屈光状态后，进行主觉验光

伪调节测量方法包括：

- 在远矫正视力下应用调节测量仪以1.0D的步进逐步增加球镜辅助离焦，直至远视力为0.8时的调节范围。
- 应用传统的视力表字体以0.5D的步进逐步增加球镜辅助离焦，直至视力为0.5时的调节范围。
- 应用Optec 3000（Stereo Optical Company，Inc.，Chicago，IL，USA）测量对比敏感度（Contrast sensitivity，CS）

笔者用VF-14患者问卷调查表（VF-14）[29]对视觉功能障碍进行定量分析。为了更进一步评估多焦点矫正的功能性需求和特性，笔者还增添了一些问题，如不戴镜使用电脑情况（评价中距离视力）和光学干扰的细节（类型和严重程度）。

17.6 临床结果

17.6.1 远视力

所有病例在行超声乳化并阶梯式多焦人工晶状体植入术后远视力均提高。不同的随访时间点（1、3和6个月）的裸眼远视力和矫正视力数据分析表明功能性视力良好而且稳定（表17.1）。

当患者术后有轻度远视±0.5D，逆规角膜散光±0.5D以及顺规角膜散光±1.0D时，可以获得更好的功能性结果。平均等效球镜为+0.09D。

17.6.2 近视力

不同的随访时间点（1、3和6个月）裸眼近视力和最佳矫正近视力数据证明MIOL的近视力良好而且稳定（表17.2）。这些数据表明患者术后获得了完全的视功能恢复且主观评估结果佳。近视力的结果表明患者无需借助额外眼镜即可阅读。

远矫正下的近视力评估见表17.3。这些指标评估了多焦人工晶状体视觉功能的特性。当矫正术后残留近视时，近视力较裸眼时会有所下降；而矫正残留远视时，可以提高近视力或无影响。综上所述，术后更偏向于预留远视。

17.6.3 假调节幅度

光学区之间的屈光力差异可提供至少3.00D的假调节幅度。植入阶梯式人工晶状体后假调节为4.75±0.50D（图17.7）。

表17.1 术后平均远视力

平均视力	1月	3月	6月
裸眼	0.73±0.16	0.72±0.20	0.73±0.18
矫正	0.77±0.19	0.88±0.13	0.89±0.15

表17.2 术后平均近视力

平均视力	1月	3月	6月
裸眼	0.62±0.16	0.60±0.21	0.57±0.19
矫正	0.70±0.20	0.76±0.18	0.84±0.07

表 17.3 **最佳远矫正后的近视力（16 眼）以及患者术后屈光状态**

裸眼近视力	远矫正后近视力	屈光状态
0.5	0.4	M
0.8	1	H
0.7	0.7～0.8	H
0.8	0.4	M
0.8	0.4	M
0.5	0.8	H
0.6	0.8	H
0.7	0.3	M
0.4	0.5	H
0.5	0.3	M
0.9	0.6	M
0.3	0.5	H

M，近视；H，远视

所有的光学区的光能量分配是均匀的（远、近和中距离）。离焦曲线平滑，最高峰在最佳矫正远视力处。

17.6.4 对比敏感度

对比敏感度（contrast sensitivity，CS）检查是术后视觉结果的全面临床评估的基本检查之一。既往研究已确认在植入多焦人工晶状体后 CS 和中间（mesopic）视力（有 / 无眩光）较正常值降低。

而在本研究中，植入多焦阶梯式人工晶状体后所有空间频率下的 CS 和正常值相比均无改变（图 17.8）。

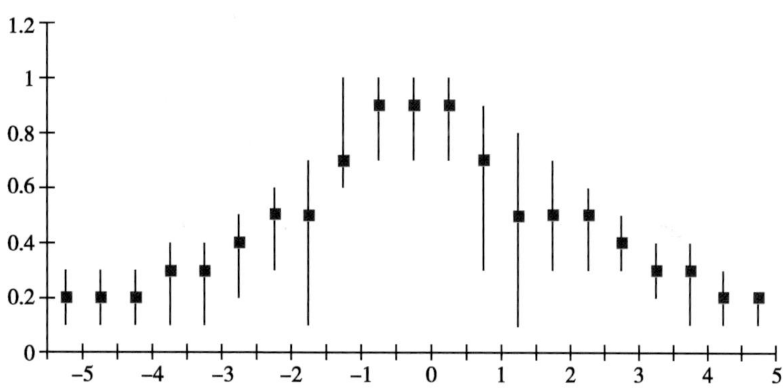

图 17.7 Gradiol 植入后的离焦曲线

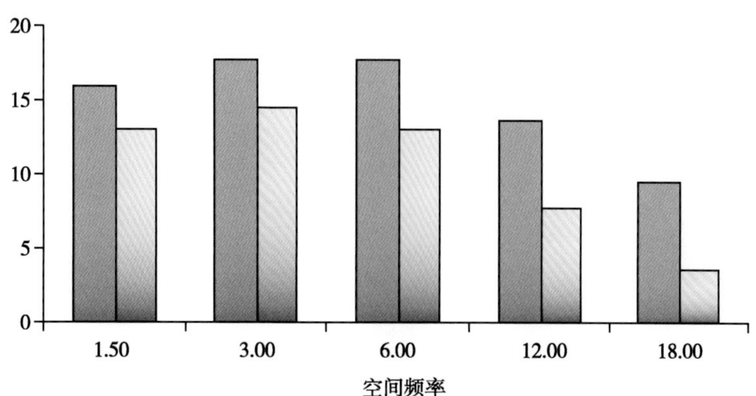

图 17.8 Gradiol 植入后 3 个月的空间对比敏感度数据

17.6.5 光学干扰症状

光学干扰症状包括光条纹、光耀斑、光晕、闪光和眩光。光晕和眩光是最常见的主诉。症状程度从轻微到明显（表 17.4），在长期的随访中并未有减少的趋势。

引起光学干扰症状的原因与光线分离到多个聚焦区域有关，也和内、外光学面边界明显有关。大部分患者（57.1%）是在采集病史过程中注意到光学干扰症状，但仅 10.7% 的病例有明显功能上的光学干扰。

患者大多在暗环境下抱怨有光晕症状，以及夜间驾驶时用车头灯直射术眼会造成“致盲”效应。但无一患者因夜间视觉干扰要求取出 MIOL。

在所有术后有光学干扰症状的患者中，81.3% 有残留近视。残留近视会增加光线散射，从而导致光学干扰症状的增加，并会降低患者的生活质量（表 17.4，图 17.7 和图 17.8）。

17.6.6 主观问卷调查

VF-14 平均得分为 100 分，提示植入 Gradiol 后主观满意度高。术后 86% 的患者可脱镜行近距离工作，包括长时间的近距离工作、阅读小字号的印刷字体，以及在不同的光线条件下（亮光和暗光下）进行计算机工作。

表 17.4 **光学现象**

类型	总数（例数）	总数（%）
明显	3	10.7
中等	—	—
轻微（光晕、眩光）	13	46.4
总数	16	57.1
光晕	13	46.4
眩光	3	10.7

17.7 讨论

在人眼光学模型中可以理论性地计算光线的分布情况，包括对调制传递函数和散射函数的计算以及进行视网膜像的建模。然而，该模型无法模拟植入多焦人工晶状体后的视觉功能的神经处理的效果。因此，只有经临床试验后才能得出某种特定多焦人工晶状体的有效性的最终结论。上述远、近视力以及假调节幅度的功能性结果提示 Gradiol 是有效的。

Gradiol 植入后的远视力结果比得上衍射型及折射型 MIOL。例如，ReSTOR® 人工晶状体植入后（衍射 / 折射型；Alcon Inc.，Fort Worth，TX，USA），54% 的病例裸眼远视力可达 0.8，100% 病例裸眼近视力达到 0.5 且 52% 的病例裸眼近视力达到 0.8[31，32]。AMO Array®（折射型 IOL）的一个多中心临床试验报告 73% 的病例裸眼远视力达到 0.7 或更好，85% 的病例近视力达到 0.5 或更佳。另一项研究报告 ReZoom® 折射型多焦人工晶状体植入后平均双眼裸眼远视力达到 1.0，裸眼近视力达到 0.5[33]。

植入折射阶梯型人工晶状体较植入衍射型人工晶状体患者的中距离视力（40～1.0m）要好。中距视力对于驾驶（仪表盘操作）和计算机工作者来说是非常重要的。本研究的 CS 测量结果与以往的衍射型 MIOLs 和折射型的 AMO Array 多焦点人工晶状体的结果具有可比性[34]。在既往研究中这两种 IOL 的低频和高频区 CS 与正常值相同[34]。与折射型多焦人工晶状体相比，衍射型多焦人工晶状体的中频区 CS 有所降低[34]。第一组的眩光 CS 明显低于正常值[34]。

笔者认为，多焦点阶梯式人工晶状体的一个重要特点是所有空间频率的 CS 有轻微下降。笔者相信这种特点让患者在术后获得足够的功能康复，并能在不同的光照环境下进行视觉工作。本研究与其他研究的术后 CS 的比较似乎表明阶梯折射型多焦人工晶状体比衍射型多焦人工晶状体更优越，因为后者会导致 CS 受损以及眩光增加。

术后光学干扰症状对于多焦人工晶状体植入后的功能评价是非常重要的。笔者仅在 10.7% 的病例中发现明显的干扰症状。然而，在长期的随访中这些症状并未减轻。通常神经处理会适应这些干扰症状，并随时间而忽略。因此，只有在细致讨论后才会发觉多数患者有光学干扰症状（57%）。理论上讲，过渡区和人工晶状体表面光线的反射以及光学组件边缘光线的衍射可以解释这些干扰症状。

通过比较该研究和其他研究的数据提示不同种类的多焦人工晶状体发生光学干扰症状的结果相近。Haring 等 [30] 报告了单焦点 IOL 植入后患者光学不良反应发生率为 9%，而折射型多焦点 IOL 植入后发生率为 41%。与单焦点 IOL 相比，患者植入多焦人工晶状体后最多的抱怨是光晕和眩光。Takhtayev 和 Balashevich[31] 研究了 AcrySof ReSTOR（Alcon Inc.，Fort Worth，Tx，USA）植入后的症状并发现在微光下 8% 的病例有视觉损害，在点光源附近有 14% 的病例发生光学不良反应，而在眩光测试下 11% 的病例发生视觉损害。这些症状的严重性为中等程度 [31]。为了减少本研究所报道的光学干扰症状，人工晶状体的设计应该更加精密，例如相对均匀的过渡区或去除过渡区。

传统的视力检查是应用最广泛的功能结果的评价工具。但该检查并不能反映患者的满意度，且未能提供对工作或生活质量影响的信息。所有的多焦人工晶状体组的主观测试证明患者术后的满意度高。既往不同的研究报道的患者满意度有所不同，32%～81% 的患者术后无须借助额外的眼镜矫正 [4, 35~39]。本研究中 86% 的患者在远距离和近距离工作中，包括长时间的活动和驾驶时无需眼镜矫正 [40]。

基于上述结果，本临床试验证明该多焦点人工晶状体具有安全性、有效性和稳定性，并能获得足够的视觉康复及高满意度。这些结果令人鼓舞，并能促进对现有多焦人工晶状体设计的改进或新类型多焦人工晶状体的创造。

笔者的初步结果对于折射率呈阶梯式变化的光学面的发展而言是必不可少的。Gradiol 最主要的不足是术后的光学干扰症状，同时也是其他多焦点人工晶状体的最主要缺点。更精密的设计可以减少这些症状。目前笔者正在进行新的一代阶梯式多焦人工晶状体的临床试验，该种人工晶状体在两个光学区之间没有过渡边界。

（李 瑾 译）

参考文献

1. Eisenmann D, Jacobi FK, Dick B, Jacobi KW. The "Array"silicone multi-focal lens: experiences after 150 implantations. Klin Monbl Augenheilkd. 1996;208:270–2.
2. Bleckmann H, Schmidt O, Sunde T, Kaluzny J. Visual results of progressive multifocal posterior chamber intraocular lens implantation. J Cataract Refract Surg. 1996;22:1102–7.
3. Featherstone KA, Bloomfield JR, Lang AJ, Miller-Meeks MJ, Woodworth G, Steinert RF. Driving simulation study: bilateral array multifocal versus bilateral AMO monofocal intraocular lenses. J Cataract Refract Surg. 1999;25:1254–62.
4. Javitt JC, Steinert RF. Cataract extraction with multifocal intraocular lens implantation: a multinational clinical trial evaluating clinical, functional, and quality-of-life outcomes. Ophthalmology. 2000;107:2040–8.
5. Kamath GG, Prasad S, Danson A, Phillips RP. Visual outcome with the array multifocal intraocular lens in patients with concurrent eye disease. J Cataract Refract Surg. 2000;26:576–81.

6. Brydon KW, Tokarewicz AC, Nichols BD. AMO array multifocal lens versus monofocal correction in cataract surgery. J Cataract Refract Surg. 2000;26:96–100.
7. Knorz MC. Presbyopic lens exchange (PRELEX) using the Array multifocal IOL. Congress of the ESCRS, 20-th: Abstracts. Nice, France; 2002. p. 159.
8. Lesueur L, Gajan B, Nardin M, Chapotot E, Arne JL. Comparison of visual results and quality of vision between two multifocal intraocular lenses. Multifocal silicone and bifocal PMMA. J Fr Ophtalmol. 2000;23:355–9.
9. Master U, Hunold W, Wesendahl T, Kaymar H. Functional outcomes after implantation of Tecniz ZM900 and ArraySA40 multifocal intraocular lens. J Cataract Refract Surg. 2007;33:1033–40.
10. Chang DF. Prospective functional and clinical comparison of bilateral ReZoom and ReSTOR intraocular lenses in patients 70 years or younger. J Cataract Refract Surg. 2008;34:934–41.
11. Cionni RJ, Osher RH, Snyder NE, Nordlund ML. Visual outcome comparison of unilateral versus bilateral implantation of apodized diffractive multifocal intraocular lens after cataract extraction: prospective 6-month study. J Cataract Refract Surg. 2009;35:1033–9.
12. Alio JL, Pinero DP, Plaza-Puche AB, Rodrigues Chan MJ. Visual outcomes and optical performance of a monofocal intraocular lens and a new-generation multifocal intraocular lens. J Cataract Refract Surg. 2011;37:241–50.
13. Jain IS, Ram J, Bupta A. Early onset of presbyopia. Am J Optom Physiol Opt. 1982;59:1002–4.
14. Fisher RF. The ciliary body in accommodation. Trans Ophthalmol Soc U K. 1986;105:208–19.
15. Beers AP, van der Heijde GL. Age-related changes in the accommodation mechanism. Optom Vis Sci. 1996;73:235–42.
16. Strenk SA, Semmlow JL, Strenk LM, Munoz P, Gronlund-Jacob J, DeMarco KJ. Age-related changes in human ciliary muscle and lens: a magnetic resonance imaging study. Invest Ophthalmol Vis Sci. 1999;40:1162–9.
17. Schachar RA. Cause and treatment of presbyopia with a method for increasing the amplitude of accommodation. Ann Ophthalmol. 1992;24:445–7, 452.
18. Schachar RA. Pathophysiology of accommodation and presbyopia: understanding the clinical implications. J Fla Med Assoc. 1994;81:268–71.
19. Schachar RA, Black TD, Kash RL, Cudmore DP, Schanzlin DJ. The mechanism of accommodation and presbyopia in the primate. Ann Ophthalmol. 1995;27: 58–67.
20. Schachar RA. Is Helmholtz's theory of accommodation correct? Ann Ophthalmol. 1999;31:10–7.
21. Glasser A. Can accommodation be surgically restored in human presbyopia? Optom Vis Sci. 1999;76:607–8.
22. Glasser A. Thoughts on surgical correction of presbyopia. Refractive surgery: thesis of subspecialty day of AAO Annual Meeting, Dallas. 2000. p. 177–80.
23. Garner L, Ooi C, Smith G. Refractive index of the crystalline lens in young and aged eyes. Clin Exp Optom. 1998;81:145–50.
24. Glasser A, Campbell MC. Presbyopia and the optical changes in the human crystalline lens with age. Vision Res. 1998;38:209–29.
25. Piercionek BK. Presbyopia-effect of refractive index. Clin Exp Optom. 1999;73:23–30.
26. Pierscionek B. Refractive index in the human lens. Exp Eye Res. 1997;64:887–93.
27. Hamasaki D, Ong J, Marg E. The amplitude of accommodation in presbyopia. Am J Optom Arch Am Acad Optom. 1956;33:3–14.
28. Milder B, Ruben ML. Accommodation. In: The fine art of prescribing glasses without making a spectacle of yourself Gainesville. Gainesville, Florida, USA: Triad Publishing Company; 2004. p. 18–41.
29. Steinberg EP, Tielsch JM, Schein OD, Javitt JC, Sharkey P, Cassard SD, et al. The VF-14. An index of functional impairment in patients with cataract. Arch Ophthalmol. 1994;112(5):630–8.
30. Haring G, Dick HB, Krummenauer F, Weissmantel U, Kroncke W. Subjective photic phenomena with refractive multifocal and monofocal intraocular lenses. Results of a multicenter questionnaire. J Cataract Refract Surg. 2001; 27:245–9.
31. Takhtayev YV, Balashevich LI. Surgical correction of the hypermetropia and presbyopia by refractive-diffractive multifocal pseudoaccommodative IOLs AcrySof Restor. Ophthalmosurgery [Russian]. 2005;3: 12–6.
32. Packard R. Lifestyle considerations for patients bilaterally implanted with a diffractive refractive intraocular lens: long-term follow-up. Congress of the ESCRS, 24th: Abstracts, London; 2006. p. 113.
33. Dick HB. Experiens with the ReZoom IOL. J Cataract Refract Surg Today. 2005;6.
34. Pieh S, Weghaupt H, Skorpik C. Contrast sensitivity and glare disability with diffractive and refractive multifocal intraocularlenses. J Cataract Refract Surg. 1998;24:659–62.
35. Roy FH, Tindall R. Multifocal intraocular lens technology and clinical applications. J Ophthalmic Nurs Technol. 1993;12:172–4.
36. Pearce JL. Multifocal intraocular lenses. Curr Opin Ophthalmol. 1996;7:6–10.
37. Javitt JC, Wang F, Trentacost DJ, Rowe M, Tarantino N. Outcomes of cataract extraction with multifocal intraocularlens implantation: functional status and quality of life. Ophthalmology. 1997;104:589–99.
38. Sasaki A. Initial experience with a refractive multifocal intraocular lens in a Japanese population. J Cataract Refract Surg. 2000;26:1001–7.
39. Slagsvold JE. 3M diffractive multifocal intraocular lens: eight year follow-up. J Cataract Refract Surg. 2000;26:402–7.
40. Malyugin B, Morozova T, Cherednik V. Gradient refractive index optics IOL: theoretical background and clinical results. Middle East Afr J Ophthalmol. 2014;21:32–9.

Lentis Mplus

18

Ana Belén Plaza-Puche, Jorge L. Alió

18.1 介绍

至今，所有研制的多焦点人工晶状体都是基于旋转对称概念以及衍射、折射或两者结合的原理设计的。通过这三种技术，入射光线被分布到两个主焦点（近和远焦点）或数个焦点上。这些人工晶状体技术为同心圆设计，从而通过晶状体的全表面产生数个焦点的像。像是光线通过 360° 区域产生的，并且会在整个晶状体的表面发生散射。这些设计会造成一些后果，如光能的损失会降低对比敏感度，永久重叠的像会产生光晕和眩光从而造成像质的下降，这些还会被衍射和瞳孔缘加重，导致 MTF 以及 PSF 的下降。

因此，研制了旋转非对称的折射型多焦点人工晶状体并用于临床实践。Lentis Mplus（Oculentis GmbH，Berlin，Germany）就是基于旋转非对称折射的概念设计的一款多焦点人工晶状体。这种人工晶状体的设计包括下方表面内置了一个有一定屈光度数的视近部分以及远近区域间无缝连接的过渡区。这种设计方式理论上可使这款多焦点人工晶状体不依赖于瞳孔大小并能确保对远、近视力的最优化调整。这种设计使光线仅通过人工晶状体光学面特定扇区折射至另一个焦点，而剩余部分同单焦点人工晶状体。这个原理可以让更多的光线聚焦在远焦点，可以提高对比敏感度，减少像重叠引起的光晕和眩光，更好的像质，无衍射引起的光线散射，因此具有更高的 MTF 和 PSF。这些原理可以产生以下的改进：提高患者满意度，更容易调整双眼视，并减少对眼镜的依赖。

这类多焦点人工晶状体共有两种设计，一种是真正的双焦晶状体，近附加为 +3.00D，也可提供可接受的中距离视力，另一种为 Lentis Comfort LS-313 MF15，近附加为 +1.50D，旨在使患者白内障术后恢复远视力和中间视力，并且光学不良反应的发生率较低。这款多焦点人工晶状体是为数不多的带有低近附加多焦点人工晶状体之一，旨在减少光学现象的发生，缩短神经适应时间并减少 CSF 下降，从而增加患者的满意度。

在本章节中，详细说明了 Lentis Mplus LS-313 和 Lentis Comfort LS-313 MF15 植入后的视觉效果以及光学质量。

18.2 手术技术

植入这些人工晶状体的手术技术采用标准的无缝线 2.2mm 同轴微切口或双轴微切口白内障超声乳化吸除。充分散瞳有利于人工晶状体直接注入囊袋内，如果直接注入不成功，手术操作就可能造成损伤。同样的原因，撕囊也要充分，直径需要达到 5mm。在植入人工晶状体前术者在前房内注射散瞳剂以加强散瞳，以便操作。植入的切口位于角膜曲率最陡轴上。然后 Lentis Mplus 人工晶状体使用特定的注射器（Viscoject 2.2 Cartridge- Set LP604240M，Oculentis GmbH）植入。可应用有内聚性的黏弹剂充填囊袋。注射器头端进入前房直至囊袋内，然后手动注射人工晶状体，远端的脚襻被送入囊袋内。在晶状体推入同时缓慢回退注射器。近端脚襻送入囊袋后使用辅助器械将人工晶状体往后推以调整其在囊袋内的位置。笔者仅推荐使用平板式脚襻型号的人工晶状体。

18.3 区域旋转非对称折射型多焦点人工晶状体：Lentis Mplus Ls-313 型号

C- 环脚襻设计：最初的型号是 Lentis Mplus LS-312 MF30，笔者的团队已进行数个研究，初步的结果显示这款人工晶状体有着极佳的视力结果和较低的光学现象发生率[1]。然而，也发现了为数较多的眼内倾斜，提示该型号的人工晶状体在囊袋内会倾斜并可能发生偏心。这种现象的可能原因在于脚襻的设计，它可能不足以稳定晶状体。囊袋张力环的运用是一个潜在的解决方法。然而，在既往的一项研究中，囊袋张力环（capsular tension ring，CTR）联合 Lentis Mplus LS-312 MF30 人工晶状体植入，并对 CTR 提供的光学和屈光的稳定性进行了研究。该研究中，CTR 联合 Lentis Mplus LS-312 MF30 人工晶状体植入可以提高屈光状态的预测性，并且该型号人工晶状体的光学稳定性也有所提高。

平板式脚襻设计：除了应用囊袋张力环，另一种不同的脚襻设计可令这款复杂设计的人工晶状体光学面在囊袋内更加稳定。随后 Lentis Mplus LS-313 问世，采用平板式脚襻设计以提高 Mplus 光学面的稳定性。笔者的团队曾对比了这两种型号的 Lentis Mplus[3]，发现平板式脚襻设计较 C-环脚襻设计能提供更好的屈光预测性以及眼内的光学质量，即使后者在联合运用了 CTR 之后也是如此。平板式脚襻设计，使这款多焦人工晶状体稳定性更好，其光学和视力结果也更好。

18.3.1 方法

18.3.1.1 患者

25 例患者（年龄 47～82 岁）的 45 只眼植入了 Lentis Mplus LS-313（平板式脚襻型号）。

18.3.1.2 Lentis Mplus LS-313

Lentis Mplus LS-313 是一种折射型旋转非对称多焦点人工晶状体，包含有一个非球面视远区以及一个后表面带有 3.00D 扇形视近区和平板式脚襻设计（图 18.1 和图 18.2）。

18.3.1.3 术前和术后检查

所有患者术前都经过全面的眼科检查，包括屈光状态的评估、远和近视力、裂隙灯检查、眼压检查和检眼镜检查。远视力用 Snellen 视力表检查，近视力用标准化 Radner 阅读视力表检查。除了这些临床检查，还进行了角膜地形图和生物学测量。术后检查方案与术前一致，还附加 OQAS 系统（Optical Quality Analysis System，Visiometrics SL）测量眼的光学性能，用 VOL-CT 软件计算眼内光学像差和眼内 Strehl 比，并测量了离焦曲线和对比敏感度。

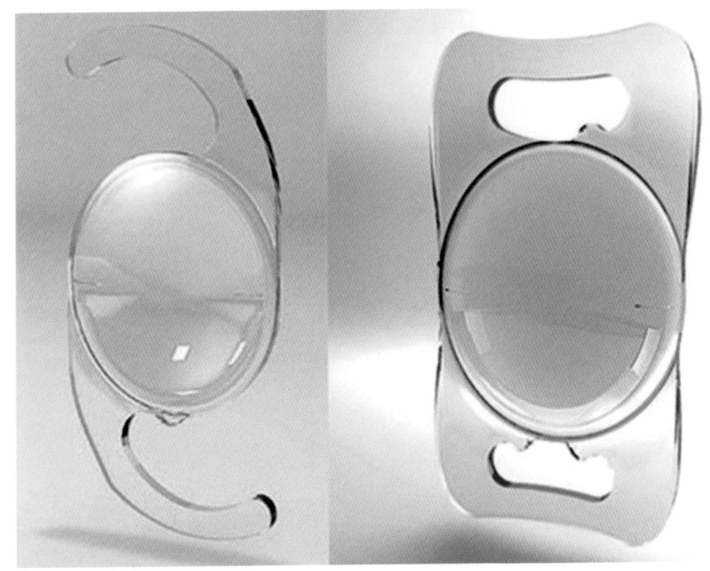

图 18.1 Lentis Mplus LS-312 多焦人工晶状体（左）和 Lentis Mplus LS-313 多焦人工晶状体（右）的大体观

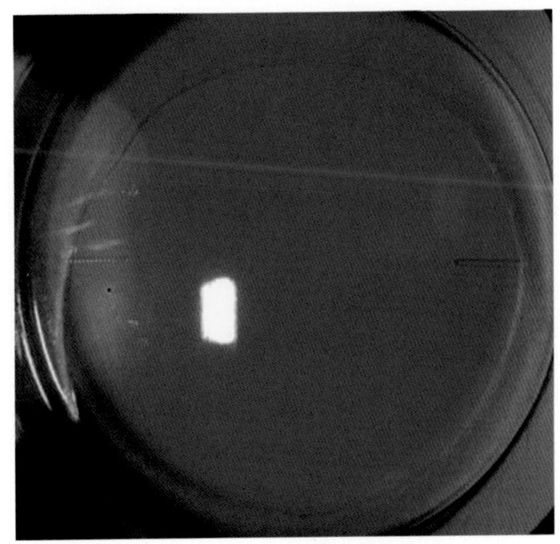

图 18.2 人眼中的 Lentis Mplus LS-313 多焦人工晶状体，水平标记提示视近扇形区的正确方向

18.3.2 结果

18.3.2.1 视力和屈光结果

表 18.1 显示了 Lentis Mplus LS-313 的术前和术后视力结果。术后的裸眼远视力（uncorrected distance visual acuity，UDVA）、矫正远视力（corrected distance visual acuity，CDVA）、裸眼近视力（uncorrected near visual acuity UNVA）和矫正近视力（corrected near visual acuity，CNVA）均显著提高（Wilcoxon test；$P<0.01$）。主觉验光可观察到显著性球镜和柱镜的减少（Wilcoxon test；$P\leq0.02$）。白内障手术植入 Lentis Mplus LS-313 后，患者可获得良好的远、近视力，这也证实了该种人工晶状体设计恢复患者视力的有效性。既往的研究[1~4]也证实了植入这些类型的人工晶状体后的视力结果。

18.3.2.2 对比敏感度结果

相关的对比敏感度如图 18.3 所示，在亮环境下和中等亮度环境下测量的所有空间频率上的对比敏感度都处于该年龄段样本的正常值范围内[5]。

18.3.2.3 离焦曲线

图 18.4 显示植入 Lentis Mplus LS-313 眼的平均离焦曲线。如离焦曲线所示，Lentis Mplus LS-313 有两个视力最高峰，一个位于 0D 离焦水平，对应于 CDVA，第二个位于 −2.5D 离焦水平，对应于远距离矫正后的近

表 18.1 **术前和术后 3 个月的远、近视力对比表。人工晶状体植入后，远近视力明显提高**

平均值（SD） 范围	术前	术后	*P* 值（统计试验）
LogMAR 远视力	0.69（0.53）	0.16（0.11）	<0.01
	0.02～2.00	0.00～0.52	Wilcoxon 试验
球镜度数（D）	+1.15（3.24）	+0.16（0.40）	0.02
	−8.50～6.00	−1.00～+1.25	Wilcoxon 试验
柱镜度数（D）	−0.86（0.67）	−0.39（0.49）	<0.01
	−3.00～0.00	−2.00～0.00	Wilcoxon 试验
LogMAR 远矫正视力	0.13（0.19）	0.03（0.06）	<0.01
	−0.08～0.82	−0.08～0.30	Wilcoxon 试验
LogRAD 近视力	0.78（0.38）	0.20（0.13）	<0.01
	0.10～1.40	0.00～0.52	Wilcoxon 试验
LogRAD 远矫正近视力	–	0.17（0.13）	–
		0.00～0.52	
LogRAD 近矫正视力	0.17（0.22）	0.07（0.08）	<0.01
	0.00～1.00	0.00～0.30	Wilcoxon 试验

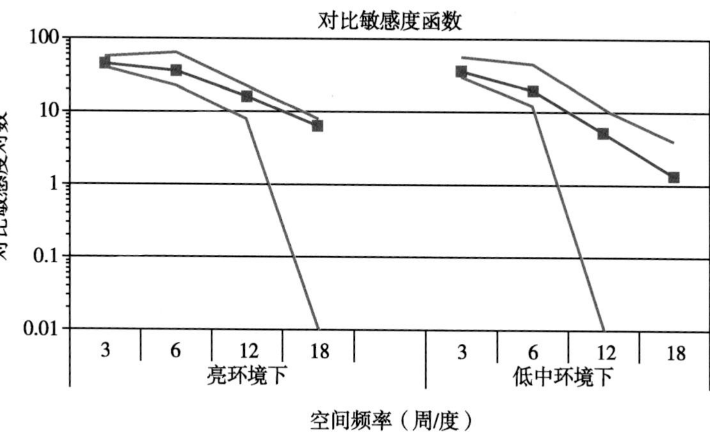

图 18.3 植入 Lentis Mplus LS-313 眼的平均对比敏感度。亮环境下为 85cd/m^2。中间环境下为 3cd/m^2。植入 Lentis Mplus LS-313 后的对比敏感度（绿线），相同年龄样本的对比敏感度正常值（灰线）

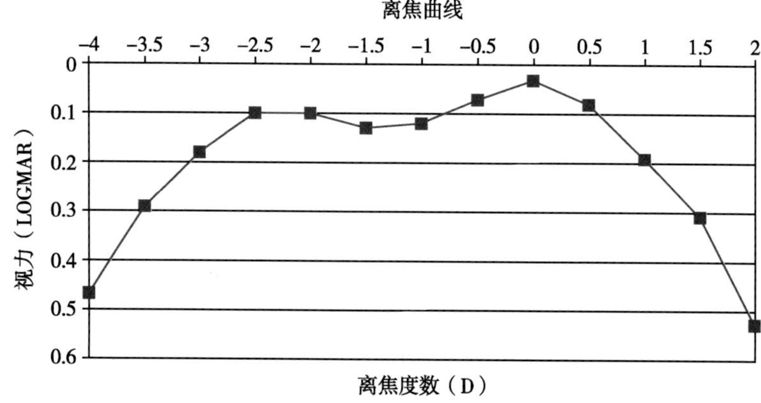

图 18.4 Lentis Mplus LS-313 的平均离焦曲线 CSF。该图形显示最佳的远、中和近视力

视力(distance corrected near visual acuity，DCNVA)。该多焦点人工晶状体的离焦曲线显示了最佳视力的范围介于 −3.0D 至 +1.0D 的离焦水平之间(0.2 LogMAR 或更好)，虽然是双焦点设计，却能提供优秀的中间距离视力。

18.3.2.4 光学质量结果

除了光学质量，OQAS 系统可以估计平均眼 Strehl 比为 0.09(标准差 0.03)，平均眼 MTF 截止空间频率为 13.62(标准差 6.38)。平均眼高阶像差均方根是 1.05(标准差 0.59)，以及眼内 Strehl 比平均值为 0.29(标准差 0.05)。

图 18.5 显示了术后平均眼内像差，图 18.6 显示了一例植入 Lentis Mplus LS-313 眼在 5.0mm 瞳孔时眼内光学质量分析图。既往研究分析了人工晶状体几何非对称性的影响[6]，在植入 C- 环脚襻设计的型号后，眼内光学分析显示眼内存在较高的初级彗差和彗差样的像差。如果我们认为多焦点人工晶状体提供的光学，屈光和视力结果是与人工晶状体的旋转稳定性相关，既往的 C- 环脚襻的人工晶状体设计研究[1,2]表明，该种人工晶状体在囊袋内的稳定性较差，并建议使用一种新的平板式脚襻以提高这些结果，这与其他作者发表的结果相一致[7~9]。但当分析眼内的倾斜像差时，并未发现这些组间的这些数值有显著性的差异，反而是所有的组别都有较大的这些像差。这些结果表明到底何种人工晶状体脚襻的设计能更有效地控制人工晶状体的倾斜目前尚不清楚。

18.3.3 区域旋转非对称折射型 +3D 近附加 Lentis Mplus-LS313 多焦点人工晶状体的结论

旋转非对称多焦点人工晶状体，Lentis Mplus LS-313 植入后使人工晶状体眼近、中和远距视力得以恢复，较 C- 环脚襻型号提供更好的屈光预测性以及眼内光学质量。C- 环脚襻型号由于设计和脚襻材料的关系在囊袋内不稳定，平板式脚襻型号可解决这个问题并提供了更好的囊袋内稳定性。该多焦点人工晶状体技术提供了更宽的焦距和良好的对比敏感度结果，与同年龄的人群相比，光学质量并无下降。

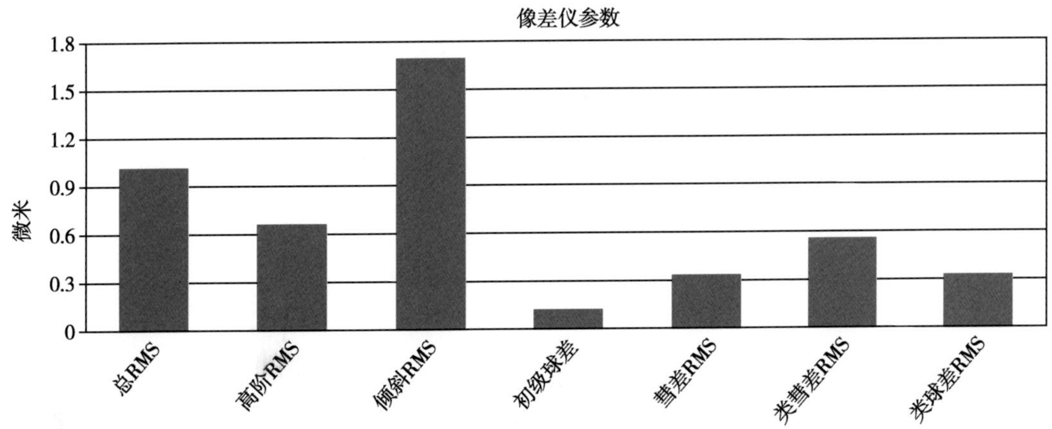

图 18.5 Lentis Mplus LS-313 的平均离焦曲线 CSF。该图显示了最佳远、中和近视力。RMS 均方根，HO 高阶，PSA 初级球差

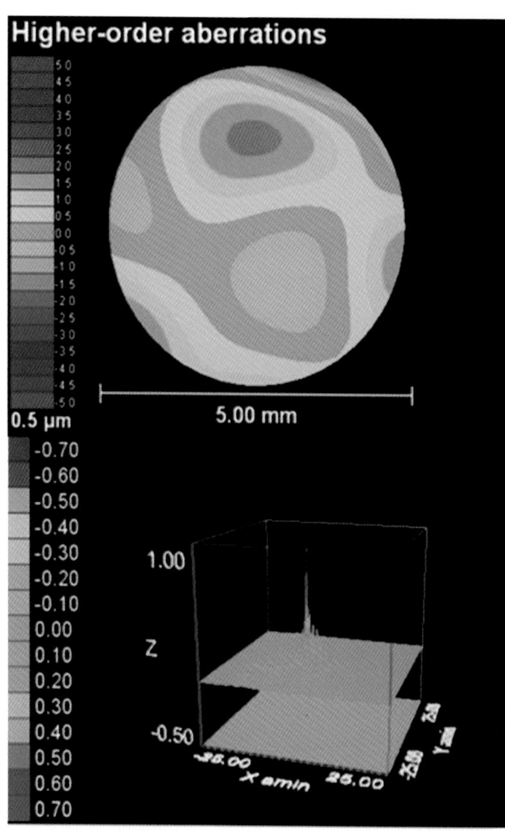

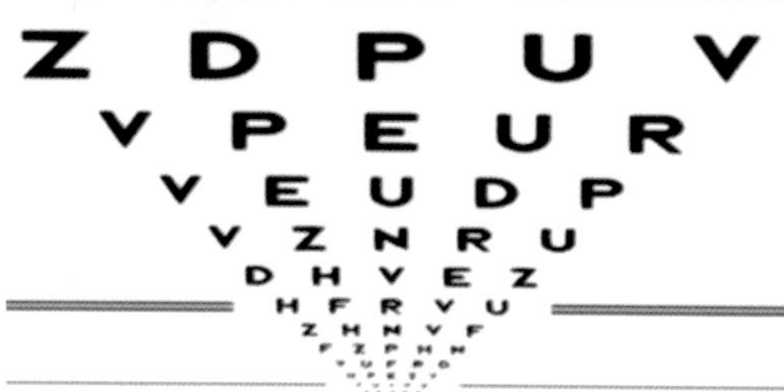

图 18.6 显示了植入 Lentis Mplus LS-313 眼在 5.0mm 瞳孔时眼内光学质量分析图。上排：眼内高阶波前像差。中排：3-D 点扩散函数。下排：仅有高阶像差时所见到的 Snellen 视力表的模拟图

18.3.4 区域旋转非对称折射型多焦点人工晶状体：The Lentis Comfort LS-313 MF 15 低近附加（+1.5D）

白内障术后患者的视力表现很大程度上取决于植入的人工晶状体种类。采用新型优化的人工晶状体模型目标不仅在于恢复的视远功能，而且还有中距离和近距离状态下的视功能 [10, 11]。最新一代的多焦点人工晶状体已被证明可以在无需使用矫正镜片的状态下为患者提供良好的远和近距离的功能性视力 [12]。

Lentis Comfort 人工晶状体近附加为 +1.5D，已被纳入临床实践以改善白内障患者术后的中距视力，同时光学不良反应发生率更低。这个类型的设计可以提供一个理想的近和中距视力结果，以及出色的远视力，同时光学不良反应发生率更低。

18.3.5 方法

18.3.5.1 患者

18 例患者（年龄在 64～81 岁）的 31 只眼行白内障手术并植入旋转非对称性多焦点人工晶状体 Lentis Comfort。

18.3.5.2 Lentis Comfort

Lentis Comfort 是一款折射型旋转非对称多焦点人工晶状体，包含一个非球面的视远区及 +1.50D 的后部扇形视近区，脚襻为平板式设计。

18.3.5.3 术前和术后检查

患者术前进行一套完整的眼科检查，包括屈光状态评估、远和近视力、裂隙灯检查、眼压和眼底检查。远视力检查使用 Snellen 视力表（4m），近视力使用 Radner 阅

读视力表（40cm）。除以上临床检查外，还需进行一些特殊检查，如角膜地形图检查和生物学测量。患者术后随访时间为术后1天、1个月和3个月。1个月和3个月时的检查项目与术前一致，并增加两项检查：眼像差测量和OQAS系统（光学质量分析系统，Visiometrics SL）评估眼部光学性能。另外，术后3个月时测量离焦曲线和对比敏感度。

18.3.6 结果

18.3.6.1 视力和屈光结果

表18.2显示了术后1、3、6个月时的视力和屈光结果。可以看到，患者术后的裸眼远视力（uncorrected distance visual acuity，UDVA）、矫正远视力（corrected distance visual acuity，CDVA）和矫正近视力（corrected near visual acuity，CNVA）均较术前得到显著提高（Wilcoxon检验；$P \leq 0.01$）。但裸眼近视力（uncorrected near visual acuity，UDVA）与术前比较无显著差异（Wilcoxon检验；$P = 0.07$）。

图18.7总结了术后随访中裸眼远、近、中距（uncorrected intermediatevisual acuity，UIVA）视力达到0.3 LogMAR及更佳的术眼的百分比。正如预期，植入该人工晶状体后患者的远视力得到显著提高。因此，这款人工晶状体可以恢复患者的视远功能。但结果也显示，这款人工晶状体提高术后裸眼近视力的作用有限。

主觉验光结果显示，在整个随访过程中，球镜和柱镜度数无显著变化（Wilcoxon

表18.2 **患者植入Lentis Comfort术前、术后的情况比较**

均数（标准差） 极差	术前	1个月	3个月	6个月	P值 （统计分析）
LogMAR	0.61（0.28）	0.22（0.23）	0.27（0.26）	0.20（0.14）	<0.01
UDVA	0.15 to 1.30	0.00 to 0.82	0.00 to 1.00	0.01 to 0.40	Wilcoxon检验
球镜（D）	+0.85（2.00）	+0.06（0.39）	−0.17（1.12）	−0.13（0.61）	0.83
	（−2.75 to +3.75）	（−0.50 to +1.00）	（−3.50 to +1.00）	（−1.50 to +0.50）	Wilcoxon检验
柱镜（D）	−1.11（0.80）	−0.91（0.93）	−0.96（0.57）	−0.77（0.59）	0.06
	−3.00 to 0.00	−3.00 to 0.00	−2.50 to 0.00	−1.50 to 0.00	Wilcoxon检验
LogMAR	0.27（0.24）	0.09（0.12）	0.11（0.17）	0.06（0.08）	<0.01
CDVA	0.00 to 0.70	0.00 to 0.40	0.00 to 0.70	0.00 to 0.22	Wilcoxon检验
LogRAD	0.76（0.27）	0.41（0.14）	0.43（0.20）	0.45（0.19）	0.07
UNVA	0.30 to 1.40	0.22 to 0.70	0.00 to 0.70	0.10 to 0.62	Wilcoxon检验
LogRAD	–	0.35（0.12）	0.40（0.16）	0.47（0.13）	–
DCNVA		0.19 to 0.52	0.19 to 0.70	0.22 to 0.62	
LogRAD	0.36（0.26）	0.13（0.11）	0.11（0.07）	0.11（0.08）	<0.01
CNVA	0.00 to 1.00	0.00 to 0.40	0.00 to 0.22	0.00 to 0.22	Wilcoxon检验
LogMAR	–	0.19（0.11）	0.14（0.07）	0.19（0.11）	–
UIVA（80 cm）		0.10 to 0.40	0.00 to 0.22	0.00 to 0.40	
近附加（D）	2.88（0.17）	+1.61（0.60）	+1.61（0.34）	+1.67（0.22）	<0.01
	+2.50 to +3.00	0.00 to +3.25	+1.00 to +2.50	+1.50 to +2.50	Wilcoxon检验

表中罗列了不同参数的组间比较的*P*值。术后远视力改善，近附加明显减少

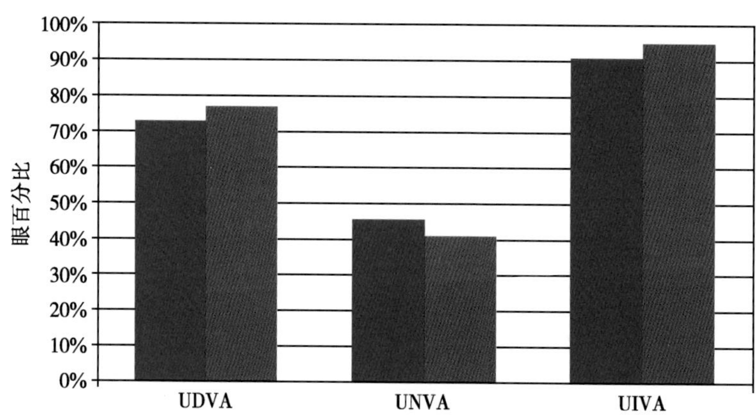

图 18.7 Lentis Comfort 术后随访中裸眼远视力、裸眼近视力、裸眼中距离视力在 0.3 LogMAR 或更佳的术眼百分比；术后 1 个月（蓝色条块），术后 6 个月（橘色条块）。术眼中 70% 的裸眼远视力在 0.3 LogMAR 或更佳，90% 的中间距离视力在 0.3 LogMAR 或以上。UDVA 裸眼远视力，UNVA 裸眼近视力，UIVA 裸眼中间距视力

检验；$P \geqslant 0.07$）（表 18.2）。术后 1 个月时，有 14 眼（63.64%）的等效球镜度在 ±0.50D 内，6 个月时为 11 眼（50.0%）。图 18.8 总结了术后近附加数据的分布，显示术后近附加显著降低（Wilcoxon 检验；$P \leqslant 0.01$）。这款近附加为 +1.5D 的人工晶状体改善近视力有限，但提供了较好的中距离视力。这个发现与该人工晶状体本身设计相一致，也延续了之前系列观察到的趋势，同时也与其他不同近附加的多焦点人工晶状体比较[13]。

18.3.6.2 对比敏感度

图 18.9 的对比敏感度结果显示，术后术眼在亮环境和中低照明环境下所有空间频率的对比敏感度与同年龄段对照样本比较，均在正常范围内。既往一项研究显示，Lentis Comfort 和 Lentis Mplus LS-312 MF30 比较，对比敏感度无明显差异。

18.3.6.3 离焦曲线

图 18.10 为平均离焦曲线。如结果所示，

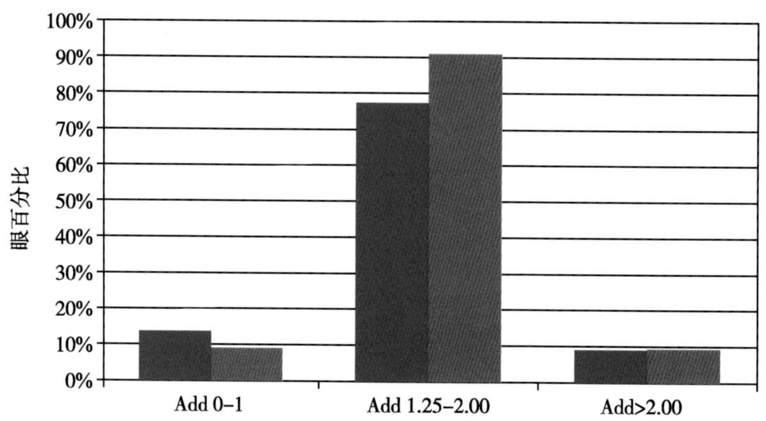

图 18.8 植入 Lentis Comfort 眼近附加数据分布图。术后 6 个月，90% 眼的近附加在 1.5～2.0D。蓝色条块：术后 1 个月，橘色条块：术后 6 个月

这款 IOL 在离焦 0～−1.5D 区间范围内获得最佳的中距视力，视力均优于 0.2 LogMAR。既往的研究将这款 IOL 的离焦曲线与 Lentis Mplus LS-312 MF30[14] 和 Crystalens HD 调节型人工晶状体 [15] 比较，显示 Lentis Comfort 能提供更好的中距视力。

18.3.6.4 光学质量

除了光学质量，由 OQAS 系统评估的平均眼 Strehl 比为 0.10（标准差 0.04），平均 MTF 截止空间频率为 13.44（标准差 5.41）。另外，平均眼高阶像差 RMS 为 0.77（标准差 0.08），平均眼内 Strehl 比值为 0.24（标准差 0.03）。图 18.11 显示了术后平均眼内像差结果，图 18.12 的图表分析了一例植入 Lentis Comfort 眼在瞳孔 5.0mm 时的眼内光学质量。正如预期，笔者证明了低近附加 IOL 提供的近视力相对较差，但不知是否对提高视觉质量有潜在的益处。既往有研究比较了低近附加和高近附加型号的 Lentis Mplus，两者的光学参数均无显著差异。对术后眼内光学像差的分析显示存在大量的眼内倾斜。这个结论在之前对 +3.00D 近附加的折射型旋转非对称性多焦点人工晶状体的研究中也被报道过 [1]。

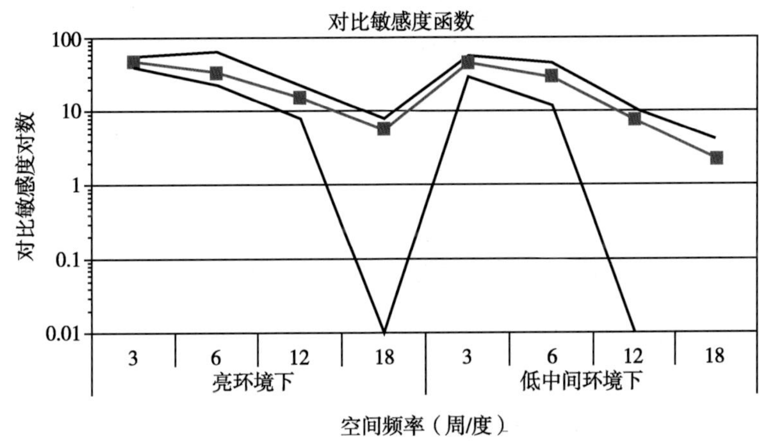

图 18.9 Lentis Comfort 植入眼平均亮环境和低中间环境对比敏感度。除了在低中间环境下的 18 周 / 度空间频率，其他亮环境和低中间环境的各个空间频率的对比敏感度均在正常范围内。橙线：Lentis Comfort 的对比敏感度。灰线：同年龄段样本的正常对比敏感度

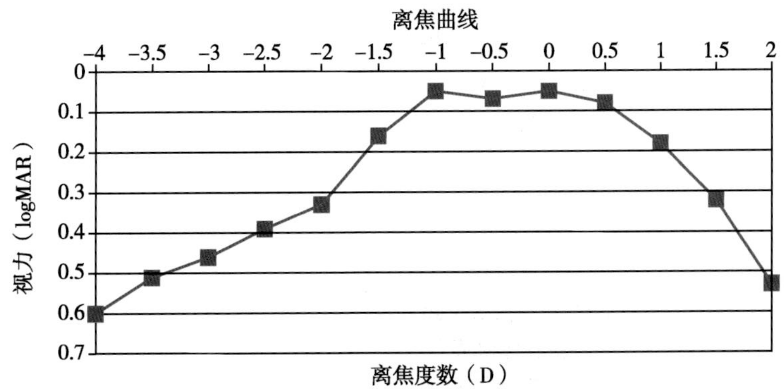

图 18.10 Lentis Comfort 的平均离焦曲线。在 −1.5D～+1.0D 离焦范围内的视力优于 0.3 LogMAR

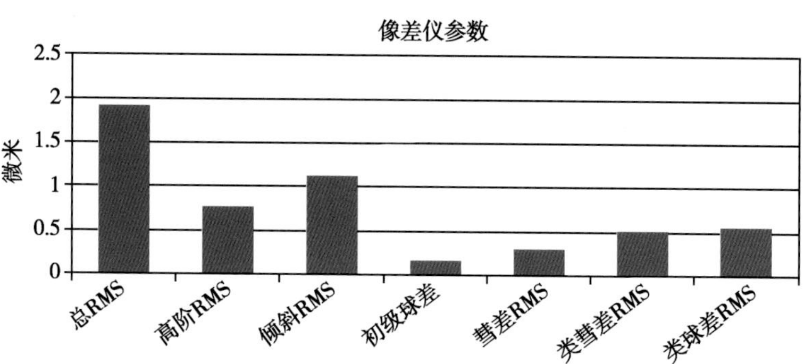

图 18.11 由 VOL-CT 软件计算的 Lentis Comfort 植入眼术后平均眼内像差。可见这款人工晶状体的倾斜 RMS 值较高。HO，high order 高阶；PSA，Primary sphericalaberration，初级球差；RMS，root mean square，均方根

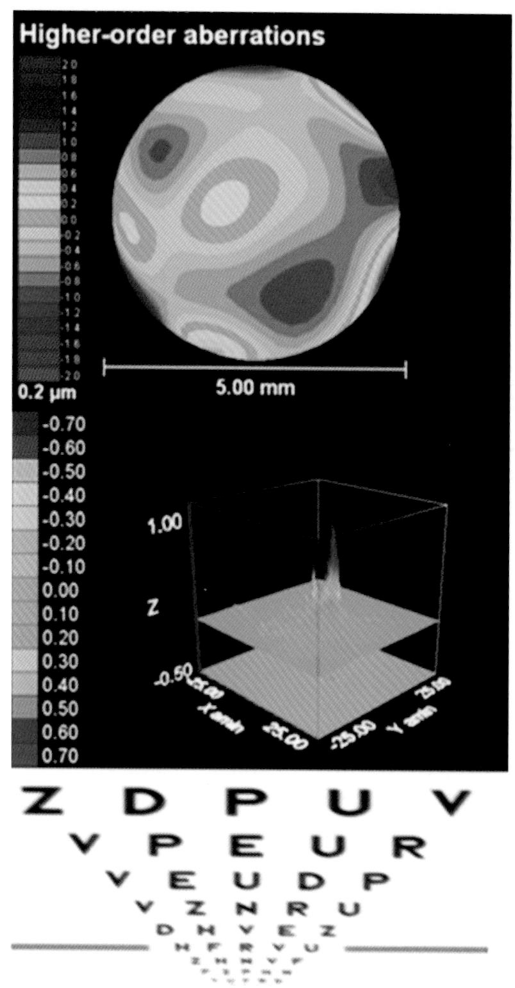

图 18.12 显示了植入 Lentis Comfort 眼在 5.0mm 瞳孔时眼内光学质量分析图。上排：眼内高阶波前像差。中排：3-D 点扩散函数。下排：仅有高阶像差时所见到的 Snellen 视力表的模拟图

结论

这款旋转非对称性多焦点人工晶状体为人工晶状体眼保留了良好的远视力。这款人工晶状体是双焦点人工晶状体；Lentis Mplus LS-313 能提供更好的近视力和理想的中间视力，且比 C- 环脚襻的人工晶状体更加稳定。同样，Lentis Comfort 相较于 Lentis Mplus LS-313 能提供更好的中距视力。这类多焦点人工晶状体允许医师根据患者的视觉需求来选择人工晶状体型号。

Lentis Comfort 的低近附加概念可以为白内障术后患者成功恢复良好的视远功能，同时能提高近视力。另外，这种低近附加的旋转非对称多焦点人工晶状体虽然近视力的完全恢复上有所限制，但能提供更广范围的聚焦，尤其是在中距上。Lentis Comfort 人工晶状体或许能为对中距视力有高要求的患者提供一个好的选择。

（李 瑾 译）

参考文献

1. Alió JL, Piñero DP, Plaza-Puche AB, Chan MJ. Visual outcomes and optical performance of a monofocal intraocular lens and a new-generation multifocal intraocular lens. J Cataract Refract Surg. 2011;37:241–50.
2. Alió JL, Plaza-Puche AB, Piñero DP. Rotationally asymmetric multifocal IOL implantation with and without capsular tension ring: refractive and visual outcomes and intraocular optical performance. J Refract Surg. 2012;28:253–8.
3. Alió JL, Plaza-Puche AB, Javaloy J, Ayala MJ, Vega-Estrada A. Clinical and optical intraocular performance of rotationally asymmetric multifocal IOL plate-haptic design versus C-loop haptic design. J Refract Surg. 2013;29:252–9.
4. Venter JA, Pelouskova M, Collins BM, Schallhorn SC, Hannan SJ. Visual outcomes and patient satisfaction in 9366 eyes using a refractive segmented multifocal intraocular lens. J Cataract Refract Surg. 2013; 39:1477–84.
5. Hohberger B, Laemmer R, Adler W, Juenemann AG, Horn FK. Measuring contrast sensitivity in normal subjects with OPTEC® 6500: influence of age and glare. Graefes Arch Clin Exp Ophthalmol. 2007; 245:1805–14.
6. Charman WN, Atchinson DA. Decentred optical axes and aberrations along principal visual field meridians. Vision Res. 2009;49:1869–76.
7. Grabow HB. Toric intraocular lens report. Ann Ophthalmol Glaucoma. 1997;29:161–3.
8. Patel CK, Ormonde S, Rosen PH, Bron AJ. Postoperative intraocular lens rotation; a randomized comparison of plate and loop haptic implants. Ophthalmology. 1999;106:2190–5.
9. Prinz A, Neumayer T, Buehl W, Vock L, Menapace R, Findl O, Georgopoulos M. Rotational stability and posterior capsule opacification of a plate-haptic and an open-loop-haptic intraocular lens. J Cataract Refract Surg. 2011;37:251–7.
10. Bellucci R. Multifocal intraocular lenses. Curr Opin Ophthalmol. 2005;16:33–7.
11. Dick HB. Accommodative intraocular lenses: current status. Curr Opin Ophthalmol. 2005;16:8–26.
12. Alio JL, Tavolato M, De La Hoz F, Claramonte P, Rodríguez-Prats JL, Galal A. Near vision restoration with refractive lens exchange and pseudoaccommodating and multifocal refractive and diffractive intraocular lenses. Comparative clinical study. J Cataract Refract Surg. 2004;30:2494–503.
13. De Vries NE, Webers CA, Montés-Micó R, Ferrer-Blasco T, Nuijts RM. Visual outcomes after cataract surgery with implantation of a +3.00 D or +4.00 D aspheric diffractive multifocal intraocular lens: comparative study. J Cataract Refract Surg. 2010;36: 1316–22.
14. Alió JL, Plaza-Puche AB, Piñero DP, Javaloy J, Ayala MJ. Comparative analysis of the clinical outcomes with 2 multifocal intraocular lens models with rotational asymmetry. J Cataract Refract Surg. 2011;37: 1605–14.
15. Alió JL, Plaza-Puche AB, Montalban R, Javaloy J. Visual outcomes with a single-optic accommodating intraocular lens and a low-addition-power rotational asymmetric multifocal intraocular lens. J Cataract Refract Surg. 2012;38:978–85.

19 Rayner 多焦点人工晶状体家族：来自人工晶状体最早厂商的最先进技术

Bita Manzouri, Charles Claoué

19.1 介绍

Rayner 公司是拥有眼科领域先进技术的主要公司之一，由 Harold Ridley 先生创办。Harold Ridley 先生于 1949 年 11 月 29 日成功地完成世界首例人工晶状体（intraocular lens，IOL）植入。Harold 先生当时是一名部队的手术医师，发现皇家空军飞行员眼外伤后，有异物在眼内长期留存，但未发生明显的异物反应，该异物来自飞机驾驶舱挡风玻璃，主要成分是聚甲基丙烯酸甲酯，并由此推论这种透明材料是惰性的，可用于植入眼内。于是 Harold 联系了伦敦 Rayner 公司的光学研究人员 John Pike，为设计和制造 IOL 提供重要的光学技术支持[1]。制造的 Perspex C.Q.（clinical quality）IOL 在伦敦圣托马斯医院被首次手术植入，标志着人工晶状体植入术的开始。

19.2 Rayner：首家 IOL 制造商

创办于 1910 年，Rayner 人工晶状体有限公司（霍夫，东萨塞克斯郡，英国）是英国唯一的 IOL 制造商，致力于研发白内障手术相关的可注射植入的亲水性丙烯酸材料的 IOL 和相关器械。

Rayner 多焦点 IOL 分为囊袋内植入和睫状沟固定型，光学面有两种近附加度数。折射光学面可以使透过 IOL 的全部光线成像于视网膜（不像经典的衍射双焦点 IOL 的高阶像会损失约 22% 的光能，而不能成像）[2]。植入多焦点 IOL 后会降低对比敏感度[3]，为了克服这一缺点，需要一种不会损失透过光的设计。再则，目前公布的数据显示，植入衍射型多焦点 IOL 眼的对比敏感度与单焦点 IOLs 相同[4]，提示良好设计的衍射型多焦点 IOL，对比敏感度的丧失低于大部分患者的感知阈值。Rayner 的 M-*flex* IOL，为囊袋内植入型号，为了尽可能地减少光晕现象，最初型号的近附加度数为 +3.0（IOL 平面，相当于眼镜平面的 +2.25）。但之后又采用了 +4.0D 近附加（相当于眼镜平面 +3.0D），也未明显增加原本发生率非常低的光晕现象。其中低折射率的 IOL 材料“Rayacryl”（折射率 1.46），可以减少多焦点 IOL 植入后的光晕现象。

19.3 M-*flex* 与 M-*flex* T

囊袋内植入型 M-*flex* 和 M-*flex* T 的 IOL 采用了封闭环形的脚襻。这种设计被称为“抗拱起脚襻”（anti-vaulting haptics，AVH），有较好的居中性。这种脚襻平面与光学区平面夹角为零度，如果是用在单焦点 IOL，就没有“正面”或“反面”之分。但对于环曲面（toric）或多焦点 IOL，就必须以反 S 形植入，以保证环曲面或多焦点 IOL 表面的焦度（vergence power）（图 19.1）。此外，Rayner 囊袋内植入型 IOL 的光学面边缘为方边设计，也是首次方边设计一片式 IOL，其他 IOL 厂商并没有采用这种方边设计。该设计为视轴区的后囊膜混浊（posterior capsular opacification，PCO）的发生埋下了隐患（图 19.1）。

M-*flex* 和 M-*flex* T 的同心圆结构为类似于双光镜的 4 或 5 个环形区域（取决于 IOL 自身的屈光度数），IOL 平面提供了 +3.0 或 +4.0D 的近附加度数（眼镜平面分别为 +2.25 或 +3.0D）。这两个近附加度数可以尽可能地减少光晕和眩光现象的发生[5]。此外，常规的多焦点 IOL 需要患者角膜散光低于 1.5D，结合多焦点和环曲面两种光学特性的 M-*flex* T 型 IOL 能进一步减少角膜散光较大患者术后的戴镜可能。Rayner M-*flex* T 多焦点环曲面 IOL 光学面上有小的陡轴标记，是第一枚商品化的可折叠型环曲面 IOL。这些 IOL 可以用于白内障手术或屈光性晶状体置换术（refractive lens exchange，又被称为老视性晶状体置换术，presbyopic lens exchange 或 PRELEX）。两种手术后，屈光不正和老视均得到矫正。由于老视是普遍存在的屈光不正，应用多焦点 IOL 可以解决这个问题。

M-*flex* IOL 有两种不同光学区直径和全长的型号见表 19.1，以适合不同大小的眼球，两种型号 M-*flex* IOL 的屈光度数范围见表 19.2。M-*flex* T IOL 也有两种型号，型号参数与屈光度数范围详见表 19.3 和表 19.4。

表 19.1 **Rayner M-*flex* 人工晶状体的物理参数**

	型号	
	M-*flex*（630F）	M-*flex*（580F）
光学面直径	6.25mm	5.75mm
全长	12.50mm	12.00mm
预计 SRK/T 公式 A 常数	118.6	118.6
理论前房深度	4.97mm	4.97mm

表 19.2 **Rayner M-*flex* 人工晶状体度数范围**

	度数	
	M-*flex*（630F）	M-*flex*（580F）
+3.0D 近附加远用度数	+14D 至 +25D，以 0.5D 递增	
+4.0D 近附加远用度数	+14D 至 +25D，以 0.5D 递增	+25.5D 至 +30D，以 0.5D 递增

表 19.3 **Rayner M-*flex* T 人工晶状体的物理参数**

	型号	
	M-*flex* T（638F）屈光度数 ≤25.0D	M-*flex* T（588F）屈光度数 >25.0D
光学面直径	6.25mm	5.75mm
全长	12.50mm	12.00mm
预计 SRK/T A 常数	118.6	118.6
理论前房深度	4.97mm	4.97mm

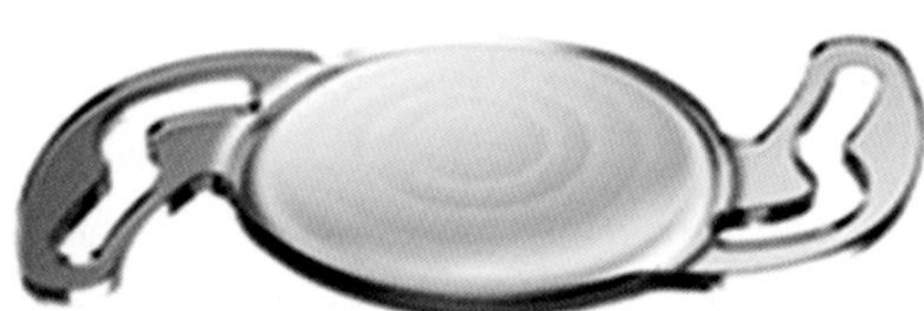
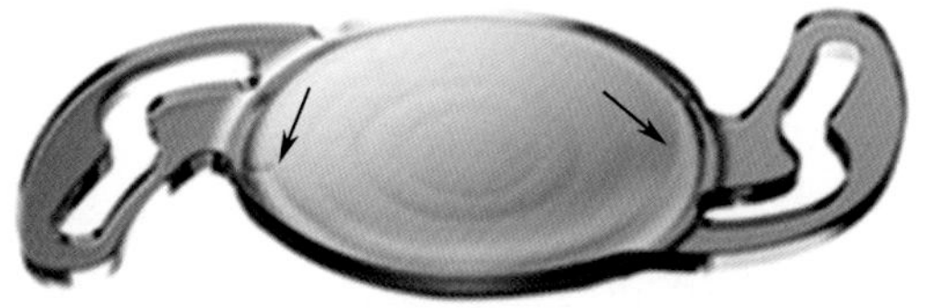

图 19.1 M-*flex*（左）和 M-*flex* T（右）多焦点人工晶状体，闭环式的脚襻，整个人工晶状体呈反 S 型。M-*flex* T 的光学面近边缘处可见小的线性凹槽（右图箭号），用于散光轴对准指定轴向（该图的使用已获得 Rayner 人工晶状体有限公司同意）

表 19.4 **Rayner M-*flex* T 人工晶状体度数范围**

	度数	
	M-*flex* T（588F 和 638F）常用度数范围	M-*flex* T（588F 和 638F）额外度数范围
等效球镜	+14.0～+32.0D，以 0.5D 递增	+14.0～+32.0D，以 0.5D 递增
近附加	+2.0D、+3.0D、+4.0D	+1.0D～+6.0D，以 0.5D 递增
柱镜	+3.0D 或 +4.0D	+3.0D 或 +4.0D

19.4 临床证据

首例 M-*flex* 多焦点人工晶状体于 2005 年 8 月 31 日在伦敦皇后医院由 Charles Claoué 注射式植入。此后，多项研究报道了，植入该 IOL 后，患者视力提高。双眼植入的患者基本不再需要戴眼镜。

在一项前瞻性研究中，Cezón 等评估了白内障患者植入 Rayner M-*flex* 630F +3 IOL 后 12 个月随访期间视力情况[5]。他们记录了单眼和双眼裸眼、矫正状态下的远、中和近视力；明、昏暗环境下的远对比敏感度；主观闪光幻视（dysphotopic）现象（植入多焦点 IOL 后出现非预期的视觉现象，产生原因是 1D 所成清晰像与其他低度数球镜所成的焦点外像相互重叠）和主观眼镜依赖（subjective spectacle dependence）。

这项研究一共纳入了 22 例患者的 32 只眼。在术后 12 个月时，单眼平均矫正远视力为 0.03±0.05 LogMAR，平均矫正近视力为 0.04±0.05 LogMAR。6 个月时，双眼裸眼和矫正近视力分别为 0.25±0.08 LogMAR 和 0.03±0.02 LogMAR，且之后无变化。术后 12 个月随访时，无一患者出现闪光幻视现象。双眼植入 IOL 患者在 6 个月随访时，90% 的患者视远无须戴镜，70% 的患者视近无须戴镜[5]。研究者们认为，M-*flex* 630F C3 折射型多焦点 IOL 可以有效地取代单焦点 IOL，并能提供极佳的远、中视力和足够的功能性近视力，并且能提供好的对比敏感度和产生较低的视觉干扰。

另一项 Aslam 等的研究中[6]，19 例患者的 20 眼顺利完成了白内障超声乳化手术并植入 M-flex 630F IOL。平均裸眼远视力由术前的 0.48 LogMAR 提高到 0.18 LogMAR，平均矫正远视力由术前的 0.30 LogMAR 提高到 0.00 LogMAR。此外，有 13 眼（65%）术后裸眼近视力达到了 J6 或更佳（中位数 J4，范围 J1～J8），矫正后达到了 16 眼（80%），其中 3 眼术后裸眼近视力为 J1-2，通过佩戴 +1.0D 近附加球镜，近视力提高到了 J1。此外，随访期间患者均无闪光幻视症状，包括眩光和光晕。

这些研究证明，M-*flex* IOL 是一款非常“有效”的 IOL，其不仅可以有效地矫正白内障患者或非白内障者的老视，而且较少发生光晕或眩光等视觉干扰现象。

19.5 Sulco*flex* Multifocal 与 Sulco*flex* Multifocal Toric

Rayner 的睫状沟植入型的 IOL 有 Sulcoflex 多焦点型 IOL 和 Sulcoflex 多焦点环曲面型 IOL（后者可定制生产），由奥地利维也纳的 Michael Amon 教授设计。Sulcoflex IOL 有 14mm 长波浪形的脚襻（图 19.2），脚襻柔软不会伤及脆弱的脉络膜组织，且波浪形提供了稳定性，减少旋转。值得强调的是，去除 Sulcoflex 多焦点环曲面 IOL 后的黏弹剂非常重要，虽然黏弹剂最终会被吸收，但黏弹剂残留期间会引起 IOL 的旋转，尤其是环曲面 IOL 轴向的改变。Sulcoflex 的脚襻与光学面有个小的前倾角（光学面略偏后）以减少发生瞳孔阻滞的风险。光学面呈前凸后凹形，没有直角的边缘（睫状沟植入型 IOL 无需预防 PCO 的形成），而是圆形的边缘来减少闪光幻视，并能减少虹膜摩擦形成色素播散。同时意外地发现，这种 IOL 可以用于抵消闪光幻视的发生。这种光学面后凹的设计，可以避免两枚双面均凸的 IOL 植入后发生的 IOL 间光学面的接触，从而减少 IOL 的变形和远视离焦造成的成像质量下降。Sulcoflex 的光学面与 M-flex 和 M-flex T 的一样，近附加度数也一样，但设计初衷是一种追加的 IOL，被用于矫正人工状晶状体眼残余的屈光不正，因此球镜度数更低。Sulcoflex 多焦点（653F）IOL 的球镜度数范围为 −3.0～+3.0D，0.5D 递进，近附加为 +3.5D（眼镜平面为 +3.0D）（图 19.2）。

Sulco*flex* IOL 主要被用在以下三种情况：

1. 初次植入两枚 IOL——一枚植入囊袋内，另一枚植入睫状沟，可用于治疗极度的屈光不正。PRELEX 可以是在囊袋内植入一枚单焦点 IOL 以达到正视，再于睫状沟植入一枚无度数的多焦点人工晶状体以矫正老视。这样的植入方式较单纯植入一枚多焦点的 IOL 有两个优点：首先，极度的屈光不正（眼球生物参数测量的准确性较差）术后出现屈光偏差，可以通过单纯置换多焦点 Sulcoflex IOL 来解决；再者，对于担心发生“光晕”现象却仍希望矫正老视的患者，在植入两枚 IOL 后，如果过了神经适应期后（至少 3 个月）仍无法耐受，可以取出 Sulcoflex IOL，之后术眼仍能够使用保留的单焦点 IOL。这是我们所知道唯一有效且可逆的老视矫正术。
2. 二次手术时植入第二枚 IOL——最常见的 Sulco*flex* IOL 用法。通过植入多焦点 IOL 后，术眼人工晶状体的光学系统由单焦点“转变”为多焦点。同时选择合适的 IOL 度数可以同时矫正任何残余的球镜和明显的散光。
3. 先天性白内障手术中植入传统的人工晶状体和 Sulco*flex* 多焦点人工晶状体——婴幼儿在 1 岁以上，行白内障手术时就可以在囊袋内植入 IOL，且预留的屈光度数为正视。尽管如此，随着儿童的成长，眼球也随之生长，逐渐出现近视。在这种情况下，双 IOL 植入可以避免近视的偏移。Michael Amon 教授按照严格的流程，为 4 例先天性白内障患儿植入了 Sulco*flex* IOL[7]。他认为患儿年龄必须是 1～5 岁，并必须行周边虹膜切除术。随访期间需行弱视的治疗，以保证眼球顺利的生长。最后，因为先天性白内障会导致严重的弱视，所以这类患者应该尽可能早手术。先天性白内障患者植入双 IOL 时，第一枚植入囊带内的 IOL 的度数选择应以预期眼球完全生长后正视为目标，而睫状沟植入 Sulco*flex* 使患儿在术后即可获得正视。这样患儿可以在术后与眼球生长过程中获得良好的屈光状态。随着眼球生长和近视的出现，可

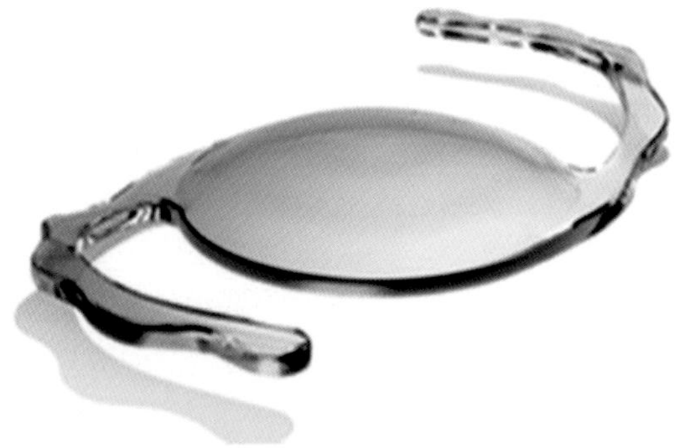

图 19.2　Sulco*flex* 人工晶状体，可见波浪形的脚襻，并略向前倾，使光学面靠后，以减少瞳孔阻滞的发生（该图的使用已获得 Rayner 人工晶状体有限公司同意）

以将睫状沟的 Sulco*flex* IOL 替换成其他的 IOL。虽然双 IOL 植入技术非常新，可以解决儿童眼球生长带来的近视偏移，但这种植入仍是标签外（off-label）的用法。

19.6　Sulco*flex* 效果和注意事项

Khan 和 Muhtaseb 随访了 5 例人工晶状体眼患者再植入 Sulco*flex* piggyback IOL 术后情况，植入原因有白内障术后残余散光、屈光不正或老视[8]。其中 4 眼植入了 Sulco*flex* 多焦点 IOL，1 眼植入了 Sulco*flex* 环曲面 IOL。所有患者术后裸眼远视力达到了 0.1 LogMAR 或更佳，其中植入 Sulco*flex* 多焦点 IOL 患者的裸眼近视力达到了 N6（J4）或更佳[8]。研究者们认为，白内障术后的患者植入 Sulco*flex* IOL 是安全、有效的，运用多焦点 IOL 还可以获得良好的远、近视力。

尽管双 IOL（piggyback IOL）植入能达到良好的效果，但其中一个已知并发症是 IOL 间的混浊。但这一并发症仅见于两枚 IOL 均植入囊袋内且撕囊口偏小的病例[9]；通过改进 IOL 的设计与材质，并在囊袋内与睫状沟分别植入，可以减少这一并发症的发生。

最后，值得注意的是，环曲面 IOL 植入后轴向的校调对散光的矫正非常重要。人体由直立体位转变为仰卧位时，眼球总是会发生一定的旋转，因此在术前一定要在直立体位做眼部的标记，以减少体位改变对散光轴向的影响，尤其是在全身麻醉的情况下。环曲面 IOL 的定位包括虹膜纹理定位（iris fingerprinting）、角膜缘标记（limbal registration）和术中的波前像差仪引导。也有很多的手术医师使用针头在裂隙灯下给角膜做标记。在手术中，建议先将 IOL 的轴向置于指定轴向逆时针旋转 10°～15° 的位置，这样当吸除黏弹剂时，IOL 即使出现少量旋转，也不会转过指定轴向，之后仅需小角度地旋转 IOL（顺时针）即可到达指定的轴向上。否则，若从一开始就将 IOL 轴向置于指定轴向上，吸除黏弹剂时，IOL 轴向容易发生旋转并转过（顺时针）指定轴向，则需要较大角度地旋转将 IOL 调回指定轴向。

本文作者有多年的 Sulcoflex IOL 植入经验，认为在使用上非常简单。概括地说，注射器的使用同所有 Rayner IOL 一样，学习曲线短。Rayner 公司同时提供了在线预订系统，可以简单地获得指定的 IOL，同时有术中 IOL 轴向的图示便于校调。对于环曲面 IOL，需要仔细吸净黏弹剂后，再将 IOL 轴向旋转至指定位置，以避免术后发生旋转。按照这种方法，Sulcoflex IOL 未发生任何旋转。对于在单焦点 IOL 眼中再植入多焦点 IOL 的方法，是一项先进的技术。在此之前，双 IOL 植入都只能是单焦点 IOL，而且不适合双 IOL 植入的设计可能损伤晶状体悬韧带，甚至造成术后无晶状体。相比而言，植入追加式多焦点 IOL 更有吸引力，同时对这类手术的需求会逐渐增大，尤其当患者了解到有这种植入可能时，需求会进一步扩大。

19.7　总结

Rayner 多焦点 IOL 的材料为亲水性的丙烯酸，所有囊袋内和睫状沟植入型号均采用同一种注射器。采用折射型而非衍射型技术，是基于物理光学分析的结果，植入后，患者的满意度极高，非预期的视觉干扰的发生率非常低。

（周开晶　译）

参考文献

1. Apple DJ, Sims J. Harold Ridley and the invention of the intraocular lens. Surv Ophthalmol. 1996;40: 279–92.
2. Roach L, Shaw J. Eyes on Europe: new options in multifocal IOLs. EyeNet Mag. 2012;48–55.
3. Ravalico G, Baccara F, Rinaldi G. Contrast sensitivity in multifocal intraocular lenses. J Cataract Refract Surg. 1993;19:22–5.
4. Montes-Mico R, Alio JL. Distance and near contrast sensitivity function after multifocal intraocular lens implantation. J Cataract Refract Surg. 2003;29: 703–11.
5. Cezon PJ, Bautista MJ. Visual outcomes after implantation of a refractive multifocal intraocular lens with a +3.00 D addition. J Cataract Refract Surg. 2010;36: 1508–16.
6. Aslam SA, Kashani S, Jones E, Claoue C. Pilot study and functional results following implantation of the M-flex 630F multifocal intraocular lens. J Cataract Refract Surg. 2009;35:792.
7. Amon M. Duet implantation with the Sulcoflex. Cataract Refract Surg Today. 2011;5–7.
8. Khan MI, Muhtaseb M. Performance of the Sulcoflex piggyback intraocular lens in pseudophakic patients. J Refract Surg. 2011;27:693–6.
9. Werner L, Mamalis N, Stevens S, Hunter B, Chew JJ, Vargas LG. Interlenticular opacification: dual-optic versus piggyback intraocular lenses. J Cataract Refract Surg. 2006;32:655–61.

20 SeeLens

Jorge I. Alió, Pablo Sanz díez, Ana belén Plaza-puche, Alfredo Vega Estrada

20.1 介绍

人工晶状体（intraocular lens，IOL）技术的改进，包括多焦点设计、屈光和光学质量的提高为患者提供了更好的远、中、近距视力，使白内障患者术后的视觉质量和生活质量也得到了提高[1~4]。但这几类 IOL 会存在不同的并发症，因为瞳孔大小依赖会产生光线干扰所引起的对比敏感度下降；产生光晕和眩光所引起的成像质量的下降。另一个缺点是因为 IOL 的偏位所引起的效能下降产生高阶像差，如彗差和四叶草像差。

在本章中，笔者呈现了一种新型的非对称性光分布的渐进衍射型 IOL：SeeLens MF（Hanita Lenses R.C.A Ltd.，Kibbutz Hanita，Israel）。这款 IOL 的同心环位于距中央 4mm 处，对任何大小的瞳孔都适用。有了这样的设计，在不同光环境下均能优化光能的分布，减少球差的产生。变迹（apodization）是衍射的特性之一，高度由中央到周边逐渐减少，所提供光能分布依赖于瞳孔大小。因此，在昏暗环境下（mesopic conditions）瞳孔直径增大，远处光线的聚焦比例增加。这个原理能提高成像质量，减少光晕和眩光，增加对比敏感度。

许多研究[5~7]报道了衍射型 IOL 植入后的视觉效果和光学质量，这项临床试验纳入了 10 例双眼（共 20 眼）白内障手术并植入 SeeLens MF 的病例。

笔者评估了这种新型的多焦点衍射型 IOL——SeeLens 渐进衍射型多焦点人工晶状体植入术后的临床效果，包括视觉和光学质量、生活质量。

20.2 手术技术

所有的手术由同一个手术医师完成（JLA），所有的患者在局部麻醉下完成手术，采用标准的微切口无缝线白内障超声乳化技术。主切口位于角膜陡峭子午线上，长 1.8mm，IOL 通过主切口植入囊袋内。术后局部使用抗生素和类固醇混合制剂（Tobradex® Alcon Cusí Inc，Barcelona）1 周。非甾体类抗炎药（Diclofenaco Alcon Cusí Inc，Barcelona）使用 6 周。

20.3 方法

20.3.1 患者

10 例 20 眼双眼白内障手术患者（58～71 岁）植入了 SeeLens MF IOL。患者的入选条件为双侧明显的白内障、年龄 > 50 岁、

角膜散光 < 1D。排除条件为活动性眼病、明显的角膜瘢痕和视网膜疾病。

20.3.2 SeeLens MF IOL

SeeLens MF IOL 是一款非对称性的渐进衍射型多焦点 IOL，光学面直径为 6.0mm，全长 13.0mm。3mm 直径的瞳孔下，光线分布为远焦点 65%、近焦点 35%。近附加为 +3.00D，眼镜平面为 +2.4D（图 20.1 和图 20.2）。

20.3.3 术前和术后的检查

白内障术前，所有患者完成完整的眼科检查，包括屈光状态、远和近视力、裂隙灯检查、眼压和眼底镜检查。远和近视力采用 ETDRS 表。其他重要的临床测量为角膜地形图（包含 CSO，Costruzione Strumenti Oftalmici）、眼像差仪（包含 KR1W，Topcon 公司）和 IOL Master 生物参数测量（Zeiss）。术后检查随访时间为术后 1 天，1 周，1、3 和 6 个月。术后检查流程同术前，在术后 3 和 6 个月时增加 CST1800（Vision Sciences Research 公司）测明环境（85cd/m^2）和暗环境（3cd/m^2）下的对比敏感度以及离焦曲线。离焦曲线的视力采用 ETDRS 表测量（距离 4m）。

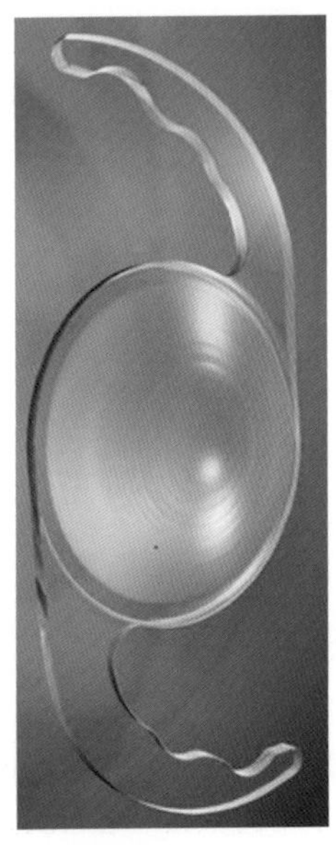

图 20.1 SeeLens MF 多焦点人工晶状体

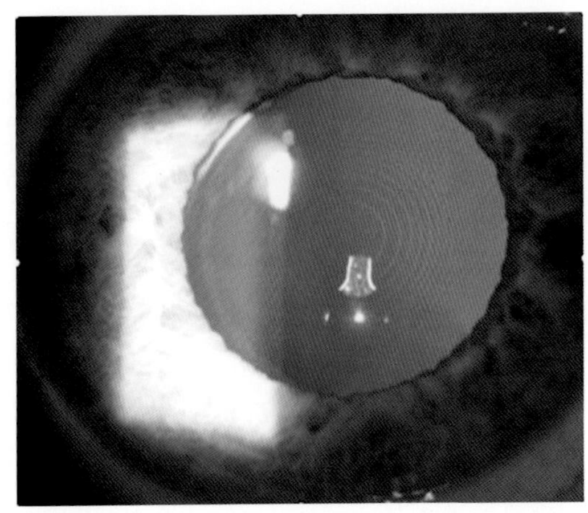

图 20.2 SeeLens MF 多焦点人工晶状体植入术眼后

在术后 6 个月时，功能性视觉损害和生活质量由视功能（visual functioning index）VF-14 问卷表来评估。每个问题有 5 个等级，分别为 0～4 级。

20.4 结果

20.4.1 视觉与屈光效果

表 20.1 显示了 SeeLens MF IOL 植入术后 1、3 和 6 个月时的视觉和屈光效果。术后 1 个月时裸眼远视力（uncorrected distance visual acuity，UDVA）、矫正远视力（corrected distance visual acuity，CDVA）、裸眼近视力（uncorrected near visual acuity，UNVA）和矫正近视力（corrected near visual acuity，CNVA）均有明显提高（Wilcoxon 检验，所有 $P<0.01$）。在随后的随访中，这些参数均

表 20.1　**患者植入 SeeLens MF 人工晶状体术前、术后视力比较**

平均（标准差） 范围		术前	1 个月	3 个月	6 个月	*P* 值 较 1 个月前
裸眼远视力 LogMAR		0.73（0.38）	0.21（0.15）	0.22（0.17）	0.22（0.20）	<0.01
		0.30～1.50	0.00～0.62	0.00～0.70	0.00～0.93	
球镜（D）		−0.41（2.52）	−0.04（0.59）	0.16（0.65）	0.10（0.98）	0.53
		−5.00～+3.50	−1.00～+1.50	−0.75～+2.00	−3.00～+2.00	
柱镜（D）		−0.78（0.54）	−0.55（0.47）	−0.70（0.55）	−0.81（0.54）	0.23
		−1.75～0.00	−1.25～0.00	−1.50～0.00	−2.25～0.00	
矫正远视力 LogMAR		0.33（0.31）	0.04（0.05）	0.07（0.16）	0.04（0.06）	<0.01
		0.00～1.00	0.00～0.12	0.00～0.70	0.00～0.20	
裸眼近视力 LogMAR		0.69（0.22）	0.24（0.12）	0.31（0.22）	0.24（0.15）	<0.01
		0.40～1.00	0.00～0.40	0.00～0.90	0.00～0.60	
远矫正下近视力 LogMAR		–	0.22±0.12	0.26±0.18	0.15±0.09	=0.35（1～3 个月）
						<0.01（3～6 个月）
矫正近视力 LogMAR		0.36（0.26）	0.13（0.08）	0.14（0.14）	0.08（0.08）	<0.01
		0.10～1.0	0.00～0.30	0.00～0.60	0.00～0.30	
近附加		2.73（0.24）	0.75（0.61）	0.88（0.81）	0.81（0.65）	<0.01
		2.50～+3.00	0.00～+1.75	0.00～2.50	0.00～+1.50	
裸眼中距视力 Log MAR	63cm	–	0.20±0.13	0.24±0.14	0.27±0.15	0.09
	100cm	–	0.22±0.12	0.25±0.17	0.30±0.15	0.09
远矫下中距视力 Log MAR	63cm	–	0.23±0.10	0.25±0.14	0.24±0.10	0.09
	100cm	–	0.22±0.10	0.23±0.18	0.26±0.12	0.09

术前和术后比较的 *P* 值见每个参数对应最右侧列

稳定，无显著变化（*P*≥0.16）。术后 1 个月和 3 月远矫正下的近视力（distance corrected near visual acuity，DCNVA）无显著差异（*P*＝0.35）；但 6 个月较 3 个月时有显著提升（*P*<0.01）。术后 1、3 和 6 个月时的中距离视力，包括裸眼（uncorrected intermediate visual acuity，UIVA）和远矫正下的中距离视力（distance corrected intermediate visual acuity，DCIVA）均无显著差异（*P*≥0.09）。

主觉验光结果，球镜和柱镜在术后 1 个月时无显著变化（*P*≥0.23），但术后 3 个月较 1 个月时，球镜有向正镜偏移趋势（*P*＝0.03），但之后无显著变化（*P*＝0.89）。

这些结果与其他研究者的报道类似，他们观察到在植入了 SeeLens MF 后不同距离的视力均有显著提升。虽然大部分患者在植入不同型号的衍射型 IOL 后获得了功能性的远、近视力，但中距视力仍是这类 IOL 的短板[8]。在 SeeLens IOL 这样设计中，笔者观察到功能性中距视力有所改善[5,9]。

20.4.2　离焦曲线

图 20.3 显示了植入 SeeLens MF IOL 后

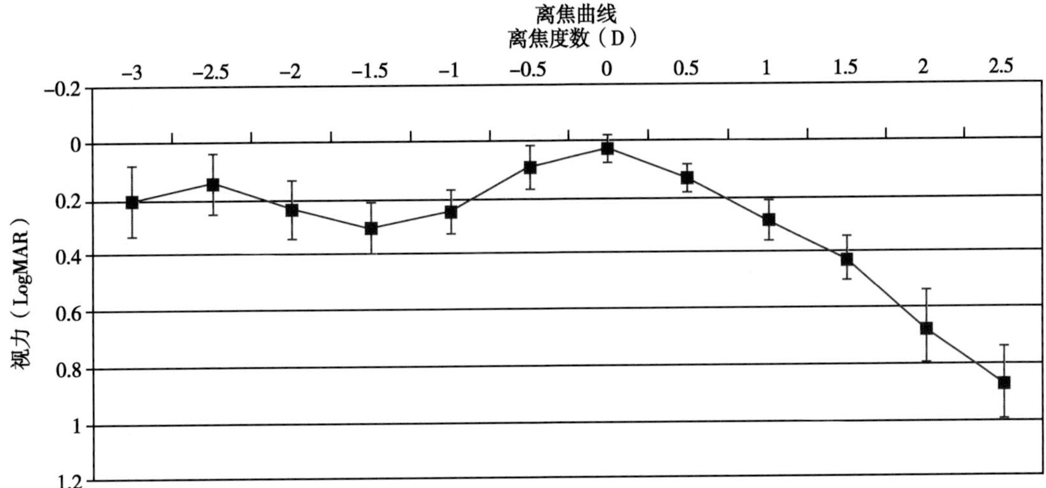

图 20.3 患者术后平均离焦曲线。可以看到视力有两个波峰，一个为远视力（在 0D 离焦水平附近），另一个为近视力（在 −2.5D 离焦水平附近）。在两个波峰间，约在 −1.5D 离焦水平呈现了中间距离视力，优于 0.3 LogMAR，认为是可以接受的中间距离视力

术眼平均离焦曲线。可以看到这枚多焦点 IOL 的视力有两个波峰，一个为远视力（在 0D 离焦水平附近），另一个为近视力（在 −2.5D 离焦水平附近）。在两个波峰间，约在 −1.5D 离焦水平呈现了中间距视力，优于 0.3 LogMAR，是可以接受的中间距视力。两个波峰间的斜率（slope）表示患者中距视力，正因为这枚 IOL 的设计是基于非球面折射 - 衍射变迹的特性，能使患者获得足够的和功能性的中距视力。

20.4.3 对比敏感度

图 20.4 显示了术后 3 和 6 个月时在光环境和暗环境下的对比敏感度函数（postoperative contrast sensitivity function，CSF），以对数刻度表示。随访中发现，在 6 周 / 度（cycles/degree）的空间频率下的暗环境对比敏感度有明显提高（$P=0.04$），但其他空间频率下无明显改变（$P\geqslant0.06$）。与正常同龄人群相比，植入 SeeLens MF 者在亮环境下的 CSF 尚在正常生理水平；但在暗环境下，CSF 有所下降。敏感度的下降 [10, 11] 是因为光线在低亮度和暗环境下更容易离散。多焦点 IOL CSF 下降的另一个原因与 IOL 视觉质量和近视力表现有关。虽然会出现 CSF 下降，但在术后 3～6 个月，患者通过神经适应机制，对图像对比度的感知能力有提高的趋势 [12]。

20.4.4 光学质量结果

图 20.5 显示了眼内像差的结果。在术后 6 个月时，眼内高阶像差和彗差的均方根明显减少（$P\leqslant0.04$）。同时，三阶和四阶像差的均方根也明显降低（所有 $P=0.03$）。但眼内三叶草、四叶草和球差无明显变化（所有 $P\geqslant0.41$），球差向正球差改变。这可能与 SeeLens MF IOL 光学面设计的非球面特性相关，会引入负球差。

另一个方面，光学质量分析显示眼斯特列尔比（Strehl ratio）从术前的 0.11 ± 0.06 明显提高到术后 6 个月时的 0.19 ± 0.11（$P=0.02$）。同时，术后平均斯特列尔比与

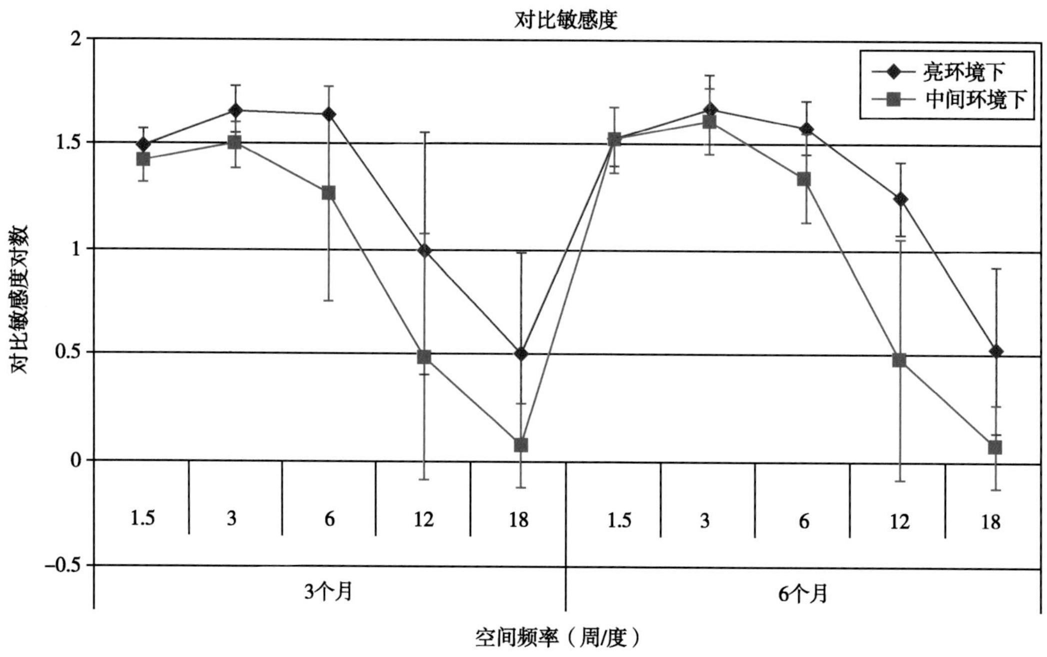

图 20.4 术后 3 个月和 6 个月时，光环境和暗环境下的平均对比敏感度(经对数转换)

图 20.5 术前和术后眼内像差的变化。如图所示，SeeLens MF 人工晶状体植入后 6 个月时的高阶像差的均方根较术前明显下降

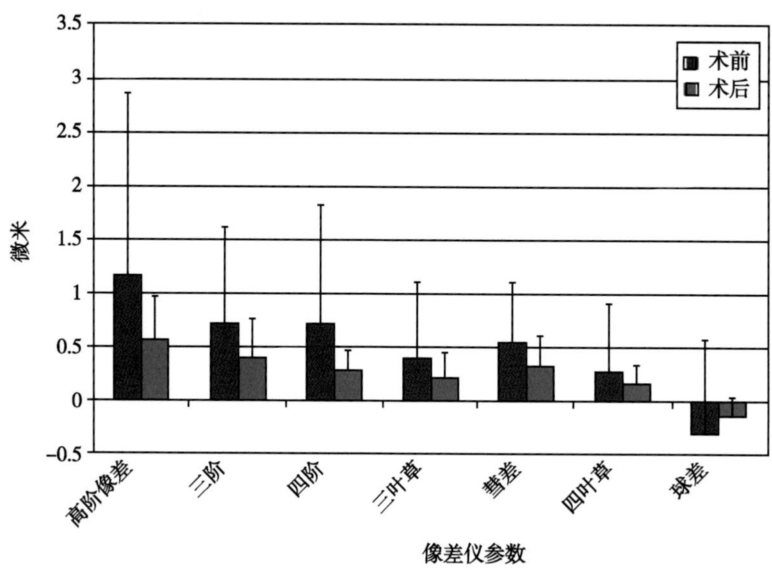

正常同龄、年轻健康人群相比更佳。该研究的结果比笔者既往其他类型的衍射型 IOL 的研究结果更好 [13, 14]，但是由于评估像差的仪器为 Hartmann-Shack 像差仪，结果必须谨慎对待。

20.4.5 视觉生活质量的结果

表 20.2 显示了术后 6 个月通过视觉功能指数（VF-14）问卷表得出的平均视觉生活质量的结果。术后患者阅读小字，如药

表 20.2 **术后 6 个月时 VF-14 视觉生活质量问卷表结果**

条目	评分
1. 阅读小字体，如药瓶标签、电话簿或食品标签	1.00±0.93
2. 读书看报	0.50±0.53
3. 阅读大字体的书或报刊、电话上的数字	0.13±0.35
4. 辨认走近的人	0.33±0.71
5. 看见台阶、楼梯和路边	0.11±0.33
6. 辨认交通标识、路标或商店招牌	0.11±0.33
7. 做精细的手工活，如缝纫、编织、钩编、木工活	0.75±0.89
8. 写支票或填写表格	0.63±0.74
9. 参加娱乐活动，如多米诺骨牌、打牌、麻将	0.00±0.00
10. 参加体育活动，如保龄球、手球、网球、高尔夫球	0.00±0.00
11. 烹饪	0.00±0.00
12. 看电视	0.22±0.44
13. 白天驾驶	0.20±0.45
14. 夜间驾驶	1.20±0.45

分级量表：0 无困难；1 稍有困难；2 中等困难；3 很困难；4 无法完成

瓶标签、电话簿或食品标签困难，夜间驾驶更困难。尽管阅读小字更加困难，但对完成日常生活任务高度满意。

结论

白内障手术并植入 SeeLens MF IOL 可以恢复老视患者的远、近视力。这枚 IOL 可以减少球差，并提供 +3.0D 近附加，并能提供较其他多焦点 IOL 更好的光学和视觉质量。问卷表显示植入 SeeLens 的患者对术后的日常生活高度满意。

这一新的 IOL 同样也能提供功能性的中距视力，并有出色的眼内光学质量表现，是衍射型多焦点 IOL 合适的替代选择。

（周开晶 译）

参考文献

1. Espindle D, Crawford B, Maxwell A, Rajagopalan K, Barnes R, Harris B, Hileman K. Quality-of-life improvements in cataract patients with bilateral blue light-filtering intraocular lenses: clinical trial. J Cataract Refract Surg. 2005;31:1952–9.
2. Javitt JC, Steinert RF. Cataract extraction with multifocal intraocular lens implantation: a multinational clinical trial evaluating clinical, functional, and quality-of-life outcomes. Ophthalmology. 2000;107:2040–8.
3. Alió JL, Plaza-Puche AB, Piñero DP, Amparo F, Rodríguez-Prats JL, Ayala MJ. Quality of life evaluation after implantation of 2 multifocal intraocular lens models and a monofocal model. J Cataract Refract Surg. 2011;37:638–48.
4. Bellucci R. Multifocal intraocular lenses. Curr Opin Ophthalmol. 2005;16:33–7.
5. Alfonso JF, Fernández-Vega L, Señaris A, Montés-Micó R. Prospective study of the Acri.LISA bifocal intraocular lens. J Cataract Refract Surg. 2007;33:1930–5.
6. Alió JL, Piñero DP, Plaza-Puche AB, Amparo F, Jiménez R, Rodríguez-Prats JL, Javaloy J. Visual and optical performance with two different diffractive multifocal intraocular lenses compared to a monofocal lens. J Refract Surg. 2011;27:570–81.
7. Alió JL, Plaza-Puche AB, Piñero DP, Amparo F, Jiménez R, Rodríguez-Prats JL, Javaloy J, Pongo V. Optical analysis, reading performance, and quality-of-life evaluation after implantation of a diffractive multifocal intraocular lens. J Cataract Refract Surg. 2011;37:27–37.
8. Blaylock JF, Si Z, Vickers C. Visual and refractive status at different focal distances after implantation of the ReSTOR multifocal intraocular lens. J Cataract Refract Surg. 2006;32:1464–73.
9. Alfonso JF, Fernández-Vega L, Puchades C, Montés-Micó R. Intermediate visual function with different multifocal intraocular lens models. J Cataract Refract Surg. 2010;36(5):733–9.
10. Montes-Mico R, Alio JL. Distance and near contrast sensitivity function after multifocal intraocular lens implantation. J Cataract Refract Surg. 2003;29:703–11.
11. Montés-Micó R, España E, Bueno I, et al. Visual performance with multifocal intraocular lenses; mesopic contrast sensitivity under distance and near conditions. Ophthalmology. 2004;111:85–96.
12. Knorz MC. Multifocal intraocular lenses: overview of their capabilities, limitations, and clinical benefits. J Refract Surg. 2008;24(3):215–7.
13. Marcos S, Barbero S, Jimenez-Alfaro I. Optical quality and depth-of-field of eyes implanted with spherical and aspheric intraocular lenses. J Refract Surg. 2005;21:223–35.
14. Barbero S, Marcos S, Jimenez-Alfaro I. Optical aberrations of intraocular lenses measured in vivo and in vitro. J Opt Soc Am A Opt Image Sci Vis. 2003;20:1841–51.

21 多焦点人工晶状体与角膜屈光手术

Jorge L. Alió, Joseph Pikkel

21.1 简介

激光屈光矫正手术或白内障联合多焦人工晶状体植入的患者，都希望术后有良好的视力而不需要借助眼镜或接触镜之类的助视器。

眼睛其实是由两个屈光平面组成的理想光学系统，角膜和眼内晶状体。这两个器官将来自于无限远处的光线汇集于一点。如果我们想改变聚焦点，那我们可以改变角膜屈光力或晶状体度数，或者将两者一起改变。我们的目标是将患者从眼镜和接触镜中解放出来，因此我们唯有合理地使用我们所拥有的一切工具——改变角膜或者晶状体的屈光度数，或两者一起改变。

当谈及多焦点人工晶状体植入和激光屈光手术时，有两种可能出现的临床情况——屈光激光（或放射状角膜切开）手术后人工晶状体植入或者多焦人工晶状体植入后的屈光激光矫正手术。这两种情况需要考虑的问题不同，例如手术步骤的时间安排，角膜形态，像差，人工晶状体度数计算，需要改变的屈光度数，等等。

21.2 放射状角膜切开或角膜准分子激光术（PRK中LASIK）后多焦点人工晶状体植入

最近三四十年来，角膜表面的放射状角膜切开和屈光激光术被广泛地使用。因此，以前在角膜上做过屈光手术的现在需要白内障手术的病人数量呈上升趋势便不足为奇了，并且未来将会继续上升。然而，这方面的文献却意外地不足，目前已出版的主要在关注术后人工晶状体最佳度数的计算。有一个2009年发布的，评估原先是远视眼的激光原位角膜磨镶术（laser in situ keratomileusis，LASIK）后非球面人工晶状体植入的安全、疗效和可预测性的研究，发现这种手术是安全，有效且可靠的[1]。一篇发表于2013年的综述发现，近视或远视LASIK术后的眼睛中使用折射衍射混合多焦点人工晶状体可以达到好的屈光效果，但是可能有意外发生，并需要进一步干预[2]。

准备在LASIK或放射状角膜切开术后植入人工晶状体，需要关注如下三个主要问题：

- 角膜屈光力的稳定性。这是早先放射状角膜切开术的一个主要局限性，这也是老年患者禁忌植入多焦点人工晶状体（IOL）的其中一个原因。

角膜地形图和角膜像差仪：角膜地形图应该是规则的。角膜像差计测量出的重度的和中度不规则角膜应考虑为多焦点IOL的禁忌证。总的来说，受到高于1μm角膜像差（HOA）影响的患者，尤其是由高阶彗差引起HOA的患者，不应该被视为是植入多焦点IOL合适的候选人。在分析整个眼的像差时，非常重要的一点是，明确像差是来源于角膜还是晶状体，从而规划下一步方案。不处理像差就进行手术和置换晶状体将会导致视觉效果不满意。

一些应该考虑的因素如下：

- 人工晶状体度数计算。受多因素的临床和解剖学上的影响很难计算精确。
- 多焦点 IOL 植入后视网膜成像质量。主要取决于角膜的前表面，其次为角膜后表面。
- 我们认为角膜像差是最有助于做出决断的。有大于 1μm 的高阶像差的患者不是多焦点 IOL 合适的候选人。

对存在角膜屈光力不稳定的白内障眼施行手术是不合理的。幸运的是，大多数需要行白内障手术的患者都是很多年前做过的角膜激光手术，当需要行白内障手术时已有了稳定的角膜和不变的角膜屈光力。少数患者角膜不稳定或角膜屈光手术后短时间内患上白内障，必须延期手术，尽可能地等到角膜达到稳定且屈光力也达到稳定。若在没有达到这样的稳定性之前行白内障手术，则可能出现视觉效果不满意，且患者可能不得不进行其他手术，例如晶状体置换或其他屈光激光手术。

准备白内障摘除术联合多焦点人工晶状体植入术时，注意角膜地形图和可能出现的角膜像差，这一点是很重要。不是所有的角膜地形图仪器都能发现细微的角膜改变和像差，人们应该了解近期使用设备的局限性。如果角膜表面不规则，进一步的激光手术可以修复这种不规则，则应当考虑在行白内障手术之前先行这一手术。如果先行的激光手术没有准确的居中，那么应该考虑再行一次角膜激光手术。如果可能，角膜表面应该规则且尽可能地没有像差，因为消除散光和角膜像差是多焦点人工晶状体植入成功的关键。激光对角膜的影响和手术后的恢复还有角膜的稳定是耗时的进程，但如果我们想得到良好的屈光效果及患者的满意，那这些都是必须要考虑的。

在角膜屈光治疗后计算植入人工晶状体的度数，并不总是准确的，白内障手术后可能会向远视偏移。植入的晶状体度数是由晶状体的 A 常数，眼轴长度，还有角膜屈光力（K 读数）的公式计算出来的。误差是由于角膜曲率计在角膜屈光手术后不能精确测量角膜中央区（大约 2mm 直径）的 K 读数，而且事实上角膜的内表面和外表面在这些手术后可能会以不可预测的方式改变。一般来说，之前做过角膜屈光手术（LASIK，准分子激光角膜切削术或放射状角膜切开术）的病人需要被告知人工晶状体度数计算通常不总是精确的，而且未来有可能需要做进一步的人工晶状体置换手术。

虽然有一些计算这些患者晶状体度数的方法，但是没有一种是 100% 精确的。计算晶状体度数最精确的方法是临床病史法。为应用这种方法，我们需要获得屈光手术前的屈光不正度数和 K 读数还有屈光手术后的屈光不正度数。在这种方法中，我们计算等效球镜的改变量（角膜屈光手术后已稳定的屈光力的数据，术后足够长时间，且不受可能引起向近视转变的白内障的影响）[3]。

举例

如果屈光手术前 K 读数的平均值为 44.00D，等效球镜值为 −8.00D，那么角膜面的屈光手术前等效球镜值为：

$$-8.00/[1.00-0.012\times(-8.00)]=-7.30$$

（顶点距为 12mm）

如果术后等效球镜值为－1.00，我们能按同样方法算出角膜面新的等效球镜值：

$$-1.00/[1.00-0.012\times(-1.00)]=-0.98$$

因此，角膜面屈光力改变量为

−7.30−(−0.98)=−6.32。

现在我们能用术前角膜屈光力减去角膜屈光力的改变量，从而计算出角膜屈光力正确的平均数值：

44.00−6.32=37.68D。

如果我们只有K读数和术前的屈光度，我们得假定术后屈光不正为零。用SRK公式：

晶状体度数=A常数−2.5轴长−0.9K读数。假设术后等效球镜值没有改变，我们能算出晶状体度数：

举例

A常数=118.4，轴长=25.00mm，之前K读数平均值=44.00，屈光度为−8.00。

新的K读数为44.00−8.00=36，晶状体度数为

118.4−(2.5×25.00)−(0.9×36.00)=23.50

如果我们知道术前和术后的屈光度，但我们没有任何K读数的信息，那我们就把我们测量出的K读数减去20%。

举例

如果屈光度术前是−8.00，现在是−1.00，那改变量为−8.00−(−1.00)=−7.00。改变量的20%是−1.40。如果测量的K读数是40.00，这就意味着正确角膜屈光力为40.00−1.40=38.60。

如果我们只知道术前的屈光度，我们能用Feiz-Mannis法，这种方法中，我们用术前角膜曲率计计算IOL。这个计算结果随眼镜平面屈光改变量除以0.7后的总值而增加[4]。

另一种计算方法最初是由Holladay总结的。在这种方法中，为测量准确的角膜屈光力而使用了接触镜。这种方法很准确却不太可行，耗时，还需要有经验的检查者。最好的矫正视力为6/24或更好。首先，我们测量现有的屈光度。然后我们给患者戴上已知屈光力和基弧的硬性接触镜，之后我们测量戴了接触镜后的屈光度。

如果没有屈光度改变，则角膜屈光力与镜片的屈光力相似。

如果有向近视转变，则接触镜的屈光力比角膜的屈光力大。

如果有向远视转变，则角膜的屈光力比接触镜的屈光力大。

对于这些患者，Haigis-L公式更准确，它所测的角膜半径是“正确的”，IOL屈光力的计算结果也是准确的。Haigis-L公式[5]：

$$\text{正确的半径}=\frac{331.5}{-5.1625\times\text{所测半径}+82.2603-0.35}$$

临床应用中，将一些有内置计算系统的先进角膜曲率计应用于屈光手术后的患者，并且一些因特网网站提供非常准确的在线计算器。不管怎样，患者应该知道屈光手术后人工晶状体度数的计算可能最终带来的是不希望有的屈光结果还有可能需要晶状体置换。

根据最近报道的已确定的证据[6]，我们对于近视LASIAK术后MfIOL的计算首选的方法是HolladayⅡ公式的“Flat K”法和ASCRS计算器的ASCRS-min法。

如果角膜屈光力稳定性，角膜形态和合适的晶状体屈光力计算，这三个影响因素都能够被详细考虑，那么对于先前有过角膜屈光手术的患者而言，多焦点人工晶状体白内障手术结果应该会好，并且和那些先前没有过角膜屈光手术者的没差别。

21.3 多焦点人工晶状体植入后激光屈光手术

多焦点人工晶状体植入术的高成功率和患者的高满意率提高了患者对于在任何距离都能不戴眼镜或接触镜就有良好的视觉效果的期待。尽管多焦点人工晶状体的设计有所提升，减少了眩光和光晕的发生，手术医师的手术技巧和信心提高，但是仍有一些最终视觉效果不满意的病例[7, 8]。除去这些患者，绝大多数都有残余的屈光不正——向近视或远视转变，或残余散光。

我们的目标是让患者能在任何距离不用任何矫正就有良好的视力，我们能用激光屈光手术（或角膜切开术）来矫正残余的屈光不正。先前的研究显示，激光屈光手术，主要是LASIK，尤其是用飞秒激光制瓣，对矫正屈光不正是安全且有效的[9]。

对这些病人实施第二步的LASIK手术之前必须注意以下几点[10]：

- 屈光的稳定性。在白内障手术后出现的一些愈合过程，例如人工晶状体黏附晶状体囊约需2个月，角膜的变化稳定约用6个月。6个月后，在制瓣过程中不太可能出现角膜自愈切口的裂开[11]。由于这些愈合过程和屈光的稳定性，白内障手术后等待6个月再行激光手术是明智的。对于这些病例，等待，直到时机成熟再行手术才是正确的。
- 屈光评估。这些患者的自动屈光计和波前屈光不正的测量可能不准确。对于这些患者，必须准确地评估屈光不正。激光手术前推荐在这些患者的自动屈光计测量中加入视网膜检影评估和主观验光。
- 术前检查应该包括目前的和白内障手术前的调查结果的对比，从而确定激光手术对患者是否有利，是否安全。还应评估角膜厚度，角膜疾病，瞳孔问题，人工晶状体位置和后囊膜清晰度。如果发现任何病理改变，考虑相应治疗。还有一点也很重要，那就是全面细致的眼底镜检查，以发现所有的眼底问题。
- 是残余的屈光不正引起了视觉效果的不满意，还是由其他原因引起。如果是由晶状体位置和像差，后囊膜不透明或是视网膜疾病之类的其他原因引起的话，那么激光手术是没作用的。
- 在多焦点人工晶状体植入后会出现眩光，光晕，对比敏感度下降的情况。由于神经适应，大多数症状在几个月之内会有好转[12]。因此，等到几个月后，我们确定主观验光已经稳定并且神经适应已经完成，再计划实施第二步的激光手术是明智的。
- 应该注意眼表疾病尤其是干眼，还要评估角膜激光手术后向这些疾病恶化的趋势。当考虑角膜激光手术时，干眼是第一个需要被关注的主要问题。大约33%人报告有眼睛干涩。由于干眼被认为是LASIK术后最常见的问题，所以评估这个问题并且试图在激光手术前将其解决是明智的。在激光手术后用润滑剂做预防性治疗对于已有干眼倾向的患者可能是个不错的措施。
- 选择合适的激光手术。现有不同类型的角膜屈光手术。手术应该选择那种适用于患者的屈光不正，临床情况，角膜厚度和构形，并且符合患者需要的类型。
- 残余屈光不正通常不能通过单一的治疗被治愈。有时需要不止一种的方法。患者应该了解这种情况出现的可能性并为此做好准备。

如果这些术前考虑都做好了，激光屈光手术将会是治疗那些多焦点人工晶状体植入后有残余屈光不正的病例安全且有效的方式。这些残余屈光不正的治疗需要经验丰富且知识渊博的外科医师。

（陈世豪 译）

参考文献

1. Alfonso JF, Fernandez-Vega L, Baamonde B, Madrid-Costa D, Montes-Mico R. Refractive lens exchange with spherical diffractive intraocular lens implantation after hyperopic laser in situ keratomileusis. J Cataract Refract Surg. 2009;35(10):1744–50.
2. Khor WB, Afshari NA. The role of presbyopia-correcting intraocular lenses after laser in situ keratomileusis. Curr Opin Ophthalmol. 2013;24(1):35–40.
3. Hoffer KJ. Intraocular lens power calculation for eyes after refractive keratotomy. J Refract Surg. 1995;11:490–3.
4. Feiz V, Mannis MJ, Garcia-Ferrer F. Intraocular lens power calculation after laser in situ keratomileusis for myopia and hyperopia a standardized approach. Cornea. 2001;20:792–7.
5. Haigis W. Intraocular lens calculation after refractive surgery for myopia: Haigis-L formula. J Cataract Refract Surg. 2008;34(10):1658–63.
6. Yang R, Yeh A, George M, Rahman B, Boerman H, Wang M. Comparison of IOL power calculation methods after myopic lasik refractive surgery without previous refractive refractive surgery data. J Cataract Refract Surg. 2013;39:1327–35.
7. de Vries NE, Webers CA, Montes-Mico R, Tahzib NG, Cheng YY, de Brabander J, Hendrkse F, Nuijts RM. Long term follow up of a multifocal apodized diffractive intraocular lens after cataract surgery. J Cataract Refract Surg. 2008;34(9):1476–82.
8. Pepose JS. Maximizing satisfaction with presbyopia correcting intraocular lenses: the missing link. Am J Ophthalmol. 2008;146:641–8.
9. Alio JL, Muftuoglu O, Ortiz D, Perez-Santonja JJ, Artola A, Ayala MJ, Garcia MJ, de Luna GC. Ten year follow up of laser in situ keratomileusis for myopia up to 10 diopters. Am J Ophthalmol. 2008;145:46–54.
10. Muftuoglu O. Laser refractive surgery after multifocal IOL implantation. Cataract Refract Surg Today. 2010. Available at http://bmctoday.net/crstodayeurope/2010/02/article.asp?f=laser-refractive-surgery-after-multifocal-iol-implantation.
11. Muftuoglu O, Prasher P, Chu C, Mootha VV, Verity SM, Cavanagh HD, Bowman RW, McCulley JP. Laser in situ keratomileusis for residual refractive errors after apodized diffractive multifocal intraocular lens implantation. J Cataract Refract Surg. 2009;35(6):1063–71.
12. Pop M, Payetta Y. Risk factors for night vision complaints after LASIK for myopia. Ophthalmology. 2004;111:3–10.